大国医经典医案诠解（病症篇）

肝病

编著 常占杰
      宋春荣

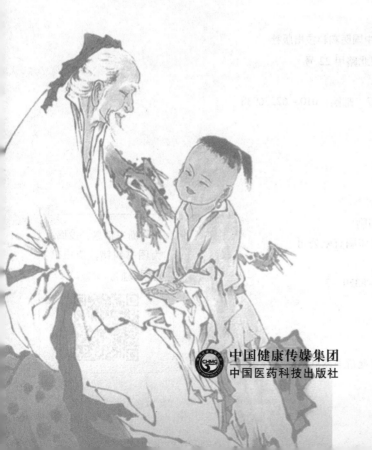

中国健康传媒集团
中国医药科技出版社

内容提要

本书选取明清著名医家及近现代名老中医临床典型验案，分明清、近代医案篇及现代医案篇两部分。本书旨在通过对名医大家真实医案的学习，进而探究中医辨证论治法方药，把握名医学术思想、特色经验，从而提升中医学术水平，提高临床水平，开拓思路，汲取经验教训，更好地提高疗效。本书适合广大临床工作者、中医院校师生和中医爱好者学习参考。

图书在版编目（CIP）数据

肝病/常占杰，宋春荣编著 . — 北京：中国医药科技出版社，2016.5
（大国医经典医案诠解 . 病证篇）
ISBN 978 - 7 - 5067 - 8329 - 3

Ⅰ . ①肝…　Ⅱ . ①常…　②宋…　Ⅲ . ①肝病（中医）—中医治疗法—医案—汇编　Ⅳ . ①R256.4

中国版本图书馆 CIP 数据核字（2016）第 058714 号

美术编辑　陈君杞
版式设计　郭小平

出版　**中国健康传媒集团** | 中国医药科技出版社
地址　北京市海淀区文慧园北路甲 22 号
邮编　100082
电话　发行：010 - 62227427　邮购：010 - 62236938
网址　www. cmstp. com
规格　710 × 1000 mm $^1/_{16}$
印张　23 $^3/_4$
字数　333 千字
版次　2016 年 5 月第 1 版
印次　2024 年 7 月第 2 次印刷
印刷　大厂回族自治县彩虹印刷有限公司
经销　全国各地新华书店
书号　ISBN 978 - 7 - 5067 - 8329 - 3
定价　48.00 元

获取新书信息、投稿、为图书纠错，请扫码联系我们。

前　言

医案在中医学术中具有"宣明往范，昭示来学"的价值，是中医传统的学习与研究方式。徐灵胎指出："治病之法，必宜先立医案"，王达士在《医权初编》中亦云："医者立方，当先立案"，章太炎先生指出："中医之成绩，医案最著。欲求前人之经验心得，医案最有线索可寻。循此专研，事半功倍。"由此可见中医医案有着举足轻重的研究价值，尤其是名医的医案，更是经验传授的范本，辨证论治能力训练的教材。

在学习医案的过程中，学习方法很重要。读者不但要看医案中关于病案的分析，还要看其用药特点，这些药是从什么方化裁而来，针对什么病证而设，与教科书相比有什么异同，有无道理。要知道明确医案思维方法的正确与错误是第一要旨，证与理论相结合是其次重要，不能重心放在某一两个奇方妙药之上。

明清以后时至今日，各种医案汗牛充栋，往往令读者目不暇接，无所适从。本书选取明清著名医家及近现代名老中医临床典型验案，分明清、近代医案篇及现代医案篇两部分，前者采用中医病名，后者多经现代医学确诊，则中医、西医病名同时存在。病案中所涉及的药品剂量及其有关化验、检测数据，则以尊重原著为主。

本系列丛书不同于其他中医类医案书籍之处，在于以西医病名统领、中医病名细分；以中医证型为纲，名家医案为目。每一病名下面紧跟分型，此分型既不同于教科书上的分型，也不是相关颁布标准的分型，而是对各医家典型验案中类似证型的总结概括，根据病例资料总结出来的证型。即便如此，亦恐难以一言概之，不能很好地表达医家之意。

"诠解"是医案学习中的精华部分，能言简意赅地理清名家的辨证思路、用药特色的精妙之处。本书每一案例后均附有"诠解"，诠解对"原按"分析精彩透彻者，做了适当借鉴和引用，以充分展现医案原本的价值。

　　本书旨在通过对名医大家真实医案的学习，来探究中医辨证治法方药的规律，把握名医学术思想、特色经验，从而提升中医学术水平，提高临床水平，开拓思路，汲取经验教训，更好地提高疗效。

　　由于编者水平有限，不当之处，请不吝赐教。

编者

2016 年 2 月

目 录

明清、近代医案篇

胁痛 ··· 003

  龚廷贤医案（肝经郁热胁胀痛，柴胡清热四君瘥）·········· 003

  叶天士医案 ·· 003

    医案1（肝郁夹痰胁作痛，橘叶半夏通经络）·············· 003

    医案2（久病入络痰瘀滞，辛香温通建奇功）·············· 004

    医案3（营亏血瘀络脉结，辛润甘缓木气和）·············· 004

    医案4（血虚隐痛难名状，养肝宁心络气达）·············· 005

  吴鞠通医案（肝郁金燥瘀血滞，疏肝和胃固中阳）·········· 005

  林珮琴医案（肝强胃弱失和降，抑木达土贵疏通）·········· 006

  戚云门医案（少阳不和寒热作，解郁透表辛通络）·········· 006

  张千里医案（厥阴侵及阳明络，理气化痰解郁滞）·········· 007

  谢星焕医案（土虚木贼久伤中，三奇崇土血海调）·········· 007

  费伯雄医案 ·· 008

    医案1（血虚肝旺脾受戕，柔肝养血厚中焦）·············· 008

    医案2（肝寒胃滞胁络阻，温中养肝散瘀痛）·············· 008

  曹南笙医案 ·· 009

    医案1（阴虚血滞胁隐痛，养肝化瘀缓图功）·············· 009

    医案2（病久络脉湮瘀证，辛润通络气血和）·············· 009

  柳宝诒医案（瘀滞肝络胁掣痛，肝肺气血共同调）·········· 010

张聿青医案 ······································· 010

医案1（痰热交织升降阂，辛香通达运中阳） ······· 010

医案2（饮停脾肺胁闷痛，健脾更需宣通上） ······· 011

费绳甫医案 ······································· 012

医案1（肺痹湿阻络不荣，宣肺化痰缓肝急） ······· 012

医案2（阴虚痰热肝气盛，生金更兼平木法） ······· 012

丁甘仁医案（肝络瘀痹痛难转，葱白辛香走窜通） ······· 013

黄疸 ··· 014

缪希雍医案（气郁伤脾黄疸成，健脾理气祛湿邪） ······· 014

秦昌遇医案（上热下寒阴黄证，茵陈四逆疸色退） ······· 015

郑重光医案 ······································· 015

医案1（肾阳不振女劳疸，启肾补脾气血充） ······· 015

医案2（阴虚浊瘀阻肾络，滋肾壮水六味求） ······· 016

叶天士医案（胆腑湿热交蒸作，金铃柴胡两清法） ······· 016

尤在泾医案（脾虚血亏阴黄证，黄芪建中功用奇） ······· 017

陈修园医案 ······································· 017

医案1（脾阳不振湿留滞，茵陈理中共协同） ······· 017

医案2（谷疸湿食夹滞气，清热化湿通导法） ······· 018

林珮琴医案 ······································· 018

医案1（湿热蕴滞疸色黄，茵陈四君顾脾胃） ······· 018

医案2（脾阳不振寒湿停，苦寒清热败生机） ······· 018

医案3（脾虚寒湿气血亏，健脾生血劳损复） ······· 020

王旭高医案 ······································· 020

医案1（阳黄初期表气闭，麻黄连翘透邪路） ······· 020

医案2（湿邪蕴蒸热伏潜，开表达邪固中焦） ······· 021

医案3（疸而腹满脾肾衰，温阳化湿暂通法） ······· 021

医案4（湿热沉沉困脾阳，清宣利湿两分消） ······· 022

赵海仙医案（湿热蕴结腹气滞，清宣渗泄胀满消） ······· 022

柳宝诒医案（湿郁腹满中阳滞，五苓渗利通降法）…………………… 023

张聿青医案 ……………………………………………………………… 023

　医案 1（脾阳不振寒湿困，理中化湿脾肾求）………………………… 023

　医案 2（三焦气滞水内蕴，疏肝调脾利湿滞）………………………… 024

　医案 3（久病劳伤气血亏，崇土候德宜清香）………………………… 024

方耕霞医案（脾肾亏虚土色现，温脾利肾阳温运）…………………… 024

曹沧洲医案 ……………………………………………………………… 025

　医案 1（大气不转湿困遏，宣化调畅机括圆）………………………… 025

　医案 2（胃强能食脾难化，猪肚运转清湿热）………………………… 025

丁甘仁医案 ……………………………………………………………… 026

　医案 1（寒邪宿瘀女劳疸，逐瘀散坚渗湿热）………………………… 026

　医案 2（湿热漫漫蕴中焦，轻清宣化脾肺开）………………………… 026

黄述宁医案（表寒郁闭湿热蕴，葱白桂枝通营卫）…………………… 027

贺季衡医案（湿蕴酒疸瘀热停，运脾清热浊毒蠲）…………………… 027

顾恕堂医案（脾虚不转湿困遏，温补脾阳清化法）…………………… 029

施今墨医案（湿性湮黏通利难，清化湿热醒脾宣）…………………… 029

叶熙春医案 ……………………………………………………………… 030

　医案 1（寒在太阳湿困脾，实脾更兼清利痊）………………………… 030

　医案 2（湿困清阳热困遏，苦辛开泄祛湿浊）………………………… 031

　医案 3（湿热蕴盛溲短黄，轻清宣达透邪法）………………………… 032

汪逢春医案（热蕴阳明湿困阻，旋转大气通利法）…………………… 033

孔伯华医案（湿热蕴滞困脾阳，阴分导邪宣通路）…………………… 034

章次公医案 ……………………………………………………………… 035

　医案 1（湿热熏蒸胆液溢，通利更兼清肝热）………………………… 035

　医案 2（湿从火化灼津液，清热凉营同建功）………………………… 036

　医案 3（湿食酒积蕴内热，清宣透达通利法）………………………… 036

　医案 4（蓄血夹湿发黄证，清利湿热血中求）………………………… 037

　医案 5（脾阳不振浊毒蕴，温脾通泄两相兼）………………………… 037

陆观虎医案 ·· 038

医案1（肺肾两虚热蕴滞，更当从中斡旋通）·········· 038

医案2（肝胆蕴热酒生湿，清化运脾法遵循）·········· 038

医案3（久酿湿浊壅三焦，消积化滞清利法）·········· 039

陈作仁医案 ·· 040

医案1（脾阳虚衰寒湿困，茵陈四逆兼渗利）·········· 040

医案2（湿热阳黄茵陈蒿，通利清热仲景法）·········· 041

鼓胀 ·· 042

朱丹溪医案 ·· 042

医案1（脾虚湿困鼓胀盛，补气祛湿法见功）·········· 042

医案2（湿聚血分水道壅，养血通瘀中土求）·········· 042

医案3（表证误下虚其中，健中行气胀满除）·········· 043

汪机医案（湿蕴脾土清阳滞，枳术人参荷叶裹）········ 043

喻嘉言医案（截疟蕴滞脾气微，补元升清玄府通）······ 044

吴鞠通医案（太阴寒滞土德乏，温中利湿化阴霾）······ 046

王旭高医案 ·· 046

医案1（脾困血瘀水气停，行气消瘀胀满除）·········· 046

医案2（脾肾亏损水泛溢，崇土厚德通脾阳）·········· 047

医案3（太阴乏竭湿热蕴，辛香温运脾德昌）·········· 048

医案4（脾虚湿滞便清利，行气利湿固脾阳）·········· 048

何鸿舫医案 ·· 049

医案1（脾虚不运肾失阖，化气利水五苓呈）·········· 049

医案2（脾肾阳虚湿内停，金匮肾气法遵循）·········· 049

医案3（阴虚水停腹膨脬，和阴化气肾关调）·········· 050

医案4（脾虚寒湿困中阳，温脾畅运起沉疴）·········· 050

陈莲舫医案 ·· 051

医案1（脾运失常水停积，理气温化水道条）·········· 051

医案2（肿满之证缘由脾，渗利更兼肃肺法）·········· 051

张聿青医案 ·· 051

　医案 1（脾虚水停感风邪，宣肺更需渗利法）············· 051

　医案 2（脾虚壅滞湿热弥，通利三焦畅气机）············· 052

范中林医案（经腑辨证治顽疾，斩关夺隘祛胀满）········· 053

章次公医案 ··· 054

　医案 1（峻剂逐水固中州，攻补兼施两相宜）············· 054

　医案 2（血不利者水邪阻，益脾补肾缓图功）············· 055

　医案 3（脾虚血瘀水困阻，重剂缓图服膏法）············· 056

顾兆农医案（脾虚气陷乏生机，温运中州升陷汤）········· 057

张震夏医案（脾虚痼疾有良方，蟾皮外敷愈鼓胀）········· 058

癥瘕 ··· 060

叶天士医案 ··· 060

　医案 1（湿热食滞痞积渐，理气除湿缓肝络）············· 060

　医案 2（瘀滞日久胁络胀，辛香通络法当随）············· 060

　医案 3（气分结聚湿蕴血，理气运脾缓图功）············· 061

　医案 4（气聚痰凝化癥积，化痰理气宣通宜）············· 061

　医案 5（脾阳不振肝木侵，悦脾温胃固本法）············· 061

尤在泾医案（胁下痹着伤血分，养血疏肝通络缓）········· 062

何书田医案（气滞痰凝漫肿形，疏肝解郁散痞积）········· 062

王旭高医案（气血痹着痰凝瘀，疏肝活血散郁结）········· 062

张聿青医案 ··· 063

　医案 1（气郁化火攻冲作，理气更兼安心神）············· 063

　医案 2（气郁痰阻酒浊凝，疏肝解郁消积聚）············· 064

　医案 3（气寒血滞坚如盘，调肝理脾化癥缓）············· 064

　医案 4（时疫壅滞癖积成，辛宣温通和脾络）············· 065

　医案 5（胁下坚积痛悠悠，散寒止痛酒泡敷）············· 065

马培之医案（脾气虚损湿浊聚，理气活血运中州）········· 066

丁甘仁医案（气郁夹痰血失和，温脾宣泄浊瘀消）········· 066

呕血、便血 ·· 067

　　朱丹溪医案（气郁缠绵血离经，益气引血归经隧）·········· 067

　　喻嘉言医案（真水亏虚元阳浮，益元更需从阴治）·········· 068

　　王孟英医案（温补酸涩留瘀滞，不专止血血自凝）·········· 069

　　张锡纯医案（肝气遏郁吐血症，大黄肉桂平肝用）·········· 070

现代医案篇

重型肝炎 ·· 073

一、湿热毒盛 ·· 073

　　李济仁医案（清热利湿为大法，重用茵陈退黄疸）·········· 073

　　陈一鸣医案（疫毒炽盛陷心营，茵陈除湿下瘀血）·········· 074

　　吕承全医案（疫毒炽盛阻中焦，清肝解毒救急危）·········· 076

　　张泽生医案（湿热熏蒸充斥三焦，透表清化引邪外出）······ 078

　　赵清理医案（湿热熏蒸扰清窍，温胆汤加味解急危）········ 079

　　谵宁生医案（湿热毒邪入营血，解毒化瘀奏奇功）·········· 081

　　张瑞霞医案（析因湿热毒邪弥漫三焦，治从泄热解毒凉血活血）··· 083

二、寒湿滞留 ·· 085

　　任侠民医案（自拟鸡平岩柏散，加减变化治阴黄）·········· 085

　　张瑞霞医案（寒湿滞留困脾土，固护阳气首当冲）·········· 087

急性病毒性肝炎黄疸型 ··· 090

一、肝胆湿热 ·· 090

　　刘渡舟医案（明辨虚实详查舌脉，善用经方疏肝和胃）······ 090

　　印会河医案（热重湿轻茵陈蒿，经方加减退黄疸）·········· 091

　　吕承全医案（分阶段辨治黄疸，总不离湿热邪毒）·········· 092

二、湿热蕴结 ·· 094

　　刘渡舟医案（湿热交蒸三焦不利，杏仁石膏统宣三焦）······ 094

张琪医案（除湿热，中焦枢机得利；理气机，脾胃升降得复）……………… 095

吉良晨医案（湿热交蒸纠缠，外疏内清得解）………………………………… 096

林鹤和医案（乙肝黄疸湿热滞，清热解毒化湿浊）…………………………… 098

柴有华医案（湿热留恋络脉阻，祛湿化瘀疗肝炎）…………………………… 099

陈一鸣医案（湿热久蕴化瘀伤阴，自拟茵陈下瘀血汤）……………………… 100

盛国荣医案（阳黄辨湿热轻重，治疗兼解毒凉血）…………………………… 102

杨继荪医案（湿热胶结入心包，综合治疗善其功）…………………………… 103

任侠民医案（邪在气分湿热交阻，鸡平岩柏合剂加减）……………………… 104

乔保均医案（细审症方随证变，顾脾胃自始至终）…………………………… 106

时振声医案（湿热熏蒸发黄，治在芳化利湿）………………………………… 107

蒋日兴医案（调和肝脾宗四逆，内蕴湿热用大黄）…………………………… 108

三、湿热兼表 ………………………………………………………………………… 109

李培生医案（湿热遏阻兼见表证，透表祛邪治从三焦）……………………… 109

陈华医案（麻黄汤通调水道，祛湿邪宣发肺气）……………………………… 110

四、正虚邪客 ………………………………………………………………………… 111

章真如医案（扶正祛湿两善其功，汤丸并进肝脾同治）……………………… 111

赵冠英医案（明辨阴阳定黄疸，温阳散寒除阴翳）…………………………… 113

急性病毒性肝炎（无黄疸型） …………………………………………………… 116

脾胃湿热 ……………………………………………………………………………… 116

蒲辅周医案（湿热蕴结脾胃，宣畅通泄三焦）………………………………… 116

关幼波医案（湿热困脾阻运化，清热利湿佐芳化）…………………………… 118

血清性肝炎 ………………………………………………………………………… 120

湿热蕴结 ……………………………………………………………………………… 120

张琪医案（妙用加味四逆散，柔肝和胃退黄疸）……………………………… 120

乔仰先医案（热入营血黄似金，犀角地黄救急危）…………………………… 122

慢性病毒性肝炎 …………………………………………………………………… 125

第一节　胁痛 ………………………………………………………………………… 125

一、湿热互结 ……………………………………………………………… 125

　刘渡舟医案（肝胆湿热胁肋痛，自拟柴胡解毒汤）…………………… 125

　乔仰先医案（湿瘀毒邪胶结难解，祛邪扶正两善其功）…………… 126

　常占杰医案（湿热中阻肝胃不和，清热利湿疏肝和胃）…………… 127

二、疫毒互结 ……………………………………………………………… 128

　朱良春医案（疫毒互结脾气偏，解毒利湿健中州）………………… 128

　章真如医案（证变方亦变，化裁需灵活）…………………………… 130

三、络脉不通 ……………………………………………………………… 131

　刘渡舟医案 ……………………………………………………………… 131

　　医案 1（肝郁化热久入络，轻宣透解四逆散）…………………… 131

　　医案 2（毒瘀肝络加三草，自拟柴胡活络汤）…………………… 132

　颜德馨医案（湿热毒久郁入络，犀泽汤清营泻热）………………… 133

　赵绍琴医案（痰浊阻络枢机不利，五子涤痰理气活血）…………… 135

四、肝郁脾虚 ……………………………………………………………… 136

　邓铁涛医案（脾虚肝郁胁痛案，健脾疏肝四君子）………………… 136

　李济仁医案（胁痛需明辨气血虚实，治疗总不离疏肝和络）……… 138

　方药中医案（肝病及脾虚为本，健脾疏肝异功散）………………… 139

　印会河医案（慢性肝炎多责于肝郁脾虚，逍遥散为基础方汤丸续用）… 140

　刘赤选医案（肝郁脾虚兼阴亏络阻，古方四乌贼骨一藘茹）……… 141

　赵冠英医案（肝郁脾虚兼血瘀，四君子汤化裁方）………………… 143

　陈继明医案（肝郁脾虚胁胀满，黄芪当归四逆散）………………… 144

　田美玉医案（健脾化湿治本虚，解毒理气祛标实）………………… 145

五、肝肾阴虚 ……………………………………………………………… 146

　方药中医案（一贯煎滋肾养肝疗阴虚，三石汤甘寒清热不伤阴）… 146

　张伯臾医案（养肝阴补肝血以柔肝体，疏肝气潜肝阳以达肝用）… 147

　林鹤和医案（疏肝太过伤肝阴，清肝养阴法当循）………………… 149

六、气虚血滞 ……………………………………………………………… 151

　李克绍医案（疏肝养肝并举，补气活血互用）……………………… 151

　　　周信有医案（行气活血以消癥，补气扶正以祛邪）·················· 152

第二节　黄疸 ·· 153

一、湿热蕴结 ··· 153

　　　朱良春医案（湿热留恋脾气伤，豨莶逍遥五苓汤）·················· 153

　　　臧堃堂医案（清肝利胆退黄先，健脾养肝固根本）·················· 154

　　　刘志明医案（湿热俱盛兼肝郁，加味茵陈五苓散）·················· 155

　　　张瑞霞医案（治阳黄辨湿热偏重，析病因明湿热毒瘀）·············· 157

二、湿邪困脾 ··· 159

　　　刘渡舟医案（寒湿困脾之阴黄，温阳化湿附干姜）·················· 159

　　　张琪医案（分阶段证变方变，祛湿热毒解浊消）···················· 160

　　　朱良春医案（治阴黄寒湿困脾，无茵陈运脾活血）·················· 163

三、脾虚湿阻 ··· 164

　　　邓铁涛医案（初病清热利湿祛湿浊，即久淡渗健脾顾正气）·········· 164

　　　徐仲才医案（黄疸非尽属湿热，温燥祛湿每多求）·················· 166

四、正虚湿阻 ··· 168

　　　刘渡舟医案（湿热伤津之阴黄，养阴清热甘露饮）·················· 168

　　　印会河医案（黄疸非尽属湿热，气血虚瘀阻经络）·················· 169

　　　乔保均医案（中阳不振寒湿留，附桂温中化寒湿）·················· 170

第三节　肝着 ·· 172

一、湿浊瘀阻 ··· 172

　　　刘渡舟医案（肝郁失疏气血滞，旋覆花汤疗肝着）·················· 172

　　　周仲瑛医案（湿热瘀毒胶结，清热解毒活血）····················· 173

　　　张瑞霞医案（清热化湿祛浊邪，法达原饮方义）··················· 174

二、正虚邪恋 ··· 175

　　　刘渡舟医案（疏肝通阳桂枝汤，温阳益阴从脾肾）·················· 175

　　　顾丕荣医案（肝病达药推白术，任以为君酌生熟）·················· 176

　　　任侠民医案（邪热久恋伤肝阴，柔肝滋肾固根本）·················· 177

　　　张瑞霞医案（查舌脉明辨证定虚实，清湿热解肝郁健脾运）········· 178

第四节 泄泻 ……………………………………………………………… 180

　肝胃不和 ………………………………………………………………… 180

　　岳美中医案（慢肝临证需细微，斡旋救误伐古方）………………… 180

第五节 痞证 ……………………………………………………………… 181

　一、湿热蕴结 …………………………………………………………… 181

　　岳美中医案（明辨证善用经方，久顽疾药到病除）………………… 181

　　方药中医案（湿热夹瘀久缠绵，小陷胸汤旋覆花）………………… 182

　二、脾虚湿滞 …………………………………………………………… 183

　　岳美中医案（宣畅气机三仁汤，清利湿热治痞满）………………… 183

第六节 腹胀 ……………………………………………………………… 185

　肝胆失疏，太阴脾寒 …………………………………………………… 185

　　刘渡舟医案（少阳不利太阴寒，柴胡桂枝干姜汤）………………… 185

第七节 胁腹痛 …………………………………………………………… 186

　肝郁化热，气机不利 …………………………………………………… 186

　　刘渡舟医案（肝郁气滞腹胀满，解郁散热化肝煎）………………… 186

第八节 积证 ……………………………………………………………… 187

　湿热毒邪入营 …………………………………………………………… 187

　　颜德馨医案（郁热熏蒸湿浊遏，凉营祛湿犀泽方）………………… 187

第九节 呃逆 ……………………………………………………………… 189

　阴虚气逆 ………………………………………………………………… 189

　　刘渡舟医案（调肝气不惟疏泄一法，养肝阴寓意甘缓酸收）……… 189

病毒性肝炎并发糖尿病 ……………………………………………… 191

　肾阳亏虚 ………………………………………………………………… 191

　　刘渡舟医案（肾阳虚气化无力，温肾阳仲景经方）………………… 191

肝硬化代偿期 ………………………………………………………… 193

　第一节 胁痛 …………………………………………………………… 193

　一、湿邪滞留 …………………………………………………………… 193

　　　　朱良春医案（肝胆湿热之胁痛，龙胆泻肝茵陈蒿）………… 193

　　　　林鹤和医案（温肝和营治肝寒，桂枝汤方加附子）………… 194

　　二、肝郁脾虚 ………………………………………………… 195

　　　　朱良春医案（肝郁脾虚气血滞，疏肝健脾复肝丸）………… 195

　　　　张琪医案（肝郁化热脾气虚，正邪兼顾护肝汤）…………… 197

　　　　张伯臾医案（肝阳虚并非少见，辨虚实温阳补气）………… 199

　　三、正虚瘀阻 ………………………………………………… 200

　　　　朱良春医案（阴虚热郁肝络阻，柔肝养阴一贯煎）………… 200

　　　　岳美中医案（慢肝临证需细微，斡旋救误伏古方）………… 201

　　　　刘树农医案（虚证阴伤每为主，祛邪化瘀必占先）………… 203

　第二节　黄疸 ………………………………………………… 204

　　一、湿热蕴结 ………………………………………………… 204

　　　　关幼波医案（清湿热重用茵陈，利小便邪有出路）………… 204

　　　　张琪医案（清热利湿解毒法，疏肝健脾退黄疸）…………… 205

　　二、脾虚瘀阻 ………………………………………………… 208

　　　　邓铁涛医案（慢性肝病治从脾胃，扶脾固本贯穿始末）…… 208

　第三节　肝积 ………………………………………………… 209

　　阴虚瘀阻 …………………………………………………… 209

　　　　刘渡舟医案（滋阴软坚治肝积，自拟柴胡鳖甲汤）………… 209

　第四节　积聚 ………………………………………………… 210

　　气滞血瘀 …………………………………………………… 210

　　　　张学文医案（气滞血瘀久伤脾，内外合治守一方）………… 210

　第五节　泄泻 ………………………………………………… 212

　　脾肾阳虚 …………………………………………………… 212

　　　　关幼波医案（详辨证温补脾肾，益气血提升蛋白）………… 212

肝硬化失代偿期 ………………………………………………… 214

　第一节　胁痛 ………………………………………………… 214

　　湿热中阻 …………………………………………………… 214

沈绍功医案（湿热痰瘀互结，茵陈五苓加味） …………………… 214

第二节 黄疸 …………………………………………………………… 216

湿热蕴结 …………………………………………………………… 216

刘渡舟医案（治肝当辨阴阳气血，本虚邪实急则治标） ………… 216

姚贞白医案（审舌脉明辨虚实，据病情方随证变） ……………… 219

张瑞霞医案（湿热熏蒸黄疸盛，重用茵芍和葛根） ……………… 220

第三节 鼓胀 …………………………………………………………… 223

一、湿邪内阻 …………………………………………………………… 223

常占杰医案（温阳化气附干姜，健脾利水术茯苓） ……………… 223

二、水湿内阻 …………………………………………………………… 224

周仲瑛医案（温肺化饮小青龙，从痰论治鼓胀案） ……………… 224

张琪医案（峻逐水饮舟车丸，体盛耐攻正当时） ………………… 225

陈建杰医案（病初邪实利水先，后期固本补脾气） ……………… 228

三、湿热内蕴 …………………………………………………………… 230

刘渡舟医案（消水丹逐水导滞祛实邪，桂枝汤顾护阴液防伤正） … 230

关幼波医案（正未衰攻邪用遂草，畅三焦利水需活血） ………… 231

颜德馨医案（湿热瘀交织为患，重茵陈扶正达邪） ……………… 233

张镜人医案（理气行水渐缓顽疾，峻下攻逐徒耗正气） ………… 234

印会河医案（疏肝开肺通利三焦，重用白术以补开塞） ………… 236

杨继荪医案（清热化浊蒲公英，健脾利湿薏苡仁） ……………… 238

万文谟医案（清热利湿兼健脾，活血利水益母草） ……………… 239

四、气滞血瘀水停 ……………………………………………………… 242

关幼波医案（补气促血行，血行水自利） ………………………… 242

张镜人医案（肝脾失和湿浊留，健脾清利泄浊阴） ……………… 243

印会河医案（开肺气通利三焦，利水湿化瘀软坚） ……………… 244

章真如医案（行气化湿利水法，方选宽中达郁汤） ……………… 245

胡建华医案（气郁血滞腹水停，效法己椒苈黄丸） ……………… 247

五、脾虚水停 …………………………………………………………… 248

邓铁涛医案（肝郁脾虚瘀水停，补气利水四君子）……………… 248

周仲瑛医案（脾虚不运病鼓胀，健脾利水药平和）……………… 250

张琪医案（健脾行气促利水，加味茯苓导水汤）………………… 251

王祖贤医案（脾虚瘀水停，善用徐长卿）………………………… 251

郑荪谋医案（升麻泽泻升清降浊，归芍甲类柔肝软坚）………… 252

陈建杰医案（血水本同源，活血助利水）………………………… 254

六、脾虚湿阻 ……………………………………………………………… 255

关幼波医案（久病扶正当为先，活血利水疗鼓胀）……………… 255

吉良晨医案（治腹水论从中焦，鸡胵汤健脾助运）……………… 257

刘志明医案（脾虚湿阻鼓胀病，四君子汤平胃散）……………… 258

常占杰医案（脾虚湿阻鼓胀成，健脾利水四君子）……………… 259

七、肝肾阴虚 ……………………………………………………………… 260

周仲瑛医案（阴虚血瘀腹水留，一味鳖甲帅先行）……………… 260

朱良春医案（甘淡补脾养肝肾，慢功缓图祛顽疾）……………… 262

臧堃堂医案（柔肝健脾以扶正，活血利水为祛邪）……………… 264

张瑞霞医案（阴虚水停鼓胀病，育阴利水猪苓汤）……………… 265

八、脾肾阳虚 ……………………………………………………………… 267

刘渡舟医案（辨腹胀部位选方，明经典寓意施治）……………… 267

朱良春医案（阳气振奋阴水消，补脾活血善其功）……………… 268

颜德馨医案（阳虚水停肾为本，附桂八味温命门）……………… 269

周仲瑛医案（辨舌脉明寒热真假，补脾肾正阳虚之本）………… 270

九、气阴不足 ……………………………………………………………… 272

关幼波医案（补气养血扶正气，理气活血利水邪）……………… 272

顾丕荣医案（肝病达药推白术，任以为君酌生熟）……………… 273

方药中医案（苍白术清养并用，祛腹水攻补兼顾）……………… 274

张志秋医案（大剂石膏直折火势，重用白芍平肝敛阴）………… 275

第四节　积聚 ……………………………………………………………… 276

一、湿热瘀阻 ……………………………………………………………… 276

万文谟医案（湿热久蕴成瘀，善后调治防变）……………………… 276

二、正虚邪实 …………………………………………………………… 278

张琪医案（软肝化癥煎，清消补兼施）……………………………… 278

肝硬化失代偿期并肝性胸水 …………………………………………… 280

一、脾虚湿阻 …………………………………………………………… 280

关幼波医案（宣肺气疏利三焦，补脾虚行气活血）……………… 280

二、脾阳不振 …………………………………………………………… 281

张瑞霞医案（宣肺利水善用麻黄，振奋脾阳不离苓术）………… 281

常占杰医案（苓桂术甘汤振奋脾阳，大量生黄芪补气利水）…… 283

乙肝相关性肾炎 ………………………………………………………… 285

脾肾阳虚 ………………………………………………………………… 285

张瑞霞医案（温阳利水真武汤，补土制水数白术）……………… 285

血吸虫性肝硬化 ………………………………………………………… 287

一、脾虚水停 …………………………………………………………… 287

邓铁涛医案（治病务必求本探源，切记一味疏肝利水）………… 287

二、气滞水停 …………………………………………………………… 288

周仲瑛医案（理气逐水法，急则治标案）………………………… 288

原发性肝癌 ……………………………………………………………… 290

第一节　鼓胀 …………………………………………………………… 290

气虚血瘀 ………………………………………………………………… 290

李济仁医案（正虚瘀结毒盛，蟾蜍斑蝥攻癌）…………………… 290

刘志明医案（补脾为治鼓之本，活血是利水关键）……………… 292

第二节　胁痛 …………………………………………………………… 294

一、湿热蕴结 …………………………………………………………… 294

周仲瑛医案（清化湿热寓补于攻，调和肝脾治肝为要）………… 294

二、营亏血虚 …………………………………………………………… 296

胡安邦医案（营弱夹热肝络虚，白虎桂枝新加汤）……………… 296

第三节　癥瘕 ·· 297

　　一、气滞血瘀 ·· 297

　　　　李济仁医案（邪实正虚攻补兼施，健脾活血解毒抗癌）········· 297

　　二、湿热瘀阻 ·· 299

　　　　赵冠英医案（湿热毒瘀成积证，扶脾养正自始终）··········· 299

肝性脑病·· 301

　　痰湿蒙窍 ·· 301

　　　　关幼波医案（气血虚，痰湿蒙窍；清肝热，化浊宁心）········ 301

　　　　周仲瑛医案（急症期化湿浊开窍醒神，恢复期行气血温阳利水）··· 302

　　　　邢锡波医案（清心化痰开窍法，逐邪解毒促醒方）··········· 305

　　　　吕承全医案（肝脾两衰感毒邪，邪毒有异治不同）··········· 307

酒精性肝病 ·· 310

　　一、湿热蕴结 ·· 310

　　　　连建伟医案（肝胆枢机不利，湿热内蕴夹瘀）············· 310

　　　　肖俊逸医案（阳盛实证大胆导下，过用补益敛邪伤正）········ 311

　　二、脾虚湿阻 ·· 312

　　　　印会河医案（脾虚为本水湿阻，肝郁血瘀鼓胀成）··········· 312

脂肪肝 ·· 314

　　一、脾虚湿盛 ·· 314

　　　　赵冠英医案（形盛体弱脾气虚，健脾祛湿四君子）··········· 314

　　二、肝脾不和 ·· 315

　　　　周仲瑛医案（湿热毒痰瘀互结，清解化通降并举）··········· 315

　　　　张瑞霞医案（四逆散调和肝脾，泽明楂降脂泄浊）··········· 317

药物性肝损伤 ·· 319

　　气虚血瘀 ·· 319

　　　　关幼波医案（阴虚阳微重益气，毒郁热伏必化瘀）··········· 319

　　　　冯世纶医案（六经辨证治癥瘕，执简驭繁去顽疾）··········· 320

淤胆型肝炎 ·· 323

　　湿遏瘀阻 ··· 323

　　　　乔仰先医案（清肝利胆祛湿热，凉血解毒通瘀滞）········· 323

　　　　章真如医案（寒湿阻遏阴黄证，调气理血祛湿邪）········· 324

原发性胆汁性肝硬化 ·· 327

　　肝郁脾虚 ··· 327

　　　　盛国荣医案（湿热蕴久伤肝阴，养阴利湿宜兼顾）········· 327

　　　　常占杰医案（脾虚血弱瘙痒症，加味黄芪四君子）········· 328

化脓性胆管炎 ·· 330

　　湿热交蒸 ··· 330

　　　　李济仁医案（茵陈退黄量著效专，托里排毒黄芪白芷）····· 330

胆囊炎 ·· 332

　　第一节　胁痛 ··· 332

　　湿邪阻滞 ··· 332

　　　　朱良春医案（柴胡桂姜胆草汤，苦寒辛温并治方）········· 332

　　　　沈绍功医案（疏肝利胆清湿热，二经并病大柴胡）········· 333

　　　　赵冠英医案（小柴胡汤少阳证，随症加减治顽疾）········· 334

　　　　刘启庭医案（湿热蕴毒正气虚，效法托里排毒汤）········· 336

　　第二节　黄疸 ··· 337

　　湿热蕴结 ··· 337

　　　　李济仁医案（湿热蕴结气机不利，清热利湿通腑导滞）····· 337

　　　　张镜人医案（湿热熏蒸胆液泄，清化湿热茵陈蒿）········· 338

胆结石 ·· 340

　　湿热郁阻 ··· 340

　　　　刘渡舟医案（清湿热疏肝利胆，自拟柴胡排石汤）········· 340

　　　　焦树德医案（疏肝散结燮枢汤，利湿排石选三金）········· 341

　　　　朱良春医案（内服外贴治结石，疏清通利排石汤）········· 343

　　赵冠英医案（大柴胡汤证悉具，金钱草利胆排石）……………………… 344

　　郭谦亨医案（邪滞胆腑湿热阻，主以通泄助脾运）……………………… 345

胆囊炎、胆结石 ……………………………………………………………… 347

　一、湿热蕴结 ……………………………………………………………… 347

　　张镜人医案（清热化湿泄浊，利胆通络排石）………………………… 347

　　沈绍功医案（湿热瘀邪阻胆络，加味茵陈四逆散）…………………… 348

　二、水湿内盛 ……………………………………………………………… 349

　　张耀卿医案（阳黄不用苦寒剂，温运脾肾黄自退）…………………… 349

胆道蛔虫病 ………………………………………………………………… 351

　气机阻滞 …………………………………………………………………… 351

　　李济仁医案（虫阻胁肋气机不利，安蛔驱虫行气止痛）…………… 351

　　张伯臾医案（胆蛔症邪阻少阳，小柴胡和解枢机）………………… 352

多发性肝囊肿 ……………………………………………………………… 354

　痰浊瘀滞 …………………………………………………………………… 354

　　赵冠英医案（痰浊瘀滞肝囊肿，加味桂枝茯苓丸）………………… 354

明清、近代医案篇

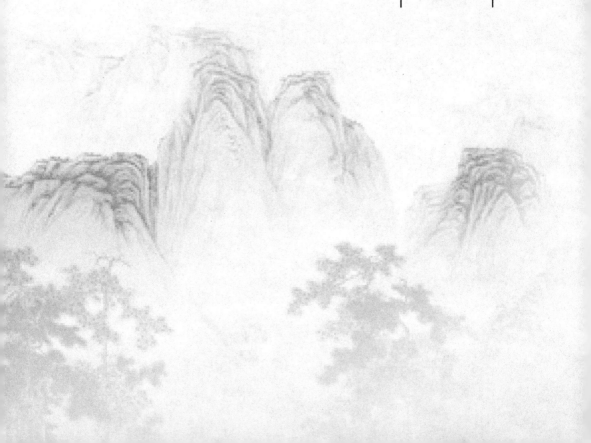

阳春 五井内幂篇

胁　痛

龚廷贤医案

（肝经郁热胁胀痛，柴胡清热四君瘥）

一妇人口苦胁胀，此肝火也，用小柴胡汤加黄连、栀子少愈，更以四君子汤加当归、白芍、柴胡，调脾胃而瘥。

（《寿世保元·胁痛》）

【诠解】　此案乃因肝经郁热所致，其治用小柴胡汤加黄连、栀子，疏肝解郁，清热止痛，症状减轻后，改用健脾疏肝之剂以善后。

叶天士医案

医案1（肝郁夹痰胁作痛，橘叶半夏通经络）

张。胁胀夜甚，响动则降，七情致伤之病。

橘叶	香附子	川楝子	半夏
茯苓	姜渣		

（《临证指南医案·胁痛》）

【诠解】　本案为七情致伤之病，肝气郁结，胃虚生痰，络气不和，症见胁胀夜甚，响动则降，治宜疏肝理气为主，兼以降胃。方中以橘叶、香附、川楝子疏肝理气，半夏、茯苓、姜渣温化痰饮。全方共奏疏肝和胃、理气化痰之功，对肝胃不和、气郁作痛有效。《叶案存真》中载："古人治胁痛法有五，或犯寒血滞，或血虚络痛，或血着不通，或肝火抑郁，或暴怒气逆，皆可致痛。"此外，还有湿壅、停饮等因素。

医案2（久病入络痰瘀滞，辛香温通建奇功）

王。左前后胁板着，食后痛胀，今三年矣。久病在络，气血皆窒，当辛香缓通。

桃仁	归须	小茴	川楝子
半夏	生牡蛎	橘红	降香
白芥子			

水泛丸。

（《临证指南医案·胁痛》）

【诠解】　食后痛胀与得食痛缓，有虚实不同之分。本方以辛香温通为主，以治实痛。方中以桃仁、归须化瘀通络，佐以降香、茴香温通，川楝子、牡蛎入肝理气软坚，半夏、橘红、白芥子化痰祛饮。全方为丸，从气、血、痰、寒着手，以缓通取效。

医案3（营亏血瘀络脉结，辛润甘缓木气和）

程。诊脉动而虚，左部小弱，左胁疼痛，痛热上引，得食稍安，嗌干舌燥心悸。

炒桃仁	柏子仁	新绛	归尾
橘红	琥珀		

（《临证指南医案·胁痛》）

【诠解】　左胁疼痛，痛热上引，得食稍安，脉动而虚，左部小弱，此皆为操持太甚，损及营络，五志之阳，动扰不息；嗌干舌燥心悸，久痛津液匮乏。本案属于虚证，但参、术、归、芪等补益之品，不能深达络病。《内经》治疗肝病，不越三法，辛散以理肝，酸泄以体肝，甘缓以益肝。本案营络受损，又兼血瘀，治宜辛散甘润并施，盖肝为刚脏，必柔以济之。方中以桃仁、新绛、归尾、琥珀辛散瘀血，以柏子仁甘润缓肝，橘红理气和胃。所选化瘀药物，以活血和血为主，非峻品，以免迫血耗伤气血，再配以柏子仁、琥珀养心宁神，使全方辛甘泄润，用药组方颇有分寸。

医案4（血虚隐痛难名状，养肝宁心络气达）

此血虚络松，气失其护，左胁喜按，难以名状，宜辛润理虚，切勿乱投药饵。

杞子	柏子仁	酸枣仁	茯神
桂圆肉	大胡麻		

（《未刻本叶氏医案》）

【诠解】 本案因阴血亏虚，肝络失养，故见胁痛而喜按。方中以枸杞、柏子仁、桂圆肉、胡麻养肝补血，枣仁、茯神养心宁神。全方对阴血虚、络脉空虚之胁痛、胃痛均适用。

吴鞠通医案

（肝郁金燥瘀血滞，疏肝和胃固中阳）

庚寅六月廿九日，恒妇，十九岁。肝郁兼受燥金，胁痛二三年之久，与血相搏，发时痛不可忍，呕吐不食，行经不能按月，色黑且少，渐至经止不行，少腹痛胀。汤药以宣肝络，兼之和胃，再以丸药缓通阴络。

新绛三钱	桃仁三钱	川椒炭三钱	旋覆花(包)三钱
归须三钱	苏子霜三钱	姜半夏五钱	青皮二钱
广皮三钱	降香末三钱	生姜五钱	

煮三杯，分三次服。十帖。外以化癥回生丹，每日清晨服一钱，开水调服。

二诊：七月十四日。诸症俱减，照原方再服七帖，分十四日服。每日仍服化癥回生丹一钱。

三诊：七月廿八日。痛止胀除，饮食大进，惟经仍未行，六脉弦细，右更短紧，与建中合二陈汤以复其阳。

姜半夏四钱	桂枝四钱	生姜三大片	广橘皮三钱
炒白芍二钱	大枣（去核）二枚	炙甘草三钱	胶饴(烊化)一两

煮二杯，分二次服。每日服化癥回生丹一钱。

八月十七日诊：服前方十数帖，兼服化癥回生丹十数丸。一应俱佳，经亦大行。

（《吴鞠通医案》）

【诠解】　此案为肝郁与肺燥俱盛之病。肝主疏泄，气机以条达为顺，肺主宣发、肃降，调节一身之气，肺为娇脏，喜润恶燥，易受外邪侵袭。肝经循行两胁，燥邪伤肺、肝气郁结，则胁痛迁延。病久气血相搏，渐入血室，则少腹痛胀，月事不畅。治疗以宣通肝络为主，兼以和胃，并以丸药化瘀血，消癥积，缓图起效。三诊时症状明显缓解，月经仍未行，结合脉象，弦为肝脉，细为气血不足，右寸脉短为胃气弱，右尺脉短为肾阳虚，紧脉主痛，一派久病体虚之象，故以调脾胃、养气血、复阳气为主，续用化癥回生丹缓通阴络治疗。

注：化癥回生丹出自清代吴鞠通的《温病条辨·卷一》，由《金匮要略》鳖甲煎丸合《万病回春》回生丹加减化裁而成。主治燥气深入下焦血分而成的癥积，痛或不痛；血痹；疟母、左胁痛，寒热；妇女干血劳，属于实证；闭经，痛经，经来紫黑有块；产后瘀血腹痛；跌打损伤所致的头晕、腰痛而有瘀滞者。

林珮琴医案

（肝强胃弱失和降，抑木达土贵疏通）

韩。右胁有块，梗起攻胸，气痹食少，宵胀引背。此肝强胃弱，升降失和，泄肝通胃可效。

| 厚朴 | 枳壳 | 杏仁 | 蒌仁 |
| 青皮 | 旋覆花 | 降香末 | 木瓜 |

三服而平。

（《类证治裁·胁痛》）

【诠解】　此案因肝胃气滞所致。其治用厚朴、枳壳、青皮、旋覆花、降香疏肝理气，通络止痛，杏仁、瓜蒌仁、木瓜下气通络。肺气主肃降，故以杏仁肃降肺气以平肝气之横逆。全方共同调畅肝胃之气，三焦气机调达，《内经》所谓"肝生于左，肺藏于右"，故从肝、胃、肺同治。

戚云门医案

（少阳不和寒热作，解郁透表辛通络）

程汉平。寒热胁痛，脉弦细数。系邪郁少阳不清。

小柴胡加桂枝、郁金、赤芍。

（《龙砂八家医案·戚云门先生方案》）

【诠解】 此案乃因邪郁少阳所致。其治用小柴胡汤加味，疏肝解郁，解表透邪。郁金、赤芍活血止痛，少量桂枝温通经络，宣达太阳之表。

张千里医案

（厥阴侵及阳明络，理气化痰解郁滞）

杭州董。厥阴之气横逆既久，阳明水谷不能输化，留酿痰浊，益加阻遏，善噫矢气，舌黄口苦，左胁腹厥气，刺痛无已，肠鸣便溏。宜用轻剂理痰气，愈补愈壅矣。

仙半夏一钱五分	陈皮一钱五分	苏子一钱五分	小川连三分
旋覆花一钱五分	茯苓二钱	蛤壳三钱	刀豆壳三钱
海石粉三钱	川贝二钱	竹茹八分	

（《千里医案·诸痛》）

【诠解】 此案乃因肝郁痰热阻滞经络所致。其治用黄连温胆汤去枳实、甘草化痰清热，加蛤壳、海石粉、川贝母化痰散结，苏子、旋覆花、刀豆壳理气解郁，通络止痛。

谢星焕医案

（土虚木贼久伤中，三奇崇土血海调）

刘氏妇。青年寡居多郁，素有肝气不调之患，今秋将半，大便下坠，欲解不出，医用疏导之药，并进大黄丸，重闭愈增，两胁满痛，诊脉浮大而缓，饮食不进，四肢微热，小水甚利，月经不行。据此谛审，不得其法，细思独阴无阳之妇，值此天令下降之时，而患下坠之症，脉来浮大且缓，系中气久伤，继受风邪入脏无疑。两胁满痛，肝气郁而不舒，惟有升匿之着，四肢独热，亦风淫末疾之议。月经不行，乃风居血海之故。执此阳气下陷，用三奇散，加升麻以提阳气，复入当归少佐桃仁以润阴血，果然应手而痊。

（《得心集医案·诸痛门》）

【诠解】　此案乃因中虚气陷、土虚木贼所致。其治用三奇散补中益气，理气宽中，加升麻升阳举陷，当归、桃仁柔肝和血，气虚血滞得复，则两胁满痛、大便不利、体热经闭等症得以改善。风邪入脏，侵及血脉，血络不和，防风入络搜风，夹血药以和营祛风。

注："三奇散"见于《普济方》，黄芪、防风、枳壳各等份，用于治疗痢疾、里急后重。

费伯雄医案

医案1（血虚肝旺脾受藏，柔肝养血厚中焦）

某。荣血不足，肝气太旺，犯胃克脾，胸闷不舒，胁肋作痛。宜养血柔肝，健脾和胃。

全当归二钱	大白芍一钱	炙甘草五分	茯苓二钱
川郁金二钱	青皮一钱	乌药一钱半	白蒺藜三钱
小川朴一钱	大砂仁一钱	玫瑰花五分	沉香四分
新绛四分			

（《孟河医家医籍经典·费伯雄医案》）

【诠解】　此案为土虚木旺，肝气横逆克伐脾胃，脾胃气机失调之证。脾主运化，胃主受纳，脾胃为后天之本，脾气亏虚，反为肝木所克，两胁部为肝经循行之处，肝气旺盛，脾胃升降失常，反过来又影响脾升胃降功能。肝脾之间的关系，实为气与（阴）血之间的关系，本案以疏肝行气、养血柔肝、健脾和胃类药物组成，适当加入活血行气之品，胸闷胁痛症状得缓。轻轻疏肝之味，使其不燥。

医案2（肝寒胃滞胁络阻，温中养肝散瘀痛）

某。血虚气旺，阻塞中宫，散走两胁，络痛难忍，坐卧不安，六脉沉涩。用温胃理气平肝。

杜苏梗二钱	炒当归二钱	橘络一钱半	九香虫一钱
桂枝一分	老山朴六分	川楝子（炒）三钱	
川连（吴萸二分拌炒）三分		公丁香二只	炒赤芍一钱

乌药一钱半　　　　木香五分　　　　　川郁金二钱　　　　白檀香一分

佛手花五分

(《费伯雄医案医话·诸痛》)

【诠解】 此案乃因肝胃寒滞、不通则痛所致。其治用紫苏梗、桂枝散寒理气，公丁香、乌药温中散寒，橘络、厚朴、川楝子、木香、郁金、檀香、佛手、九香虫疏肝理气、通络止痛，当归、赤芍活血通络，黄连和胃，兼制诸药温燥之性。

曹南笙医案

医案 1 （阴虚血滞胁隐痛，养肝化瘀缓图功）

某右。诊脉动而虚，左部小弱，左胁疼痛，痛势上行，得食稍安，此皆操持太甚，损及营络，五志之阳，动扰不息，嗌干、舌燥、心悸，久痛津液致伤也。证固属虚，但参术归芪补方未能治及络病，《内经》治肝病不越三法：辛散以理肝，酸泄以体肝，甘缓以益肝。盖肝为刚脏，必柔以济之，自臻效验耳。

桃仁　　　　　柏子仁　　　　　新绛　　　　　归尾

橘红　　　　　琥珀

痛缓时用丸方：真阿胶、小生地、枸杞子、柏子仁、天冬、刺蒺藜、茯神、黄菊花。

(《吴门曹氏三代医验集》)

【诠解】 此案类于叶天士医案 4，属营阴不足，兼有血瘀证，治疗以养肝阴、柔肝体为法施治。值得关注地是，本案在疾病缓解期以丸剂固本善后，避免辛散克伐过度。

医案 2 （病久络脉湮瘀证，辛润通络气血和）

某左。痛在胸胁，游走不一，渐至痰多，手足少力，初病两年，寝食如常，今夏病甚，此非脏腑之病，乃由经脉继及络脉。大凡经主气、络主血，久病血瘀，治法不分经络，但忽寒忽热，宣其无效，试服新绛一方小效，乃络方耳。议通少阳阳明之络，以冀通则不痛。

归须　　　　　桃仁　　　　　泽兰叶　　　　柏子仁

| 香附汁 | 丹皮 | 穿山甲 | 乳香 |

没药

水泛丸。

（《吴门曹氏三代医验集》）

【诠解】 "久病入络"为清代名医叶天士首倡，最早见于《临证指南医案·胃脘痛》，其理论依据是"以经主气，络主血""初病在经，久痛入络"，其原意是说随着病程的进展，病位由浅入深，病情由轻到重的病理变化。现代医家则根据这个理论推断初病治气，久病治血，然不可一味从瘀血概论，当根据病者体征，辨证治疗，且活血药不可猛浪，以免迫血伤气。本案辨证为气滞血虚、病久入络，治疗以活血化瘀、行气止痛为法。

柳宝诒医案

（瘀滞肝络胁掣痛，肝肺气血共同调）

尤。右胁因伤瘀阻，血络不能，呼吸掣痛。当和血络，勿令久瘀为要。

旋覆花	红花（与旋覆花同包）	粉前胡	桑白皮
紫丹参	广郁金	归须	橘络
南沙参	青蒿	香瓜子	紫菀
茸参	三七		

鲜藕煎汤代水。

（《柳宝诒医案》）

【诠解】 肝居胁下，其经脉布于两胁，胆附于肝，其脉亦循于胁，所以，胁痛多与肝胆疾病有关。情志抑郁，肝气郁结，或过食肥甘，嗜酒无度，或久病体虚，忧思劳倦，或跌仆外伤等均是导致胁痛的致病因素。此案因外伤瘀血，血阻气滞，呼吸掣痛，痛有定处。治疗以通经和络，兼理肺气为主，以示"血为气之母，气为血之帅"之意。肺朝百脉，宣肺气，有助于通调血脉。

张聿青医案

医案 1（痰热交织升降阍，辛香通达运中阳）

阙左。烟体痰浊素盛，痰湿下注，发为泻痢，痢止而痰湿不行，升降开阍之机，皆为之阻，以致右胁作痛，痛势甚剧，按之坚硬有形，中脘板滞，不时呃逆，气坠欲便，而登圊又不立行。苔白罩霉，脉形濡细，此痰湿气三者互聚，脾肺之道路，阻隔不通，以致流行之气，欲升不能，欲降不得，所以痛甚不止矣。气浊既阻，中阳安能旋运，挟气上逆，此呃之所由来也。在法当控逐痰涩，使之宣畅。然脉见濡细，正气已虚，病实正虚，深恐呃甚发厥，而致汗脱。拟疏通痰气，旋运中阳，以希万一。即请明哲商进。

生香附二钱	新绛七分	公丁香三分
橘红一钱	橘络一钱五分	磨刀豆子（冲）四分
竹茹（姜汁拌炒）一钱三分	炒枳壳一钱	旋覆花（包）三钱
磨郁金七分	葱管三茎	

改方：服一剂后痛势大减，去郁金。加苏子三钱，炒白芥子一钱，乳香、没药各二分，牵牛子六分，六味研极细粉，米饮为丸如绿豆大，烘干，开水先服。其内香附，旋覆花一钱五分。

原注：服药后右胁不痛，但便泄不止，改用连理汤出入。

（《张聿青医案》）

【诠解】 本案痰浊湿邪阻滞气机，肝升胃降功能失司，痰、湿、气三者胶结互聚，则致胁痛、呃逆。治疗以祛痰理气，疏通气机，温运中阳。青葱管，辛香走窜，中空而有通达之功，使燥湿活血、理气和营之功融为一体。

医案2（饮停脾肺胁闷痛，健脾更需宣通上）

钟左。右胁作痛。脉象沉弦。饮悬胁下，脾肺之络在右也。

广郁金	赤白苓	广皮	旋覆花
生香附	制半夏	炒苏子	枳壳
新绛	青葱管		

二诊：胁下之痛，仍然未定。左脉弦大，右关带滑。气湿郁阻不宣。再为宣通。

制半夏	制香附	杭白芍	川芎
橘皮络	旋覆花	新绛	广郁金
葱管	醋炒柴胡		

（《张聿青医案》）

【诠解】 此案胁痛，当为饮停胁下之悬饮所致，病位在肺，与脾主运化水湿功能下降有关。

费绳甫医案

医案 1（肺痹湿阻络不荣，宣肺化痰缓肝急）

金坛冯振清。右胁作痛，牵引胸腹，即大便频行，咳嗽口干。余诊其脉，右寸弦结。此肺郁不舒，经所谓肺心痛者是也。

| 嫩桔梗一钱 | 粉甘草五分 | 大白芍一钱五分 | 南沙参四钱 |
| 甜杏仁三钱 | 薄橘红五分 | 冬瓜子四钱 | |

一剂知，二剂已。

（《费绳甫医案医话·诸痛》）

【诠解】 此案乃因肺气郁痹，不通则痛所致。其治用桔梗汤加味，方中用桔梗、杏仁、橘红舒肺化痰，理气通络，白芍、沙参、冬瓜子柔肝润肺，甘草与桔梗相配，化痰宣痹，与白芍相配，缓急止痛。

医案 2（阴虚痰热肝气盛，生金更兼平木法）

上海吕润泉。右胁肋作痛异常，坐卧不安，已经匝月，求余治之。诊脉细弦。此肺阴虚而痰火盛也。

西洋参一钱	麦冬二钱	白芍一钱五分	甘草五分
酒炒黄连二分	吴茱萸一分	瓜蒌皮三钱	川石斛三钱
杏仁三钱	竹茹一钱	广皮五分	

两剂而安。

（《费绳甫医案医话·诸痛》）

【诠解】 此案乃因肺阴虚，兼痰热阻络所致。其治用西洋参、麦冬、白芍、石斛养阴生津，瓜蒌皮、杏仁、竹茹、陈皮、黄连化痰清热，吴茱萸与黄连相配，制肝平木，甘草与白芍相配，缓急止痛。

丁甘仁医案

(肝络瘀痹痛难转,葱白辛香走窜通)

黎右。胁乃肝之分野,肝气入络,胁痛偏左,转侧不利,胸闷纳少,甚则泛恶,自冬至春,痛势有增无减。先哲云:暴痛在经,久痛在络。仿肝着病例治之。

旋覆花(包)一钱五分	新绛八分	大白芍二钱
川楝子二钱	左金丸(包)七分	橘白一钱
橘络一钱	炒竹茹一钱	春砂壳八分
当归须一钱五分	丝瓜络二钱	川郁金一钱五分
紫降香四分		

(《丁甘仁医案·诸痛案》)

【诠解】 此案乃因瘀血停滞,肝络痹阻所致。其治用旋覆花、川楝子、丝瓜络、郁金、降香、橘络疏肝理气,通络止痛,当归尾、新绛活血化瘀,白芍柔肝通络,左金丸、橘白、竹茹、砂仁壳理气和胃。

黄　疸

缪希雍医案

（气郁伤脾黄疸成，健脾理气祛湿邪）

太学顾仲恭，遭鼓盆之戚，复患病在床，一医诊视，惊讶而出，谓其旦晚就木。医延予诊之，左手三部俱平和，右手尺寸亦无恙，独关部杳然不见，谛视其形色，虽尪羸，而神气安静，予询之，曾大怒乎？曰然。予曰：此怒则气并于肝，而脾土受邪之证也，经云：大怒则形气绝，而况一部之脉乎？甚不足怪。第脾家有积滞，目中微带黄色，恐成黄疸，两三日后，果遍体发黄，服茵陈利水平肝顺气药，数剂而痊。

（《古今医案按·卷八·黄疸》）

【诠解】　患者先有丧妻之痛，复加大怒，致肝气郁滞，横逆犯脾，脾失健运，水湿内停，蕴于肝胆，胆汁不循常道，故见黄疸，脾受肝侮则右关连日不见。黄疸之病，有先因他病而后发黄者，有先发黄而后现他病者，必于半月一月之内退尽其黄，则他病亦可治。设或他病先瘥而黄不能退，至一年半载仍黄者，必复现他病以致死。大抵酒伤，有郁结与胃脘痛，皆发黄之根基，而泄泻肿胀不食，乃发黄之末路，若时行病发黄亦多死，即所谓瘟黄也，惟元气实者，审其为瘀血，为湿热，逐之清之，得黄退热亦退，乃可无虞。本案为肝郁不舒，横逆犯脾，致脾不运湿而成黄疸，治当平肝顺气，健脾利水，《金匮要略》所言"诸病黄疸，但利其小便"，茵陈为利湿退黄之要药。此案关脉不见，亦云数剂而痊，要知因于大怒，偶然不见耳。若并未动怒，关脉连日不见，目中微带黄色，即为脾绝之征，死无疑矣。

秦昌遇医案

（上热下寒阴黄证，茵陈四逆疸色退）

一人病黄，六脉沉迟，而肢体逆冷，腰以上身汗出，此阴证发黄也。阴寒不盛，则逼阳于上，故令上体见阳证之发黄而自汗，下体见阴证之厥逆，兼阴脉之沉迟。经曰：上盛下虚。其斯之谓欤。当用热药冷服之法。余考李思训《汤液本草》与奉议《活人书》，亦论及此。若执丹溪，不必分五，同是湿热之言，则药与证不相反耶？方：茵陈、附子、干姜、炙甘草。

（《医验大成·黄疸》）

【诠解】 此案属阴黄，乃因阳虚寒湿所致。其治用附子、干姜温阳散寒，启肾阳以温脾阳，散寒湿，茵陈利湿退黄，甘草和胃。

郑重光医案

医案1（肾阳不振女劳疸，启肾补脾气血充）

王君圣翁前疟证愈后而经营劳碌过甚，自恃强壮，不善爱护，每遇过劳，或饮食不节，便发寒战，战后发热，腹胁大痛，或泻或不泻，汗出热退，身目俱黄，腹大如鼓。因前治疟，知其肾脏虚寒，以八味地黄料加倍桂、附，又叠为丸，日服不辍。病发则用逍遥散加秦艽、丹皮，数剂即退。如斯三四年，应酬如故。后年逾六十，正气渐衰，发频而黄不退，额黄渐黑，竟成女劳疸矣。其时治庵名噪甚，遂易彼治之，谓疸不必分五，皆以湿热治之，重用茵陈为君，杂以五苓平胃，治经二三年，治庵自病。又易医，亦以湿热治之，时重时轻，人则骨立，腹则胀大，年将望七，忽头大痛，此肾厥头痛，而医者不行温补，反作风治。用桂枝、细辛、白芷疏风散气之剂，遂至三日而逝。岂可疸不必分五，混同湿热而治之乎？

（《素圃医案》）

【诠解】 此案为肾阳虚所致女劳疸证。所经医者均以湿热辨证施治而致误治案。

医案2（阴虚浊瘀阻肾络，滋肾壮水六味求）

曹君仪，年六十四，体半肥，素阴虚。初病胁痛呕吐，寒热汗出，胸中噎塞，将成膈证。予以归、芍、川芎、二陈、香附、郁金等药，治之三年，胸中宽，遂咳嗽吐痰，转为虚劳。每因劳则寒热似疟，汗出热退、身目皆黄，尿赤，又变为疸证。用逍遥散数剂，其黄即退，或一月一发，半月一发，渐至面额黧黑，爪甲枯粉，大便秘涩，此女劳疸，又曰黑疸也。一医以疸不必五分，均是湿热，用平胃、五苓，间用黄连、肉桂，病愈笃，仅存皮骨，已备终事。复求治于余，但女劳疸一证，仲景言之甚详，必有寒热，久为黑疸，皆主风药，东垣因之，亦以风药加参、术，用皆不效。夫女劳之名，必属肾水亏虚，虚则土实，所以反见敦阜之色，此虚邪也，不必平土，但宜壮水，水壮则土不燥。虞天民苍生司命云："女劳疸当作虚劳治之"，正合治法。遂以六味地黄汤加当归、芍药、秦艽、苡仁、麦冬养阴壮水之药，百剂寒热先除，疸黄渐退。至七旬外，他疾而终。

（《素圃医案》）

【诠解】 女劳疸是《金匮要略》中所列的黄疸类型之一。症见身黄、额上微黑、膀胱急、少腹满、小便通利、大便色黑、傍晚手足心发热而反恶寒。病因得之房劳醉饱，临床所见本证多出现于黄疸病的后期，是气血两虚、浊邪瘀阻的黄疸类证候，常伴有胁下积块胀痛、肤色暗黄、额上色素沉着、舌质暗红、脉弦细等，严重的发生鼓胀。女劳疸的形成以肾亏为基础，小便自利一症，说明非湿热内阻之黄疸，乃虚劳发黄为患。丹溪云："疸证不必分五，同是湿热"，如曲相似，轻者小温中丸，重者大温中丸。从上述两则案例看出，女劳疸治疗不能以湿热辨证，以滋肾壮水之六味地黄汤加减治疗三月余，疸黄渐退。

叶天士医案

（胆腑湿热交蒸作，金铃柴胡两清法）

刘，三九。心下痛，年余屡发，痛缓能食，渐渐目黄溺赤。此络脉中凝瘀蕴热，与水谷之气交蒸所致。若攻之过急，必变胀满，此温燥须忌。议用河间金铃子散，合无择谷芽枳实小柴胡汤法。

川楝子	延胡	枳实	柴胡
半夏	黄芩	黑山栀	谷芽

（《临证指南医案·黄疸》）

【诠解】 此案属阳黄，乃因胆腑瘀热所致。其治用金铃子散合小柴胡汤，去人参、甘草，加枳实、栀子、谷芽，疏肝理气，散瘀清热，利胆退黄。

尤在泾医案

（脾虚血亏阴黄证，黄芪建中功用奇）

面目身体悉黄，而中无痞闷，小便自利。此仲景所谓虚黄也。即以仲景法治之。

桂枝	黄芪	白芍	茯苓
生姜	炙草	大枣	

（《静香楼医案·黄疸门》）

【诠解】 此案属阴黄，乃因脾虚血亏、湿邪留滞、脾阳不通所致。其治用桂枝汤加黄芪健脾温中、益气养血，加茯苓利湿退黄。

陈修园医案

医案1（脾阳不振湿留滞，茵陈理中共协同）

一身面目俱黄，色暗如熏黄，已食如饥，倦怠嗜卧，短气，小便色黄，自利。乃脾胃湿热内郁，膀胱之气不化，渐成黄疸。证属虚候，以理中汤加味治之。

炒白术三钱	人参一钱	干姜八分	炙甘草八分
茵陈二钱	白茯苓三钱		

（《南雅堂医案》）

【诠解】 此案为脾胃虚寒，中阳不振，膀胱气化不及，湿邪停留，久郁化热，脾胃湿热内郁，变为阴黄。方选理中加茵陈汤，以温中健脾，清热利湿。

医案 2（谷疸湿食夹滞气，清热化湿通导法）

始有寒热往来，复因食物不节，胃脘气滞生热，蒸变发黄，溺赤便秘，是名谷疸。若误下之，恐犯太阴，防有胀满之患。法当宣腑以清利湿热，方列于后：

绵茵陈三钱　　　　杏仁（去皮尖）二钱　　　　白茯苓二钱
枳实八分　　　　桔梗一钱　　　　白蔻仁一钱　　　　天花粉一钱

（《南雅堂医案》）

【诠解】 《圣济总录·卷六十》记载："失饥饱甚，则胃中满塞，谷气未化，虚热熏蒸，遂为谷疸。其证心下懊闷，头眩心忪，怫郁发烦，小便不利，身黄如橘是也。"谷疸是因饱食失节，湿热、食滞阻遏中焦所引起，治宜清热化湿，消积导滞。若误用通腑泻下之剂，则有寒凉败胃之虞。方以茵陈清热利湿，茯苓、蔻仁健脾利湿，枳实消积除满，杏仁、桔梗开宣肺气，肺气通达，以助大肠之传导，天花粉清热生津，以助疏通气机，又防湿热伤津之弊。

林珮琴医案

医案 1（湿热蕴滞疸色黄，茵陈四君顾脾胃）

石。阳黄乃湿从热化，瘀热在里，蒸动胆液，泄而为黄，明如橘子。今目黄面色亮，头眩，胸痞不渴，肢倦少力，手足心热，大肠结，遇劳则甚，脉右大左虚濡。虽系湿甚生热，然平人脉大为劳，且疸久不愈，乃劳力伤气之候。用补中渗湿法。潞参、茯苓、薏米、白术各钱半，鸡内金、茵陈、针砂各二钱，山栀、甘菊、丹皮各一钱，炙草五分。数服眩痞除，食颇加，去甘菊、山栀，加黄芪、白芍（俱炒）二钱，莲子（炒）千粒。又数服，黄渐退。

（《类证治裁·黄疸》）

【诠解】 此案属阳黄，乃脾虚湿热所致。其治用四君子汤、针砂健脾益气，薏苡仁与茯苓相配，淡渗利湿，牡丹皮、菊花清热散瘀，茵陈、栀子清热利湿，同时兼有宣达透邪之功，开表达邪，使湿热之邪从表而出，亦有"开表透热"之效。症状减轻后，守方加减以巩固疗效。

医案 2（脾阳不振寒湿停，苦寒清热败生机）

某。长夏暑湿外蒸，水谷内蕴，脾阳失运，头眩欲呕，面如熏黄，食入作胀，午后烦而溺赤，脉濡，左略大。先宜分清法，羚羊角、山栀、茵陈、赤苓、薏仁、制半夏、砂仁壳、滑石、石斛、车前子、灯心，三服诸症已减。改为厚朴（姜制）、枳壳（炒）、陈皮、大腹皮、薄荷、茵陈，二服胀除，黄未退，欲速。更医，用沉香、焦术等燥品，忽发颧疽，又用犀角（水牛角代）、黄连，午前后潮热，用生地、知母，黄势更剧，面晦黑，寒热颧汗，腹满呕泻，舌苔腻白，膈有黏涎。复商治，予谓此湿胜也。湿壅则生热，治宜渗湿。用四苓散加半夏曲、橘白、薏仁、煨姜，午前服泻减，呕沫犹是，暑湿交蒸，浊涎失降，脉见濡数，亦热从湿化象也。更用胃苓汤去白术，加制半夏、生薏仁、煨姜，其苍术生用锅巴汤煎，呕止泻少，惟烦热之起伏，随太阳之升沉，午未特甚，则湿去而热留也。因用黄芩、丹皮、山栀、赤苓、地骨皮、栝楼根汁，加六一散一钱冲服。泻热悉止，惟神倦嗜卧，卧觉口燥，津不上朝于肺。用参、麦入加味逍遥散内，扶元生津，兼散郁蒸，脉息乃平，惟左关较大，仿《石室秘录》，用白术五钱，茯苓三钱，薏仁一两，龙胆草、山栀、茵陈各一钱，潞参、黄芪各二钱，燥脾湿，培真元，佐泻火，后仍欲速效，误噩前医滋阴之剂，遂成不治。

（《类证治裁·黄疸》）

【诠解】 此为一阴黄误治案。病初因暑湿外感、水谷之湿热内蕴，复加脾气素亏，运化不及，脾虚湿阻之象较著，治疗宜分清湿热，以茵陈、滑石清热利湿，砂仁、半夏性温，前者化湿醒脾，后者燥湿止呕，茯苓、车前子、灯心有淡渗利湿、清热利尿作用，茯苓兼有健脾功效，羚羊角、山栀入肝、心经，有清肝经郁热、除心烦躁扰之效；脉濡，左略大，是肝热脾虚、湿邪停留之象，加石斛有益胃清热作用。药证相符，见效明显，遂加减变化药物，但不离清利湿热主旨。患者欲求神速，更医续治以温燥，后因午后潮热，以阴虚辨之，取之于寒凉之剂，症状加重。复延至先生处，仍辨证为湿邪偏盛，治疗以淡渗利湿之剂，方以四苓散加减；湿邪蕴久化热，脉见濡数，则以平胃散燥湿健脾；湿邪渐去，热邪残留，则呕止泻少，烦热起伏，以黄芩、丹皮、山栀、赤苓、地骨皮、栝楼根汁，加六一散清热除烦养阴；诸症悉除，惟神乏嗜卧，口燥咽干，仿生脉散意，以扶元生津，加味逍遥散兼散郁热；左关脉为肝脉，大为肝热，病至恢复期，湿热未尽，真元亏虚，治疗宜正邪兼顾，缓慢调节。患者不明深意，仍图速效，复延于前医，仍以滋阴之剂治疗，终成不治。

此案有很深刻的现实意义，医者辨证用药准确，患者妄图速效，不能很好配合，或对医者没有足够的信任，都是影响治疗效果的因素。

医案3（脾虚寒湿气血亏，健脾生血劳损复）

贡。劳伤元气，发黄，食减气少，目黄面晦。仿仲景法，以黄芪建中汤去桂、姜，入参苓白术散治之，效。后服莲子、薏米、红枣等调理，此专调补脾元，不与诸疸例治，若一例茵陈、栀子涤除湿热，恐变成胀满矣。

（《类证治裁·黄疸》）

【诠解】 此案为萎黄，不同于一般意义上的黄疸。"萎黄"病名见于《证治心得》，表现为皮肤色黄枯槁不泽，多属脾胃虚弱、气血不足的虚证。常兼神疲倦怠、语言低微、畏冷便溏、脉形无力等症，治疗宜培补脾胃，补养气血。本案以黄芪建中汤去桂枝、生姜之辛温，合参苓白术散益气健脾，渗湿止泻，后以药食调理，脾胃健则气血生化有源，诸虚劳损得复。若辨为湿热黄疸，以茵陈蒿汤治之，则寒凉之剂重伤脾胃，脾虚不能运化水湿，湿邪停留，则生变证。

王旭高医案

医案1（阳黄初期表气闭，麻黄连翘透邪路）

周。伏暑湿热为黄疸，腹微痛，小便利，身无汗。用麻黄连翘赤小豆汤表而汗之。

麻黄	连翘	杏仁	淡豆豉
茵陈	赤苓	川朴	枳壳
通草	六神曲（炒）		

赤小豆一两，煎汤代水。

（《王旭高医案·黄疸门》）

【诠解】 此案为阳黄初起湿蕴偏表证。暑湿之邪内蕴，发为黄疸，湿热交织，气机不畅，则腹微痛；小便利，则言湿邪重而热邪轻；身无汗，为伏暑痹郁表气所致。方以麻黄连翘赤小豆汤去生姜、桑白皮、草、枣，加茵陈、厚朴、茯苓、通草以利湿。淡豆豉微温发汗助麻黄开肺解表，从表透邪外出。枳壳、六神曲消积助运，共奏疏表清热、利湿退黄功效。

医案 2（湿邪蕴蒸热伏潜，开表达邪固中焦）

曾。脉形乍大乍小，面色暗晦不泽，似有一团阴气阻遏于中。苔黄而湿，腹满足肿，小便黄赤，又有湿遏热伏之形。色症合参，是属女劳疸。变为腹满，在法难医。姑拟泄肾热以去脾湿，仿《金匮》法。

冬瓜皮	桑白皮	地骨皮	生姜皮
黄柏	川朴	茵陈	

大麦柴煎汤代水。

（《王旭高临证医案·黄疸门》）

【诠解】 黄疸亦属湿热郁遏之病，与伏暑、疟疾同一来路。但有阴黄、阳黄、女劳、谷、酒之分。同是湿热，阳黄则黄色鲜明，脉大口渴，其证多实，治如茵陈五苓、平胃、栀子柏皮等，甚则茵陈、大黄之类，开化中宫，分泄湿热，从小便而出，其黄自退。阴黄则脾肾阳气素虚，不能升化其邪，黄色暗晦，脉细皮寒，口不渴，分化湿热，宜佐通阳理脾，如茵陈五苓佐理中、真武之类。谷疸则食伤脾胃，酒疸则酒伤肺脾，皆湿热阻而不化，各有所主。女劳疸，最为难治，乃内伏湿邪，更伤女劳而得，肾精大伤，根本已坏，湿热之邪深伏厥、少，正气不能胜任故也。又有虚黄一证，并非黄疸，乃中虚木胜，土色发见于外，其黄色淡白，小便不变，脉弱口淡，能食而无力，俗名懒黄，乃劳倦内伤之证，宜崇土疏木，调补中气，如补中益气之类。诸黄证虽以分泄湿热为主，尤须察其阴阳虚实，有无兼证而调之，始为尽善。

医案 3（疸而腹满脾肾衰，温阳化湿暂通法）

施。三疟止而复作，腹满平而又发。今目黄脉细，面黑溺少，防延黑疸。然疸而腹满者难治，姑与分消。

制附子	大腹皮	陈皮	麦芽
绵茵陈	赤苓	滑石	焦山栀
通草	瓜蒌皮		

又，面色黧黑，腹满足肿，脉沉而细。此脾肾之阳不化，水湿阻止于中，证势甚重。且与通阳燥湿。

四苓散加肉桂、川朴、陈皮、大腹皮、焦六曲、细辛、香橼皮、麦芽。

（《王旭高临证医案·黄疸门》）

【诠解】 疸而腹满，前人未言其故。王氏谓其肝脾脏气两伤，木土相克也，故难治。姑且温阳利湿为法，救脾肾之阳，复其治水之功，兼以燥湿之法。

医案4（湿热沉沉困脾阳，清宣利湿两分消）

朱右。温病初愈，因饮食不谨，湿热互阻中焦，太阴健运无权，阳明通降失司，以致脘腹胀闷，不思纳谷，一身尽黄，小溲短赤如酱油色，苔薄腻黄，脉濡滑而数，黄疸已成，非易速痊。拟茵陈四苓合平胃散加减。湿热内走太阴，遍体发黄，肌肤粟起，小便黄赤。与茵陈栀子柏皮汤。

茵陈	连翘	赤苓	大黄
泽泻	黑山栀	黄柏	淡芩
通草			

（《王旭高临证医案·黄疸门》）

【诠解】 此案属阳黄，乃因热重于湿，困遏脾胃所致。其治用茵陈蒿汤合栀子柏皮汤，去甘草，加连翘、黄芩清热解毒，轻清开肺透邪外达，赤茯苓、泽泻、通草利湿退黄，清、利、透邪三法兼备，达邪外出，复运脾土。

赵海仙医案

（湿热蕴结腹气滞，清宣渗泄胀满消）

湿郁发黄，两目如金，脘腹胀大，二便秘结。此属里实，下之为宜。

| 绵茵陈二钱 | 赤苓三钱 | 炒山栀一钱五分 | 泽泻一钱五分 |
| 海金沙二钱 | 赤小豆三钱 | 姜黄三钱 | 大麦仁三钱 |

兼服千金退黄散一钱。

（《寿石轩医案》）

【诠解】 此案为阳黄，湿热蕴结。湿邪久蕴化热，湿热熏蒸，则面目色黄如金；湿热交织，气机阻滞，腑气不通，则腹胀大，二便秘；治以清热利湿，导滞退黄。

柳宝诒医案

（湿郁腹满中阳滞，五苓渗利通降法）

柯。湿邪郁于中焦，阳气不化，肌黄腹满，此与《金匮》所称阴黄而用四逆者不同。黄色偏淡，亦与平常黄疸可用清泄者有间。宜利湿药中兼以温化。

西茵陈	桂枝	茅术	茯苓皮
泽泻片	小川朴	广陈皮	川通草
大豆卷	香橼皮		

（《柳宝诒医案》）

【诠解】 此案属阴黄，乃因寒湿内蕴所致。其治用茵陈五苓散去猪苓温阳化气、利湿退黄，加厚朴、陈皮、香橼皮理气宽胀，通草淡渗利湿，大豆卷化湿和胃。

张聿青医案

医案 1（脾阳不振寒湿困，理中化湿脾肾求）

吴。黄疸大势虽退，气仍未开，缠绵两月，兹则便泄不爽。良以湿困已久，脾阳损伤，拟培土温脾分化。

白术	生薏仁	熟薏仁	干姜
陈皮	范志曲	茯苓	绵茵陈
砂仁	泽泻		

二诊：气分稍开，时仍便泄。的是湿热困乏，脾阳因而损伤。药向效边求。

西茵陈二钱	茯苓三钱	上广皮一钱	泽泻一钱五分
生薏仁二钱	熟薏仁二钱	炒干姜四分	猪苓二钱
煨木香三分	理中丸一钱五分		

开水送服。

（《张聿青医案·黄疸》）

【诠解】 此案乃因黄疸消退后，脾虚湿滞所致。因中阳不振，或湿盛阳微，寒湿阻遏。其治以温中益气、化湿和胃，用茵陈四苓汤合理中丸，加薏苡仁淡渗利湿，陈皮、木香理气宽胀。茵陈、茯苓、薏仁、泽泻清热利湿，同时配伍干姜温中阳，甚者配伍理中丸，固本培元，启肾阳以温脾阳。脾阳恢复，寒湿得以温化。

医案 2（三焦气滞水内蕴，疏肝调脾利湿滞）

金。腹满气滞，小溲浑黄。湿郁三焦。拟调气理湿。

制川朴一钱	陈皮一钱	杏仁三钱	范志曲二钱
泽泻一钱五分	大腹皮二钱	茵陈二钱	通草一钱
焦麦芽三钱	鲜佛手一钱		

（《张聿青医案·黄疸》）

【诠解】 肝主疏泄，脾主运化，三焦主升降诸气和通行水液，肝脾功能失调，湿邪郁遏三焦，气机阻滞不通，则腹满溲黄。组方以疏通三焦气机，健脾清热祛湿为治度。

医案 3（久病劳伤气血亏，崇土候德宜清香）

左。劳倦内伤，面色无华，胸中吊痛，肢困力乏，胃钝纳减。当以胃为主治。

白术	赤白苓	郁金	木香
生谷芽	熟谷芽	广皮	生薏仁
藿香	蔻仁	白檀香	三丰伐木丸

（《张聿青医案·黄疸》）

【诠解】 此案应辨为萎黄，为久病劳伤或气血亏虚所致，而非湿热病黄疸，治疗以健运脾胃为主。脾运复常，化生精血，脏腑得养，则黄退。

方耕霞医案

（脾肾亏虚土色现，温脾利肾阳温运）

马。黄而兼黑，所谓女劳疸也。仲景以硝石、矾石治之。但硝石峻厉，于脾肾阳虚者未可浪施。故与温通中下之阳，佐以化湿，冀不腹满，方能望愈。

制附子	白术	炮姜	茵陈

| 炙芪 | 猪苓 | 茯苓 | 木香 |
| 泽泻 | 黄柏 | 陈皮 | 炙草 |

(《倚云轩医话医案集》)

【诠解】 仲景以硝石矾石散治疗肾虚有热的女劳疸而夹瘀血者，硝石味苦寒，入血分而攻瘀消坚，以大麦粥味甘和缓硝、矾副作用，兼有和胃宽胸之效。对于脾肾阳虚者，若仍以仲景方治之，两寒相感，必致病情加重。以温通脾肾之阳，佐以化湿之剂，若没有出现鼓胀症状，则病情有希望好转。方以制附子、炮姜温脾肾之阳，茵陈、黄柏清热燥湿，白术、猪苓、茯苓、泽泻利水渗湿，木香、陈皮健脾行气，炙草调和诸药。尤其方中炙黄芪，脾阳虚当有脾气虚，气虚水湿不化，易生胀满，故取之于健脾益气之意，黄芪不宜计量过大，以防壅滞中焦。

曹沧洲医案

医案1（大气不转湿困遏，宣化调畅机括圆）

某右。大便较干，目白黄，舌白，胃气呆钝，神倦嗜卧，脉濡小，溲赤，湿浊困中，清阳被蒙，专治中焦，以复升降之常。

川朴花	白杏仁	象贝	盐半夏
西茵陈	生米仁	六曲	炙鸡内金
广木香	白蔻仁	车前子	炒谷芽

(《吴门曹氏三代医验集》)

【诠解】 此案当属湿邪困脾、气机不畅所致的黄疸。脾不升清，胃不降浊，水谷运化障碍，停聚中焦，化生湿热。杏仁、厚朴、木香调畅气机，茵陈、车前子清热利湿，半夏、白蔻仁燥湿健脾，杏仁又可润肠通便，象贝有祛痰湿作用。

医案2（胃强能食脾难化，猪肚运转清湿热）

某右。能食烦倦，手足汗出，目微黄，常鼻衄，夫热则消谷，水谷留湿，湿胜生热，精微不主四布，故作烦倦，久则萎黄谷疸，当与猪肚丸。

猪肚丸：苍术易白术，重用苦参。

(《吴门曹氏三代医验集》)

【诠解】 胃强脾弱，精微不布，则能食烦倦；脾虚失运，水谷留湿，湿郁化热，湿热熏蒸，则目黄，手足汗出；此案当为谷疸，治疗以猪肚丸健脾运、清湿热。案中猪肚丸来源于《御药院方》，组成：白术四两，牡蛎（烧）四两，苦参三两。以苍术易白术，重用苦参，强调了重在清热燥湿。

丁甘仁医案

医案1（寒邪宿瘀女劳疸，逐瘀散坚渗湿热）

经闭三月，膀胱急，少腹满，身尽黄，额上黑，足下热，大便色黑，时结时溏，纳少神疲，脉象细涩。因寒客血室，宿瘀不行，积于膀胱少腹之间也。女劳疸之重症，非易速痊。古方用硝石矾石散，今仿其意而不用其药。

当归尾二钱	云茯苓三钱	藏红花八分
带壳砂仁八分	京赤芍（研）二钱	桃仁泥（包）钱半
肉桂心三分	西茵陈钱半	紫丹参二钱
清宁丸（包）二钱半	延胡索一钱	血余炭（包）一钱
泽泻钱半		

（《丁甘仁医案·黄疸案》）

【诠解】 此案为女劳疸之重症，为寒邪与宿瘀胶结，血蓄下焦证。治疗当逐瘀活血，攻补兼施。方中除大量活血化瘀类外，又入砂仁、桂心温中，血得热则行。本案仿古方"硝石矾石散"之意，因硝石入血分而有攻瘀散坚之效，但过于寒凉，原以大麦粥佐之使不伤胃气，本案方中以茵陈清湿热，泽泻利水渗湿泄热，清宁丸清热泻火通便，组方相对平和，又不失活血逐瘀之意。

医案2（湿热漫漫蕴中焦，轻清宣化脾肺开）

褚左。躬耕南亩，曝于烈日，复受淋雨，又夹食滞，湿着于外，热郁于内，遂致遍体发黄，目黄溲赤，寒热骨楚，胸闷脘胀，苔腻布，脉浮紧而数。急仿麻黄连翘赤豆汤意。

净麻黄四分	赤茯苓三钱	六神曲三钱	连翘壳三钱
枳实炭一钱	福泽泻一钱五分	淡豆豉三钱	苦桔梗一钱
炒谷麦芽各三钱	西茵陈一钱五分	赤小豆一两	

（《丁甘仁医案·黄疸案》）

【诠解】 此案乃因湿热外郁肌表所致，以开表透邪法。治以麻黄连翘赤小豆汤之意，用麻黄、连翘、淡豆豉散邪解表、化湿清热，桔梗宣肺开郁，赤茯苓、泽泻、赤小豆、茵陈利湿退黄，枳实行气宽胀，神曲、谷芽、麦芽和胃助运。

黄述宁医案

（表寒郁闭湿热蕴，葱白桂枝通营卫）

吴，黄疸症，初服茵陈、苍术、赤苓、木通不效，改服茵陈栀子六黄汤，大小便通，目珠不变，询其自病以来无汗，因照原方去大黄，用茵陈、香薷、白术、黄芩、山栀、木通，加葱白二寸，桂枝六分，三服而目珠净白，黄色大减，此症始于风寒袭于肌表，初时经手之人，未曾解表，以致邪热留于经脉，故得桂枝、葱白，荣卫一和即解。

（《黄澹翁医案》）

【诠解】《伤寒论》曰："伤寒，热瘀在里，身必黄。麻黄连翘赤小豆汤主之"，为湿热蕴内郁，外兼表证之黄疸，治疗宜内清湿热，外散寒邪。初诊医者一律按"黄家所得，从湿得之""诸病黄家，但利其小便"治疗，而不知有表寒证，以致湿郁为热，邪滞经脉，先生以桂枝、葱白发表通阳，调和营卫，则诸症悉除。

贺季衡医案

（湿蕴酒疸瘀热停，运脾清热浊毒蠲）

赵男。向日好饮，胃中湿热必重，久则阻仄脾运之流行，谷不磨而为胀，湿酝酿而发黄，面目尤甚，腹胀有形，脐平筋露，二便不利，脉滑数，舌红苔黄。已成疸胀，证属非轻，用古人茵陈大黄汤法。

西茵陈五钱	黑山栀二钱	川厚朴八分	川黄柏二钱
熟军四钱	泽泻二钱	正滑石五钱	炒茅术一钱五分
生苡仁五钱	连皮苓四钱	炒建曲四钱	

二诊：昨用茵陈大黄法，腑虽通而不爽，小水较利，脘腹胀势如故，脐平筋露，脉沉数而细，舌苔浮黄。湿从火化，瘀热在腑，与胃中浊气相并，酝酿熏蒸如盦曲然。仍守原方主治。

川厚朴八分	西茵陈五钱	炒茅术一钱五分	制军四钱
黄柏二钱	大腹皮四钱	生苡仁五钱	新会皮一钱
泽泻二钱	炒枳壳二钱	生栀子二钱	

三诊：昨又接进茵陈大黄汤，脘胀虽减，腹胀如故，腹鸣辘辘，未能畅泄，舌苔浮黄，脉沉细小数。酒湿化热，与胃中浊气相并，蒸变为黄，仍防疸胀。

生熟军各二钱	西茵陈五钱	川厚朴八分	茅术一钱五分
黄柏皮三钱	新会皮一钱	大腹皮四钱	正滑石五钱
泽泻二钱	炒枳壳二钱	炒六曲四钱	保和丸（先下）五钱

四诊：迭进茵陈大黄汤，所下黑污不多，腹中攻痛胀势未减，面目仍黄，脉沉数而细，舌红边黄。肠胃积蕴尚重，仍以通泄为事。

制军五钱	川厚朴八分	茅术一钱五分	茵陈五钱
泽泻二钱	炒枳壳三钱	新会皮一钱	生苡仁五钱
大腹皮四钱	黄柏皮三钱	炒谷芽四钱	枳椇子三钱

另：菩提丸十四粒，开水下。

五诊：迭进茵陈大黄汤，夜来甫畅泄二次，脘腹胀势大软，面目黄色亦减，舌苔仍黄，脉沉数。肠腑余蕴尚重，久延仍防疸胀。

川厚朴八分	炒茅术一钱五分	西茵陈五钱	大腹皮四钱
生苡仁三钱	熟苡仁三钱	泽泻二钱	木防己四钱
制军五钱	连皮苓五钱	炒六曲四钱	枳椇子三钱
赤小豆四钱			

（《贺季衡医案》）

【诠解】 此案为湿热蕴结之酒疸。茵陈大黄汤出自《回春·卷三》，组成：茵陈、大黄、枳实、山栀、厚朴、滑石各等份，甘草减半，加灯心草一团，水煎服，用于湿热黄疸，大便结实。患者身目黄，腹胀痛，二便不利，为湿从火化，瘀热在腑，气机阻滞之象。"脾色必黄，瘀热以行"，湿热黄疸每兼有瘀血，故方中用制大黄，取其清湿热兼活瘀血之效，加少量莪术活血行气，破血逐瘀。湿热、气滞、瘀血三者互结，而邪气较盛，体质不衰之人，以清湿热、导积滞、攻浊瘀之法治之，即仲景所言"下、清、消"之法。从治疗过程来看，始终以清热利湿法为主旨，用少量厚朴温中行气消胀满贯穿始终，舌脉亦提示湿热邪气壅盛是矛盾的主要方面。

顾恕堂医案

（脾虚不转湿困遏，温补脾阳清化法）

黄某。黄疸，腹膨，溺黄，便泄，纳谷迟运，脾伤湿郁，虑其中满。

白术	川朴	木香	皮苓
草果	腹皮	内金	青皮
广藿香	六曲	茵陈	

又：腹膨虽减，口甜，舌白如渍粉，恶心，跗肿，脉濡弦，右部为甚。湿热混淆太阴，阳明转输失权，尚有中满一途，姑与调中理气法。

茅术	川柏	皮苓	枳实
槟榔	茵陈	白术	木香
蔻仁	通草	泽泻	香橼

（《横山北墅医案》）

【诠解】 此案为脾虚湿盛，湿热蕴结之阴黄。茵陈清热利湿为君，草果燥湿散寒，与木香、川朴、青皮共同发挥温中、行气、除胀满作用，白术、皮苓、腹皮健脾燥湿、利水。二诊湿热壅盛之象缓解，脾胃运化之功尚弱，脾虚生中满，治疗以调中理气法。

施今墨医案

（湿性湮黏通利难，清化湿热醒脾宣）

姜某某，男，27岁。半个月前曾发热2日，旋即眼球皮肤发黄。在机关诊所治疗，发热虽退，黄疸未除，且现胸胁刺痛，呃逆不思食，小便深黄，大便干结。舌苔黄厚，脉弦数。

处方：

赤茯苓 12g	厚朴花 6g	北柴胡 5g	赤小豆 20g
代代花 6g	杭白芍 10g	酒黄芩 10g	川郁金 10g
薤白头 10g	清半夏 10g	焦内金 10g	全瓜蒌 20g
绿豆芽 30g	炒枳壳 5g	甘草梢 5g	

二诊：服 4 剂，大便通利，呃逆已止，黄疸稍退，食欲渐增，再遵前法增加药力。

处方：

豆黄卷 30g	赤小豆 30g	茵陈蒿 30g	酒黄芩 6g
柴胡 5g	广郁金 10g	酒黄连 3g	赤芍 6g
白芍 6g	焦内金 10g	建神曲 6g	厚朴花 6g
炒枳壳 5g	半夏曲 6g	玫瑰花 6g	野白术 5g
扁豆衣 12g			

三诊：前方连服 7 剂，黄疸全退，小便清长，大便通利，惟觉消化力弱，食欲尚未恢复正常。

处方：每日早晚各服曲麦枳术丸 10g，连服 10 日。

（《施今墨临床经验集》）

【诠解】 黄疸多责之于湿邪，湿邪久蕴可化热，湿热熏蒸则身目色黄，湿热下注则小便黄。本案二诊重用茵陈、大豆黄卷，前者苦辛微寒，清热利湿退黄疸，后者甘平，清热透表、除湿利气，作用较平和。

叶熙春医案

医案 1（寒在太阳湿困脾，实脾更兼清利痊）

潘女，35 岁。五月。留下。寒在太阳膀胱，湿在太阴脾土，寒湿内滞，而成阴黄之证。面目皮肤黄色晦暗，便溏溲少，骨节酸痛，脉象濡细，舌苔薄白。拟用温中利湿法。

炙桂枝 3g	制茅术 6g	猪苓 9g	茯苓 12g
制川朴 5g	炙鸡内金 12g	秦艽 6g	海金沙（包）15g

煨姜 4 片　　　　　炒泽泻 9g　　　　　绵茵陈 12g　　　　　红枣 4g

二诊：前方服后，小溲增多，便溏转干，皮肤之黄见退，脉舌如前。仍宗原方出入。

炙桂枝 3g　　　　　制茅术 6g　　　　　茯苓 9g　　　　　制川朴 6g

煨草果霜 5g　　　　枣儿槟榔（杵）9g　　秦艽 6g　　　　　五加皮 9g

清水豆卷 12g　　　　绵茵陈 12g

（《叶熙春专辑》）

【诠解】 此案为寒湿困脾所致的阴黄证，治以温中利湿法，方以实脾饮加减。方中去附子之辛热而取桂枝，加入海金沙、茵陈清热利湿退黄，猪苓、泽泻利水渗湿，可以看出，初诊寒轻湿重，以祛湿邪为主。二诊诸症减轻，去利水之剂，加行气导滞、利湿健脾之剂，以健脾运为主。

医案2（湿困清阳热困遏，苦辛开泄祛湿浊）

方男，35 岁。五月。昌化。湿为重浊之邪，性本阴浊，宜于下渗，过服升散，湿蒸为热，上抑清阳，头胀如裹，身热，两目皮肤皆黄，小溲黄短，脉象濡滑，舌苔白腻。病属阳黄，拟苦辛淡渗法。

绵茵陈 15g　　　　制茅术 5g　　　　　赤苓 15g　　　　　海金沙（包）12g

制川朴 5g　　　　　建泽泻 9g　　　　　大豆卷 12g　　　　晚蚕沙（包）12g

生苡仁 12g　　　　猪苓 9g　　　　　　草决明 8g　　　　　梗通草 6g

二诊：前方服后，小溲增多，目黄见退，头胀亦轻，身热略减，惟胸脘未舒，肢疲无力，舌苔仍腻。再守原法。

制茅术 6g　　　　　赤苓 15g　　　　　猪苓 9g　　　　　　麸炒枳壳 2.4g

炒建曲 9g　　　　　炙鸡内金 6g　　　　晚蚕沙（包）15g　　海金沙（包）12g

粉草薢 15g　　　　生苡仁 9g　　　　　五灵脂（包）6g　　　梗通草 6g

三诊：湿热渐化，黄疸趋退，胸宇见舒，胃气转苏，宿恙痞块未消，不时小有寒热，此肝脾未调，内留湿浊犹未尽蠲也。

醋炒蓬术 5g　　　　制茅术 6g　　　　　麸炒枳壳 2.4g　　　山楂炭 6g

川楝子 6g　　　　　小青皮 5g　　　　　猪苓 6g　　　　　　生鳖甲 15g

建泽泻 6g　　　　　大豆卷 12g　　　　亳州草三七 6g　　　晚蚕沙（包）15g

（《叶熙春医案》）

【诠解】 湿为阴邪，宜从小便而去，治疗时过用芳香发散之剂，湿邪上蒸，郁而为热，上扰清阳，则头胀身热，身目小便俱黄。治疗以苦降辛开、淡渗利湿为法。

医案 3（湿热蕴盛溲短黄，轻清宣达透邪法）

施男，46 岁。五月。杭州。初起形寒身热，继而面目肌肤尽黄，心烦懊恼，纳食减退，不时欲呕，小溲短少色黄，大便秘结，脉象弦滑而数，舌苔黄腻。湿热互蕴，郁蒸成黄，治拟清热化湿，茵陈蒿汤加味。

绵茵陈 15g	黑栀 9g	制大黄 9g	制川柏 5g
赤茯苓 12g	广郁金 6g	蒲公英 9g	黄芩 6g
鸡内金 9g	炒枳实 5g	海金沙（包）9g	

二诊：身热未退，黄疸如前，大便虽通，纳食仍然不佳，胸闷懊恼，小溲短赤，脉象弦数，苔黄腻。湿热之邪方盛，仍拟原法出入。

绵茵陈 15g	黑栀 9g	蒲公英 9g	制川柏 6g
粉猪苓 6g	赤茯苓 12g	制大黄 6g	连翘 12g
鸡内金 9g	广郁金 6g	海金沙（包）9g	

三诊：身热已除，黄疸渐退，纳食略增，胸闷如前，脉弦，苔黄腻。邪势得挫，乘胜再进。

绵茵陈 15g	黑栀 9g	粉猪苓 6g	赤茯苓 12g
炒枳实 10g	制川朴 5g	制大黄 6g	广郁金 6g
制苍术 5g	陈皮 5g	鸡内金 9g	

四诊：黄疸续退，小溲增多，而胸闷未宽，脉弦，舌苔薄黄。再拟清化湿浊继之。

绵茵陈 15g	赤茯苓 12g	粉猪苓 6g	广郁金 6g
制苍术 5g	泽泻 6g	黑山栀 9g	制川朴 5g
炙陈皮 5g	制大黄 5g	炒枳实 5g	

五诊：面目肌肤之黄，已退八九，纳食虽增，而饮后胸脘仍然胀闷，脉弦，苔白腻。余湿犹未尽化，再拟苦辛合淡渗法。

绵茵陈 12g	赤茯苓 12g	粉猪苓 9g	海金沙（包）12g

| 鸡内金 9g | 炒苡仁 12g | 制川朴 5g | 制苍术 5g |
| 广陈皮 5g | 泽泻 6g | 蒲公英 9g | |

六诊至九诊：均以茵陈胃苓，与五诊处方增减不多（不载），服后黄疸尽退，诸症消失而愈。

（《叶熙春专辑》）

【诠解】 此案为湿热俱盛之阳黄证。治以清热化湿，芳香宣化，清宣透达，理气畅中，方选茵陈蒿汤加味，苦寒清热攻伐之味，少佐一二即可。

汪逢春医案

（热蕴阳明湿困阻，旋转大气通利法）

查女士，十七岁，八月十九日诊。

面目黄浊，中脘烦杂，夜寐惊惕不安，腹部阵痛，大便干结，舌苔黄厚，两脉细弦而濡。湿热蕴少阳阳明，留恋不化。拟以轻香泄化，安和胃气。

省头草（后下）钱五	瓜蒌皮四钱，枳壳钱五（同打）	
鹿衔草三钱	冬瓜子一两	朱茯神四钱
白蒺藜（去刺）三钱	焦山栀钱五	枯子芩钱五
赤苓皮四钱	制半夏钱五，川连七分（同炒）	
绿茵陈三钱	姜竹茹三钱	郁李仁（酒浸透）三钱
建泽泻二钱	香青蒿钱五	

酒制大黄二分，白蔻仁二分，二味同研末，装胶管，匀两次药送下。

二诊：八月二十二日。

面目黄浊渐退，中脘已舒，惊惕亦除，大便两次仍未畅利，小溲渐多，两脉细濡，拟再以温胆和中，分利化湿。

香青蒿钱五	制半夏二钱，川连七分（同炒）	
朱茯神四钱	冬瓜子一两	绿茵陈三钱
姜竹茹三钱	鹿衔草三钱	方通草钱五
焦山栀钱五	枯子芩钱五	新会皮钱五
全瓜蒌五钱、小枳实钱五（同打）		

酒制大黄二分，白蔻仁二分，二味同研，装胶管，匀两次药送下。

三诊：八月二十五日。

面目发黄渐渐退净，大便通而不畅，神烦善怒，牙床攻动作痛，两脉细弦而滑。再以轻泄苦化，分利阳明。

香青蒿钱五	姜竹茹三钱	焦山栀二钱
滑石块（布包）五钱	绿茵陈三钱	郁李仁（酒浸）三钱
全瓜蒌五钱、小枳实钱五（同打）		生石决（先煎）一两
粉丹皮钱五	新会皮一钱	真郁金二钱
小木通一钱		

酒制大黄二分，研末，装小胶管，匀两次，药送下。

四诊：八月二十七日。

屡进温胆分化，目黄退净，二便赤调，神烦较减，牙痛不已，舌苔薄黄，两脉弦滑。拟再以泄化余邪。

香青蒿钱五	绿茵陈三钱	滑石块（布包）五钱
姜竹茹三钱	粉丹皮钱五	生石决（先煎）一两
全瓜蒌五钱、小枳实钱五（同打）		佛手花一钱
焦山栀钱五	真郁金二钱	赤芍药钱五
小川连一钱	冬瓜子五钱	冬瓜皮五钱
小木通一钱		

（《泊庐医案》）

【诠解】 此例为湿热蕴结少阳阳明二经而致的黄疸案。初诊湿热蕴于中焦，病势轻浅，治之以芳香宣化；二诊时二便仍未通利，脉细濡，湿热胶结，缠绵不止，病势渐深，治之以分利湿热；三诊湿邪渐退，肠腑实热之象显著，治疗以轻泄苦化；四诊诸症均有好转，但湿热余邪未尽，治之以清热利湿，泄化余邪。

孔伯华医案

（湿热蕴滞困脾阳，阴分导邪宣通路）

周男。五月十一日。湿热过盛，面部有发黄意，小溲仍浊，精力疲乏，舌苔白腻，脉弦滑数，治以清化湿热，从阴分导之。

生鳖甲钱半	滑石块五钱	谷芽三钱
稻芽三钱	知母三钱	嫩茵陈二钱
炒橘核五钱	生桑皮三钱	川黄柏三钱
栀子炭三钱	云茯苓四钱	大腹绒钱半
川黄连钱半	川牛膝三钱	鲜冬瓜皮一两
车前子（包）三钱		

二诊：五月十四。连进前方药后，症象好转，但肝热脾困尚未消除，大肠有湿滞之象，眠食亦均未复，再依前方加减。

生石决明（先煎）六钱	滑石块五钱	首乌藤两钱
知母三钱	生鳖甲（先煎）钱半	云苓皮四钱
川黄柏三钱	炒稻芽三钱	炒谷芽三钱
嫩茵陈三钱	盐橘核五钱	大腹绒二钱
车前子（包）三钱	龙胆草一钱	朱莲心钱半
川牛膝三钱	鲜冬瓜皮一两	

（《中国百年百名中医临床家丛书·孔伯华医案》）

【诠解】 此案为湿热过剩之阳黄，治以清化湿热，"从阴分导之"即《金匮要略·黄疸》中提出的"诸病黄家，但利其小便"。仲景治疗黄疸，有汗、和、下、吐、温、清、消、补等法，而利小便，广义地讲是祛湿邪方法的概括，兼有利胆之义，狭义地讲是治疗黄疸的方法之一。本案初诊以清利湿热为主，二诊湿热未尽，又有肝经郁热、脾虚湿困、湿滞肠道之征象，以石决明、鳖甲、首乌藤清肝热潜肝阳，通导大便，茵陈、滑石、龙胆草、黄柏、知母清热祛湿，车前子、大腹绒、牛膝利小便祛湿热，稻芽、谷芽健脾运助消化，鲜冬瓜皮性平和，有清热利水消肿作用。

章次公医案

医案1（湿热熏蒸胆液溢，通利更兼清肝热）

陈男。两目发黄，较前大退，是病势向愈之先声。凡治黄不利大小便，非其治也。

| 生大黄 3g | 茵陈 9g | 玄明粉 9g | 茺蔚子 9g |
| 草决明 9g | 生苡仁 12g | 车前子 12g | 泽泻 9g |

（《章次公医案》）

【诠解】 黄疸多因脾胃湿热熏蒸于肝胆，使胆汁不循常道而外溢所致。所以注重利大小便，给湿热之邪以出路，湿热得去，则黄疸自消。方用茵陈清利湿热；大黄、玄明粉清热通下；茺蔚子、草决明清肝退黄；苡仁、泽泻、车前子除湿利尿，为阳黄正治之法。

医案2（湿从火化灼津液，清热凉营同建功）

朱女。两目发黄，小溲短赤，热势起伏，渴欲饮水，左胁痛，证属阳黄，殆无疑义。

绵茵陈 30g	金银花 15g	嫩白薇 12g
鲜生地（打汁冲）60g	马鞭草 15g	全瓜蒌 9g
玄明粉 9g	泽泻 12g	车前子 15g

（《章次公医案》）

【诠解】 叶天士说："阳黄之作，湿从火化"，今病黄疸而热势起伏，渴欲饮水，正是湿热化火之例。方用大剂鲜生地汁养阴凉血；合银花、白薇以清热泻火；用大量茵陈与车前子、泽泻、马鞭草相伍，以清利湿热退黄；用瓜蒌、玄明粉通大便，使湿热之邪从下窍而出。其中茵陈一味，既能发汗使湿热从汗而出，又能利水使湿热从小便而去，是治疗黄疸的要药。

医案3（湿食酒积蕴内热，清宣透达通利法）

张男。热2日不退，察其目白微黄，小溲浑赤，此湿热熏蒸于内，遇诱因发作，与湿热证不同；湿热证为天行时病，此则起于伤食嗜酒。

绵茵陈 12g	青蒿 9g	白薇 12g	草决明 9g
连翘 12g	枳实 9g	莱菔子 9g	全瓜蒌 12g
玄明粉 9g			

二诊：大便通利，而黄不退。食积从大便导之，其效速；酒积从小便利之，其效缓。

绵茵陈 15g	赤苓 9g	猪苓 9g	泽泻 9g
冬葵子 9g	白薇 12g	马鞭草 12g	连翘 12g
广郁金 9g	地龙 9g		

三诊：诸症皆见轻减，热之所以不退，与平日体质有关。

绵茵陈 9g	青蒿 9g	白薇 12g	连翘 12g
黄柏 4.5g	地龙 9g	粉丹皮 9g	赤苓 9g
猪苓 9g	泽泻 9g	冬葵子 9g	鲜芦根 30cm

（《章次公医案》）

【诠解】 黄疸的常见成因大致有二：一为感染（天行时疫）；一属内伤（伤食嗜酒）。此案属酒食内伤，即《金匮》所谓谷疸、酒疸之类。一旦黄疸既成，不论其起因为何，肝胆受损则相同，所以治法均以清利湿热、利尿、通便为主。

医案 4（蓄血夹湿发黄证，清利湿热血中求）

戴女。寒热罢，吐止，呕血亦不再作，而胃部按之仍痛，两目发黄，痛即因黄而来。

茵陈 15g	黑栀子 12g	生大黄 6g
芒硝（分 2 次冲）12g	黄柏 9g	桃仁 18g
芦根 30g	广郁金（研，分 2 次吞）2.4g	竹叶 12g

（《章次公医案》）

【诠解】 此患者虽曾有呕吐、呕血，胃病病史，但从寒热退后，两目发黄来看，病属黄疸无疑。因黄疸而肝胆受损，其痛固属意中事。方用茵陈蒿汤合栀子柏皮汤加味，着重于清利湿热；郁金、桃仁能疏肝祛瘀，活络止痛。

医案 5（脾阳不振浊毒蕴，温脾通泄两相兼）

张男。神倦脉迟，旬日不更衣，目白黄，此当温泄之。

| 炮附块 9g | 绵茵陈 12g | 炮姜 4.5g | 生苍术 9g |
| 生锦纹 9g | 玄明粉（分冲）9g | 泽泻 9g | 粉甘草 6g |

（《章次公医案》）

【诠解】 神倦脉迟，脾阳不振之象；旬日不更衣，大肠积滞之征。此等证候，不宜凉下，只宜温泄。所谓"温泄"，用姜、附振奋中阳，增强功能，以助硝、黄通便除积，导邪下行，乃两相兼顾之法。

陆观虎医案

医案 1（肺肾两虚热蕴滞，更当从中斡旋通）

王某某，男，58岁。

辨证：劳疸。

病因：肺肾虚弱成劳，湿痰蕴结成黄。

证候：面目发黄，溲黄，咳嗽，痰咯出不利，气短作喘，脸肢均肿。病已日久。脉细濡，舌质红，苔浮黄。

治法：清湿痰，利小便。

处方：

西茵陈12g	冬瓜子9g	冬瓜皮9g	茯苓皮9g
制半夏6g	炙苏子6g	海浮石9g	炒银杏9g
炒竹茹6g	枇杷叶6g	泽泻6g	川通草3g
黛蛤散（包）9g			

二诊：

证候：诸症均退，惟劳症依然，拟再进补，徐徐调摄。脉沉细，舌光红。

处方：用八味丸调理以善其后。

（《陆观虎医案》）

【诠解】　茵陈为治黄疸主药，功效泻湿热。冬瓜皮、茯苓皮、泽泻、通草清湿热，利小便以消肿。冬瓜子、炙苏子、海浮石、炒银杏、炒竹茹、黛蛤散清热化痰、止咳下气定喘以止咳喘。恢复期调养脾胃以善后。

医案 2（肝胆蕴热酒生湿，清化运脾法遵循）

包某某，男，24岁。

辨证：酒疸。

病因：饮酒过度，伤及肝胆，湿热郁结。

证候：眼黄、溲黄、头晕，脘堵，得食不舒。脉细，舌质红，苔浮黄。

治法：清湿热，解酒伤。

处方：

茵陈蒿 9g	栀子皮 9g	焦稻芽 15g	山楂炭 9g
扁豆衣 15g	大枣 3 枚	焦苡仁 12g	龙胆草 6g
炒黄芩 6g	泽泻 6g	猪苓 6g	赤苓 6g
枳椇子 6g	葛花 6g		

（《陆观虎医案》）

【诠解】 茵陈蒿、栀子皮、龙胆草、炒黄芩、焦苡仁、泽泻、猪苓、赤苓清湿热，利小便。焦稻芽、山楂炭、扁豆衣、大枣健脾养胃，消食磨积。枳椇子、葛花解酒毒以治酒伤。

医案 3（久酿湿浊壅三焦，消积化滞清利法）

耿某某，男，39 岁。

辨证：谷疸。

病因：食伤肠胃，兼以脾不胜湿，湿热相搏。

证候：眼黄，面黄，溲黄便稀 7 天，脘时不舒，得食作痛。脉细弦，舌质红，苔浮白。

治法：清积以化食伤，渗湿以利小便。

处方：

云茯苓 9g	焦苡米 9g	苏梗 9g	广木香 3g
茵陈蒿 6g	黑栀皮 6g	扁豆衣 6g	焦稻芽 15g
淡姜炭 3g	海金沙 9g	猪苓 6g	
赤苓 6g			

二诊：

症状：眼黄面黄见退。溲黄便稀已减。左胁作痛，脘痛减轻。脉细弦，舌质红，苔微白。

处方：前方去扁豆衣、淡姜炭，加泽泻 6g、通草 3g。

三诊：

证候：眼、面、溲黄均退，便稀已止，腹胀左胁仍痛。脉细。舌质红，苔薄黄。

处方：前方去海金沙、苏梗，加青皮、陈皮各 6g，龙胆草 6g。

（《陆观虎医案》）

【诠解】 茵陈蒿泻脾胃湿热，为治黄疸之主药；栀子清三焦郁火；云茯苓、焦苡米、猪苓、赤苓淡渗利窍，除湿热行水；扁豆衣止渴止泻，除湿升清降浊；苏梗宽中顺气；海金沙清小肠、膀胱血分湿热；木香行气止痛；焦稻芽下气和中，消食化积；淡姜炭祛寒守中收涩止泻。

二诊时面目小便色黄、大便溏均减但未尽，加泽泻、通草淡渗利湿，引湿热从小便下行。三诊时以胁肋疼痛为主，加青皮、陈皮、龙胆草，陈皮理气燥湿导滞，龙胆草益肝胆、泻火除下焦湿热，青皮消痰疏肝泻肺，治肝气郁积胁痛，共同发挥理气、清利肝胆湿热的作用。

陈作仁医案

医案 1（脾阳虚衰寒湿困，茵陈四逆兼渗利）

卢子敬，年四十八岁。

病名：寒湿阴黄。

原因：时值暑热，喜饮冷水，又常于阴凉处当风而卧，以致湿邪不得由汗而出，困于脾家，蓄蕴日久，致成斯疾。

证候：面目遍体黯黄如嫩绿，小便清白，大便溏泄，不热不渴，倦卧无神，常若离魄者。

诊断：左右六脉沉迟而缓，来去无神，察其平素所好，参合脉症，知系寒湿阴黄证也。

疗法：治宜温通，议以茵陈蒿加附子干姜汤主之。仍以茵陈蒿利湿为君，以附子、干姜回阳温中为臣，以薏苡仁扶土化湿为佐，以云茯苓利水除邪为使。

处方：

茵陈蒿八钱	黑附片三钱	川干姜二钱	炒薏苡仁四钱
云茯苓四钱			

效果：此方连进二剂，溏泄渐止，黄亦稍退，各症均有转机。仍照原方加焦白术三钱，杭白芍二钱，广陈皮钱半，六一散四钱（包煎）。又接进三剂，六日

后各症痊愈。

（《全国名医验案类编》）

【诠解】 此案属阴黄，辨证为脾阳亏虚，寒湿内阻，以茵陈四逆为主方。方中去甘草而加苓、苡，亦独具匠心。

医案 2（湿热阳黄茵陈蒿，通利清热仲景法）

万方鼎，年六十四岁。

病名：湿热阳黄。

原因：此人好饮酒，数斤不醉，适至六月湿暑当令，又饮酒过量，致有黄疸重症。

证候：壮热不退，面目遍身色如老橘，口渴思饮，大小便秘，日渐沉重，卧床不起。

诊断：六脉沉实而数，舌苔黄燥，察其致病之由，参以脉症，知系湿热阳黄重症也。

疗法：阳黄证宜清解，因仿仲景茵陈蒿加大黄栀子汤主之。以茵陈蒿利湿清热为君，以大黄、厚朴通大便为臣，以栀子清心肾之热为佐，加木通利水道，使邪由前阴分走不至停滞为使。

处方：

茵陈蒿一两　　　　生大黄三钱　　　　真川朴钱半　　　　黑山栀三钱
汉木通钱半

效果：此方连进二剂，二便均通，黄亦稍退，脉象亦较前柔和。仍照原方减去木通，加云茯苓三钱、六一散四钱（包煎），续进二剂。至四日黄症已退过半，但年高气弱，不宜过于攻伐，因照原方减去大黄，加薏苡仁四钱。又接服四剂，未十日而黄症逐渐痊愈矣。

（《全国名医验案类编》）

【诠解】 此案属阳黄湿热壅盛之重症，法遵汉方加味，使邪从二便而解，用药颇见斟酌。

鼓　胀

朱丹溪医案

医案 1（脾虚湿困鼓胀盛，补气祛湿法见功）

杨兄年近五十，性嗜好酒。病疟半年，患胀病，自察必死，来求治。诊其脉，弦而涩，重则大。疟未愈，手足瘦而腹大，如蜘蛛状。余教以参、术为君，当归、川芎、芍药为臣，黄连、陈皮、茯苓、厚朴为佐，生甘草些少，作浓汤饮之。一日定三次，彼亦严守戒忌。一月后，疟因汗而愈。又半年，小便长而胀愈。中间虽稍有加减，大意只是补气行湿而已。

（《古今医案按·卷五》）

【诠解】 年近半百，嗜酒伤脾，脾虚则湿聚，湿盛则气滞。湿浊久伏，郁而生热，湿热交结，久而入血，气血壅滞则发为鼓胀。盖生蜘蛛纹者，正血络壅塞之象也。其脉弦者，湿阻气滞；涩者，血瘀络塞；重取大者，湿热与疟邪内伏也。脾弱气虚则无力托邪外出，故治以人参、白术补气；当归、川芎、芍药活血化瘀；黄连苦寒，降胃清热；厚朴、陈皮、茯苓燥湿理气；生甘草利尿清火。本方即八珍汤去熟地，炙甘草易生甘草，再加黄连、茯苓、厚朴、陈皮。

医案 2（湿聚血分水道壅，养血通瘀中土求）

陈氏年四十余，性嗜酒，大便时见血。于春间患胀，色黑而腹大，其形如鬼。诊其脉，数而涩，重似弱。予以四物汤加黄连、黄芩、木通、白术、陈皮、厚朴、生甘草，作汤与之，近一年而安。一补气，一补血，余药大率相出入，皆获安，以保天寿。

（《格致余论·鼓胀论》）

【诠解】 色黑者血虚之体，嗜酒则脾虚化湿，继而湿聚化热，湿热乘虚入血，热灼血分则大便下血。其脉数者，湿热内伏；涩者，血络中湿热壅塞；重取弱者，血虚气弱之象。故以四物汤补血和血，黄连、黄芩、木通、生甘草清热利湿，白术健脾培土，陈皮、厚朴化湿理气。上案以补气见效，本案以补血收功，两案对举，以见其治法之不同也。

医案3（表证误下虚其中，健中行气胀满除）

又治一女子，禀厚，患胸腹胀满，自用下药，利十数行，胀满如故。脉皆大，按则散而无力。朱曰：此表证，反攻里，当死，赖质厚，时又在室，可救也，但寿损矣。以四物加参、术、陈皮、炙甘草，煎服，至半月尚未退。自用萝卜种煎浴一度，又虚其表。遂以前方去芍药、地黄，加黄芪，倍白术，大剂浓煎饮之，又以参为丸吞之。十日后，乃得如初病时。然食难化而自利，以参、术为君，肉果、诃子为臣，稍加陈皮、山楂为佐使，粥丸吞之，四五十帖而安。

（《古今医案按·卷五·肿胀》）

【诠解】 脉浮大，因其攻下之后，浮象不著但仍大，而非通常里证的沉小或弦，故称其曰："此表证"，表证而攻下必死者，《伤寒论》第132条："结胸证，其脉浮大者，不可下，下之则死。"丹溪救之以四物汤补阴，加人参、白术、陈皮、甘草，等于八珍汤去茯苓，又嫌其滋腻，而稍加陈皮。服后效不著，患者自用萝卜种煎浴。关于萝卜用法，《随息居饮食谱》曰："凡一切喉症，时行瘟疫，斑疹疟痢，水土不服，饮食停滞，痞满痔疮，胀泻，脚气，痧毒诸病，洗尽浓煎服之。"煎浴以发汗为民间治病方法，"萝卜种"者，民间验方有用经霜萝卜熏蒸以发汗者。然后除去前方中地黄、芍药之阴腻，加黄芪，倍白术，又吞服人参，方得恢复如前。由此可见，表证误下之后果如此严重。

汪机医案

（湿蕴脾土清阳滞，枳术人参荷叶裹）

一人年三十余，酒色不谨，腹胀如鼓。医用平胃散、广茂溃坚汤不效。予为诊之，脉皆浮濡近驶。曰：此湿热甚也，宜远酒色，庶或可生。彼谓甚畏服汤药，予曰丸药亦可。遂以枳术丸加厚朴、黄连、当归、人参，荷叶烧饭丸服。一月果安。

（《石山医案·鼓胀》）

【诠解】　此案乃因湿热蕴结所致。其治用枳术丸健脾行滞，加厚朴、黄连利湿清热，当归、人参益气养血，荷叶烧饭健脾化湿。

喻嘉言医案

（截疟蕴滞脾气微，补元升清玄府通）

刘泰来年三十二岁，体丰面白，夏月惯用冷水灌汗，坐卧巷曲当风，新秋病疟三五发，后用药截住，遂觉胸腹间胀满日增，不旬日外，腹大胸高，上气喘急，二便全无，饮食不入，能坐不能卧，能俯不能仰，势颇危急。虽延余至家，其专主者在他医也，其医以二便不通，服下药不应，商用大黄二两，作一剂。病者曰：不如此不能救急，可速煎之。余骇曰：此名何病也，而敢放胆杀人耶？医曰：伤寒肠结，下而不通，惟有大下一法，何谓放胆！余曰：世间有不发热之伤寒乎？伤寒病因发热，故津液枯槁，肠胃干结，而可用下药以开其结，然有不转矢气者不可攻之戒，正恐误治太阴经之腹胀也。此病因腹中之气，散乱不收，故津水随气横决四溢而作胀，全是太阴脾气不能统摄所致，一散一结，相去天渊，再用大黄猛剂大散其气，若不胀死，定须腹破，曷不留此一命，必欲杀之为快耶？医唯唯曰：吾见不到，姑已之。出语家人曰：吾去矣，此人书多口溜，不能与争也。病家以余逐其医而含怒，私谓医虽去，药则存，且服其药，请来未迟。才取药进房，余从后追至，掷之沟中，病者殊错愕，而婉其辞曰：此药果不当服，亦未可知，但再有何法，可以救我？其二弟之不平，则征色而且发声矣，余即以一束，面辨数十条，而定理中汤一方于后。病者见之曰：议论反覆精透，但参术助胀，安敢轻用？大黄药已吃过二剂，尚未见行，不若今日且不服药，挨至明日，再看光景，亦无可奈何之辞也。余曰：何待明日，腹中真气渐散，今晚子丑二时，阴阳交剥之界，必大汗晕眩，难为力矣。病者曰：锉好一剂，俟半夜果有此证，即刻服下何如？不识此时，尚可及否？余曰：既畏吾药如虎，煎好备急亦通。余就客寝，坐待室中呼召，绝无动静。次早其子出云：昨晚果然出汗发晕，忙服尊剂，亦不见效，但略睡片时，仍旧作胀。进诊，病者曰：服药后，喜疾势不增，略觉减可，且再服一剂，未必大害。余遂以三剂药料作一剂，加人参至三钱，服过又进一大剂，少加黄连在内。病者扶身出厅云：内胀大减，即不用大黄亦可耐，但连日未得食，必用大黄些些，略通大便，吾即放心进食矣。余曰：如此争辨，还认作伤寒病，不肯进食，其实吃饭吃肉，亦无不可。于是以老米煮清汤饮之，不敢吞粒，余许以次日一剂，立通大便，病者始快。其二弟亦快云：定然必用大黄，但前后不同耳。次日，戚友俱至，病者出厅问药，余曰：腹中原是大黄推荡之泄粪，其所以不出者，以膀胱胀大，腹内难容，将大肠撑紧，任凭极力努挣，无隙可出，看吾以药通膀胱之气，不治大便，而大便自至。足为证验。于是以五苓散本方与服，药才入喉，病者即索秽桶，小便先出，大便随之，顷刻泄下半桶，观者动色，竟称华佗再出，然亦非心服也。一月后，小患伤风，取药四剂，与荤酒杂投，及伤风未止，并谓治胀亦属偶然，竟没其动。然余但恨不能分身剖心，指引迷津耳，实无居功之意也。

（《寓意草·力争截疟成胀临危救安奇验》）

【诠解】 鼓胀一证，喻嘉言称之为单腹胀。历代医家皆视为沉疴重症，预后不佳。其病机大抵归为气、血、水、虫等瘀积腹内，肝、脾、肾三脏受累，治疗每以攻邪之法。然喻昌对此有独到见解，他认为病因"凡有癥瘕、积块、痞块即是胀病之根，日积月累，腹大如箕，腹大如瓮翁"，病机虽可表现为水裹、气结、血凝之邪气壅实，但根本原因是脾气衰微。本案疟疾停药后，见胸腹胀满，上气喘急，两便不通，良由苦寒辛燥之剂劫夺脾气，脾运失职，清浊相混，中焦不通而致。对于鼓胀的治疗，喻嘉言认为："中州之地久窒其四运之轴，而清者不升，浊者不降，互相结聚，牢不可破，实因脾胃衰微所致，而泻脾之药尚敢漫用乎？"从而创拟治鼓胀三法，以纠医家之偏，"培养一法，补益元气是也；招纳一法，升举阳气是也；解散一法，开鬼门，洁净府是也"。具体运用又三法精神融贯其间，本案即为脾气亏虚所致，为截疟成胀。喻氏认为理中汤"兼阴阳体用而理之，升清降浊，两擅其长"，故投以理中汤，且重用人参补气健脾，旨在健中，恢复枢机的运转而达胀除满消之目的。后以三剂药作一剂煎之，服过又进一大剂，以温中汤温热之性，稍加黄连反佐，且可散结消痞；再以糜粥调养脾胃而愈。本案析理透彻，且喻嘉言救人性命之心亦跃然纸上，诚为可贵。

吴鞠通医案

（太阴寒滞土德乏，温中利湿化阴霾）

徐。三十，腹胀且痛，脉弦细，大便泄，小便短，身不热，此属寒湿，伤足太阴。

猪苓三钱	黄芩炭一钱	泽泻二钱	桂枝三钱
浓朴三钱	广皮二钱	干姜钱半	生苡仁五钱
通草二钱			

（《吴鞠通医案》）

【诠解】　此案为寒湿困脾，水湿中阻之证。脉弦主病在肝胆、主痛，细主湿邪停留；寒湿困脾，阻遏脾阳，温化不及，则大便溏泄；"小便短，身不热"为湿蕴生热，而热势不甚，方中用少量黄芩炭而非黄芩，取其清热燥湿作用微弱之意，炭剂有收敛止血之效，从而使腹痛缓、便泄止，此为方中用药之巧妙也。本案重用猪苓、厚朴、桂枝、生薏仁，有温中行气、利水除湿而不伤阴之效。

王旭高医案

医案 1（脾困血瘀水气停，行气消瘀胀满除）

陆。经停一载有余，肝气不时横逆，胸脘胁肋疼痛，呕吐酸水，大腹日满，青筋绽露，此属血鼓。盖由肝气错乱于中，脾土受困，血海凝瘀，日积月大，状如怀子，而实非也。今病已极深，药力恐难见效。

川楝子	丹参	归尾	香附
盐水炒延胡索	五灵脂	醋炒陈皮	砂仁
红花	淡吴萸		

（《王旭高临证医案》）

【诠解】　此案属血鼓，病由久病入血，肝经气血逆乱，脾之运化受困，络脉滞涩，水气停留所致，腹大若怀子，病久势深，预后差。以川楝子、香附、陈皮、砂仁、吴茱萸疏肝解郁、行气消胀，丹参、当归尾、延胡索、五灵脂、红花活血化瘀、通经散结。用药虽以活血化瘀为主，但药性均较平和，并无三棱、莪术等破血消瘀类，值得深思。

医案 2（脾肾亏损水泛溢，崇土厚德通脾阳）

朱。肿胀已退，脉象较前稍大，汗出至膝而止。阳气有流通之象，阴湿有消化之机。今以温理中州，中州得运，庶几决渎流通，寒转为温，否转为泰矣。然须调养百日，庶无反复之虞。

熟附子	冬术	茯苓	通草
桂枝	焦六曲	牛膝	陈皮
泽泻	姜皮		

又，肿胀由乎脾肾，阳虚水湿偏淫。通阳化湿水邪平，方法原为对证。面目四肢俱瘦，单单大腹膨脝，更兼遗泄再伤阴，久病恐难胜任。

| 桂枝 | 陈皮 | 冬瓜皮 | 益智仁 |
| 姜皮 | | | |

另，六味丸三钱，药汁送下。

复，鼻头色微黑者，有水气。腹满足浮囊肿，水泛而侮土也。腹中气攻胀痛，土虚则木横也。欲泄水，必崇土；欲平气，必疏木。

川连	吴萸	炒沉香	白术
葶苈子	茯苓	大腹皮	香附
陈皮	川朴	泽泻	

复，面鬒腹肿，脉沉而细。此脾肾之阳不化，水湿阻滞于中。症防加剧，姑且渗湿通阳。

白芍	肉桂	炒茯苓	猪苓
白术	大腹皮	细辛	泽泻
川朴	陈皮	焦六曲	麦芽
香橼皮			

（《王旭高临证医案》）

【诠解】 鼓胀因脾肾阳虚，温化不足，水湿泛溢而致，治疗以附子理中汤或济生肾气丸加减，以温运脾肾，疏通阳气，温中以复气化，从而使水湿得化。待不当导泻伤耗阴液，则病难转愈，预后差，所谓"阳虚易治，阴亏难调"，此之谓也。

医案3（太阴乏竭湿热蕴，辛香温运脾德昌）

秦。腹胀足肿，纳食则胀益甚。湿热挟气，填塞太阴，鼓胀重症。

川朴	赤苓	大腹皮	青皮
泽泻	枳壳	牵牛子	山楂炭
甘遂（面包）	通草（煨）	生姜	

二诊：腹胀稍宽，足仍浮肿。运脾化湿，冀其渐平。

川朴	赤苓	大腹皮	川椒目
苍术	泽泻	陈皮	焦六曲
牵牛子	通草	枳壳	生姜

三诊：腹盈月余，得食则胀甚。两进攻消运脾之法，胃脘之胀已松，大腹之满未化，再议疏通消导。

旋覆花	五加皮	赤苓	泽泻
槟榔	牵牛子	鸡内金	木香
通草	砂仁		

（《王旭高临证医案》）

【诠解】 此案为湿热蕴结，太阴脾虚，属鼓胀重症，预后差。以气滞、水停、湿阻为标，脾胃运化不及为本，邪实而正虚不甚，治疗以逐水利湿，通利二便，健脾助运为法。

医案4（脾虚湿滞便清利，行气利湿固脾阳）

尤。疟止之后，腹胀足肿，湿热内归太阴，防成疟鼓。但小便清利，是属脾虚。拟厚朴温中汤加味。

| 茯苓 | 陈皮 | 干姜 | 草豆蔻 |
| 木香 | 半夏 | 冬瓜皮 | |

（《王旭高临证医案》）

【诠解】 此案初始辨证为脾虚湿阻证，"小便清利，是属脾虚"，仅此一句说明脾气虚固摄乏力，非脾阳虚温化不足。湿蕴日久化热，湿热交织，三焦枢机不利，则在气为胀，在水为肿。药以草豆蔻、半夏燥湿健脾，茯苓、冬瓜皮淡渗利湿，陈皮、木香、干姜温中行气。《内经》言："胀者，皆在于脏腑之外，排脏腑而郭胸胁。此气胀也。其本在肾，其末在肺，此水胀也。五脏六腑皆有胀，统气与水而言之也"，突出了肺的重要作用。又曰：劳损者病在精，肿胀者，病在气，无论气鼓、水鼓、血鼓，最重在肺脏。盖肺主一身治节，管领五脏六腑之气。肺气一伤，周身治节不行，于是脾失健运，肝木横逆而为气鼓；肾失枢转，膀胱水道不利而为水鼓；肝失疏泄，气滞血凝而为血鼓。

何鸿舫医案

医案1（脾虚不运肾失阖，化气利水五苓呈）

左。面浮肢肿，腹膨溲少，便溏。此脾虚健运失常，湿胜于中，肾虚关门不利，水生于下，脾肾两虚。法当通补兼施，以防肿满。

炒党参二钱	焦白术二钱	桂枝五分	猪苓二钱
泽泻一钱	赤苓三钱	神曲三钱	冬瓜皮三钱
瓜蒌皮五分			

（《何鸿舫医案·痞积鼓疾》）

【诠解】 此案乃因脾肾气虚所致。其治用五苓散加党参健脾益气、化气利水，冬瓜皮、瓜蒌皮化湿利水，神曲和胃助运。

医案2（脾肾阳虚湿内停，金匮肾气法遵循）

脾肾阳衰，火不化土，腹胀作肿，肌削色黄，虚鼓已成，脉形濡涩，甚不易治，参金匮肾气法。

砂仁五钱	熟地五钱	炒车前三钱	云苓三钱
炒怀药二钱	炒牛膝二钱	新会皮一钱	上安桂四分
制香附二钱	泽泻二钱	制附子五分	冬瓜皮三钱
山萸肉二钱			

（《何鸿舫医案·痞积鼓疾》）

【诠解】 此案乃因脾肾阳虚，不能温运，水湿内聚所致。其治用济生肾气丸去牡丹皮温肾健脾、化气利水，加陈皮、香附、冬瓜皮行气利水，以增强消肿作用。

医案 3（阴虚水停腹膨脖，和阴化气肾关调）

鼓胀伤气易治，如耗阴者最不易调。膨脖脐平，二便少行，脉左弦数，舌剥口渴。拟通关导水。

安肉桂（去皮后入）	肥知母	野赤豆
焦建曲	炙鸡内金	水炒川柏
生白芍	白茯苓	新会皮
炒川楝	炒丹参	炒怀牛膝
陈麦柴		

（《何鸿舫医案·痞积鼓疾》）

【诠解】 此案乃因湿热伤阴所致。其治用通关丸加味，养阴清热，化气利水，加赤小豆、茯苓、陈麦柴（即麦秆）利水而不伤阴，陈皮、川楝子、丹参、牛膝行气活血，白芍养阴和营，神曲、鸡内金化食助运。

医案 4（脾虚寒湿困中阳，温脾畅运起沉疴）

锦荣，庚辰九月初八日申刻。力伤食冷，腹胀足肿，脉弦细不应指。肝脾交困，鼓疾之重候也。少食为妙。

焦冬术钱半	煨益智钱半	炒枳实钱半
大腹绒（洗）钱半	香附炭三钱	广木香四分
制附片五分	炮黑姜五分	炒青皮钱半
茯苓三钱	炒小茴香七分	砂仁末（冲）四分

复诊，庚辰九月十一日午刻复。腹胀足肿略减，咳呛气逆多痰，脉细数无神。尚非安境也。

炒党参钱半	焦冬术钱半	炒苏子钱半
茯苓三钱	广木香四分	山楂炭三钱
煅瓦楞壳（杵）四钱	炮黑姜四分	炒小茴香六分
大腹绒（洗）钱半	香附炭三钱	炒青皮钱半
姜汁炒竹茹钱半	官桂四分	

（《何鸿舫医案·痞积鼓疾》）

【诠解】 此案乃因湿邪阻遏，脾阳不振，寒水内停所致。其治用实脾饮去木瓜、草果、厚朴温中健脾，行气利水，加香附、青皮、枳实、小茴香、砂仁、益智以增强温中行气作用。经治疗症状减轻后，稍增加健脾理气之品以巩固疗效。

陈莲舫医案

医案1（脾运失常水停积，理气温化水道条）

肝脾内伤，已成鼓胀，两便失利，上逆为咳，脉息细弦，治以和降。

安肉桂	牵牛子	光杏仁	大腹绒
炒香附	黑车前	生白芍	炒川楝
陈橡皮	焦建曲	生淮膝	粉草薢
陈麦柴			

【诠解】 此案乃因肝郁气滞，脾运不健，湿浊中阻所致。其治用大腹皮、香附、川楝子、陈橡皮、牛膝疏肝理气，牵牛、车前子、草薢、陈麦柴（即麦秆）利水消肿，肉桂化气利水，杏仁宣降肺气，白芍柔肝和营，神曲和胃助运。

医案2（肿满之证缘由脾，渗利更兼肃肺法）

鼓胀筋露脐平，囊茎皆肿。积水不化，治以分导。

川桂枝	陈橡皮	大腹绒	炙桑皮
生白芍	牵牛子	连皮苓	川椒目
炒川楝	汉防己	炒泽泻	黑车前
沉香	陈麦柴	地栗干	

（《陈莲舫医案秘钞·鼓胀》）

【诠解】 此案乃水湿壅盛所致。故用牵牛子、连皮茯苓、川椒目、防己、泽泻、车前子、地栗（即荸荠）、陈麦柴（即麦秆）逐水消鼓，陈橡皮、大腹皮、川楝子、沉香、桑白皮理气行水，桂枝化气利水，白芍柔肝和营。

张聿青医案

医案1（脾虚水停感风邪，宣肺更需渗利法）

童。遍体浮肿，身半以上为甚。脾虚水湿泛溢，风与湿搏也。鼓胀重症，未可忽视。

蜜炙麻黄五分	防风一钱	大腹皮二钱
泽泻一钱五分	茯苓皮五钱	猪苓二钱
川芎一钱	陈皮一钱	羌活一钱
瞿麦三钱	姜衣三分	

炒冬瓜皮一两，生薏仁七钱，二味煎汤代水。

（《张聿青医案》）

【诠解】 此案应为鼓胀兼感外邪，当与"水肿（阳水）"鉴别。《丹溪心法·水肿》曰"若遍身肿，烦渴、小便赤涩、大便闭，此属阳水。"多因外感风、寒、湿、热、暑邪等所致，治宜发汗、利水、攻下等法。本案为脾虚水湿不化，复感外邪，风邪袭肺，肺气郁闭。而肺主治节，为水之上源，"通调水道，下输膀胱"，若肺不能发挥正常生理功能，则水湿泛溢，腹胀肢肿。从本案组方来看，多以疏风清热、宣肺行水药为主，而健脾利湿药仅生薏仁一味，但却剂量大、服用方法独特，此中深意值得思考。

医案2（脾虚壅滞湿热弥，通利三焦畅气机）

龚。面色目带黄，腹筲胀大，渐至便利色赤，半载有余，胀势并未以利见消。脉数带滑。良以湿热充斥三焦。鼓胀重症，不能许治也。

生薏仁	熟薏仁	藿香	上广皮
木猪苓	建泽泻	赤茯苓	上川朴
茵陈	范志曲	杏仁	大腹皮
方通草			

（《张聿青医案》）

【诠解】 黄疸本由湿邪致病，属肝脾损伤之疾，失治或误治，渐至腹部胀满，小便不利，鼓胀成矣。脾伤健运失职，水谷不化，则大便利，湿热交织，则小便赤；肝伤疏泄不及，气机郁滞，则腹胀大；湿热弥漫，三焦不通，水湿代谢障碍，则为鼓胀重症，预后差。组方以三仁汤加减，以清利湿热，宣畅气机。方中以藿香易白蔻仁，芳香醒脾；去滑石、半夏，而用猪苓、泽泻、茯苓，并加大腹皮，轻祛湿热之邪，重利尿兼顾护脾肾，考虑周到。

范中林医案

（经腑辨证治顽疾，斩关夺隘祛胀满）

范某，女，22 岁。成都市龙泉区长风乡，农民。患者 2 岁时开始患腹胀，其后发展到全身皆肿，肌肉变硬。下阴常流黄水，臭味异常。10 多年来，病魔缠身，其父为之四处求医，未见显效。1969 年 8 月，前来就诊，按阳明腑证论治，服药 2 剂后基本治愈。

查见：腹胀如鼓，胸胁满闷，皮色苍黄；全身肌肤胀硬。大便常秘结，所下如羊粪，已 4 日未行；下阴不断渗出臭黄水。舌质深红，苔黄燥，脉沉实有力。

辨证：阳明腑证兼水热互结。

治法：峻下热结，兼逐积水。

处方：大承气并大陷胸汤加味。

生大黄 18g	厚朴 30g	枳实 30g	芒硝 30g
桑皮 60g	甘遂 15g（冲服）	芫花 15g（冲服）	

先服 1 剂，泻下燥屎十余枚，并臭秽黄水甚多，腹部硬胀消失大半。续服 1 剂，胸腹肿胀皆消，全身肌肤变软，下阴外渗之黄水亦止。因自觉病势顿减，加以客居成都，经济困难，遂自行停药回家。不久患者邻友来告，已康复如常。1979 年 7 月追访，病愈结婚，并生一子。10 年来身体一直很好。

（《范中林六经辨证医案》）

【诠解】 鼓胀系内科之重证。论治之关键，首在辨缓急，二在辨虚实，三在辨气滞、血瘀、水停。一般而言，鼓胀初起，实证居多，宜峻剂攻逐；若久病脏气日虚，则不宜峻消其胀。本例患者，虽病久而形瘦弱，但邪实而阳旺，正所谓"大实有赢状，"故不可按久病多虚之常规论治。《顾氏医镜》曰："聚积在中，按之则痛，色红气粗，脉来有力，实也；甚则默默不欲语，肢体不欲动，或眩晕昏花，或泄泻不实，是大实有赢状"。少气懒言，虽不欲动，但动辄有力、动之反舒，不似虚证，动则加剧；虽泄泻不实，但泻后多感腹部反舒，不似虚证，泄后更加神倦无力；而且脉必有力，舌质苍老，舌苔厚腻。结合本案，考虑该患者鼓胀以气滞为主，水停为次，阳明腑实燥结，实邪壅盛，阻遏气机，腑气不通，腹胀如鼓。治疗大承气汤合并大陷胸汤加味，以峻下燥结、泻热逐水。

章次公医案

医案 1（峻剂逐水固中州，攻补兼施两相宜）

朱男。肿之情态，当然属于肝脏。何以有此肝脏病？原因非慢性痢疾，则非肝脓疡。尿中既无蛋白，则刺激性利尿剂无所顾虑。

商陆 9g	海南片 9g	冬葵子 9g	牵牛子 18g
荜澄茄 9g	石韦 9g	葶苈子 9g	桑皮 12g
怀牛膝 18g	大戟末 9g		

3 次服完。

二诊：以经验言，肾脏病尿有蛋白者，目胞必肿；心脏之肿，两脉多沉细无力；病者无此现象，当然是肝脏性之腹水。

舟车丸 9g（分 3 次吞）		牵牛子 18g	木防己 12g
海南片 9g	商陆 9g	茵陈 12g	猪苓 9g
荜澄茄 9g	粉丹皮 9g	桃仁泥 12g	

三诊：迭进猛下，体力已感不支，故予温脾法。

炮附片 9g	潞党参 9g	干蟾皮 9g	生黄芪 12g
益智仁 9g	云苓 12g	肉豆蔻 9g	补骨脂 9g
炙草 4.5g	淡姜皮 3g	肉桂末 1.8g（分 3 次吞）	

四诊：蟾皮多能作呕，刺激力强故也。此方非攻非补，和胃而有利尿之意。

云苓 15g	泽泻 9g	生白术 9g	怀山药 9g
猪苓 9g	冬瓜子 9g	冬瓜皮 9g	杏仁 15g
苡仁 15g	潞党参 9g	炙草 2.4g	谷芽 9g
麦芽 9g			

五诊：和胃中复加攻剂，以免中土疲惫。

怀山药 9g	生白术 12g	扁豆衣 12g	云苓 15g
潞党参 12g	炙草 4.5g	谷芽 9g	麦芽 9g
生米仁 12g	熟米仁 12g		

舟车丸 6g（分 2 次吞，以药汁送）

（《章次公医术经验集》）

【诠解】 此为肝硬化腹水。开始迭进峻剂逐水利尿，因正虚体力不支，至三诊改为温脾扶正之法。然而病邪不去，徒补无益，故于四诊一方面补益中气，一方面淡渗利尿；五诊用益气健脾之品合舟车丸逐水，清理水湿余邪。此案或用攻，或用补，或攻补兼施，均为随症应变之需要。

医案2（血不利者水邪阻，益脾补肾缓图功）

邵女。在南京诊断为慢性肝炎，今以腹部胀满，肝区隐隐作痛为苦，大便不畅，小溲短少，而经常头晕欲仆，舌淡，脉弦细。此正虚邪实之候，古人有攻补兼施之法。幸胃纳尚佳，一方面消肿通络，一方面补益肝肾，方为万全。

处方一：

土鳖虫9g	蛴螂虫9g	五灵脂9g	参三七9g
广郁金9g	片姜黄9g	全当归9g	炙甲片9g
洗地龙9g	制牵牛子9g	蝼蛄9g	将军干9g

共研细末，每服1.5g，可渐加至3.0g，日3次。

处方二：

生黄芪18g	白芍9g	甘枸杞9g	五味子9g
云苓18g	炙草6g	炒麦芽9g	鳖甲胶(烊冲)9g

每日1剂。

服上药后，患者得以迅速改善症状，并控制了肝肿的发展。

（《章次公医术经验集》）

【诠解】 患者因"腹部胀满"所苦，诊断为鼓胀病。该病往往本虚标实，攻之伤正，补之碍邪，施治颇为棘手。正如顾绪远在《医镜》中所云："鼓胀起于脾虚气损，治之当以大补之剂培其根本，少加顺气以通其滞，有挟积者，佐以消导去其积；有挟热者，加寒凉以清其热。如单用大补而佐使不明，则必致壅滞，而胀愈甚矣。"本案取攻补兼施之法，标本两顾。散剂用土鳖虫、蛴螂等虫药攻坚散结；姜黄、郁金、三七、当归、五灵脂、山甲祛瘀止痛；牵牛子、蝼蛄、将军干（即蟋蟀）行水通便。每服1.5g，日3次，是取"猛药缓投"之意。汤剂用参、芪、苓、草建中补气；地、芍、杞、味、鳖甲胶滋益肝肾，是为治本之图。

医案 3（脾虚血瘀水困阻，重剂缓图服膏法）

邵女。肝硬化，肝肿大 3 指，腹部胀痛，上至脘部，下至腿部，胀痛部时起水泡。胃纳不振，无饥饿感。大便 2 天 1 次，便后腹满略松。月经每三四个月来 1 次，量不多，4～5 天干净；来前腰痛，净后即定；白带多，无腥味。本方着重祛瘀消胀。

处方一：

土鳖虫 16g	郁金 20g	青皮 18g	绿萼梅 30g

七厘散 9g

共研细末，分作 42 包，每次 1 包，且日 3 次。

处方二：

党参膏 210g　　鳖甲胶 60g（烊化和入）　　怀山药 15g（研末加入）

每次半茶匙，日 3 次。

二诊：肝按之疼痛，疲乏。食欲增进，食而知味，但腹胀未除。

处方一：

土鳖虫 15g	青皮 30g	石柱参 15g	郁金 18g

七厘散 9g　　鸡内金 18g

共研细末，每服 1.8g，日 3 次。

处方二：

黄芪膏 210g　　党参膏 210g　　鳖甲胶（烊化）120g

怀山药 60g（研末和入）

每次半茶匙，日 3 次。

（《章次公医术经验集》）

【诠解】　此为肝硬化。综观其症状，显系正气不足而气滞血瘀，水湿内停而致气、血、水互阻。方用参芪、山药益气补脾；鳖甲胶滋阴、软坚；散剂善于祛瘀疏肝。瘀去则气血可望畅通，脾旺则水湿不复内聚，亦为攻补兼施之法。方中七厘散原系伤科常用成药，因其善于活血散瘀、止血定痛，乃借用之。石柱参是产于辽宁石柱沟地方的人参，经蒸制而成，药性偏温，功同移山参而作用较强，适用于阳虚气弱之体。

顾兆农医案

（脾虚气陷乏生机，温运中州升陷汤）

王某，女，47岁，农民。

2年前，因饮食不洁致急性吐泻。病罢，常感脐腹胀满，每当排便或行矢气可使其减轻。8个月来，腹胀明显加重，体力渐渐不支，一般农活亦难以胜任。基层医院曾疑"慢性肝炎""慢性胃肠炎"及"结核性腹膜炎"，但行多项有关检查，上述疑诊均一一否定，病因始终未明，后转求中医，迭服疏肝理气、温肾补脾、除满宽胀等方药，均少有效。偶尔药后暂时轻快，但不数日腹鼓如旧，病家无奈，专程三百余里，登门求治于顾老。

初诊：1974年9月17日。

脐腹胀满憋胀，自感气塞不行。是症，晨时较轻，午后加重，受寒进冷时为甚，过劳疲累后尤著。腹胀严重时，胸满膈塞，气入不下，常以一深吸长出为快。腹部虽憋，按之尚软，纳食呆滞，大便稀薄，小便自利。舌质淡，苔白薄，脉沉无力。

辨证：寒滞于中，脾失健运。

治法：温中健脾，行气除胀。

处方：

淡附子4.5g	干姜4.5g	陈皮12g	厚朴9g
草豆蔻6g	木香6g	茯苓12g	枳壳9g
生姜2片	甘草6g		

二诊：1974年9月22日。

服用前方4剂，每药后1小时左右腹胀即感减轻，同时自觉胃脘空虚，欲进饮食。但食后胀满又起，即使暂不纳食，其腹胀亦渐复加初。复审其脉，两寸显见不足，再询其症，近期甚为怠惰，尤以午后为最，稍劳即遍体汗出，汗后常感身冷，欲便则急于登厕，便后常头昏、乏力、短气，动则卧床不起。此证非单为脾虚有寒，其要冲乃在于胸中大气下陷，清阳不升。治当升补胸中阳气。

黄芪18g	知母9g	升麻4.5g	柴胡6g
桔梗6g	淡附子4.5g	党参15g	白术12g

干姜 4.5g	陈皮 6g	甘草 3g

上方稍事增减，先后共进 18 剂，病患大有起色，现腹胀消减十之八九，纳谷明显增加，体力有所恢复，诸恙均见减轻。患者欲返乡里，求施方常服，以资巩固疗效。

黄芪 180g	知母 90g	升麻 45g	柴胡 60g
桔梗 60g	白术 120g	干姜 45g	陈皮 45g

上药共研细末，每服 6g，日服 3 次。服药期间，慎起居，免过劳，适寒温，仅防痼疾复发。

（《顾兆农医案》）

【诠解】 外感寒湿或进食生冷，复加脾气素虚，脾阳不振，温熏乏力，气化失常，气机阻滞，则腹胀胸满；脾运失健，则纳食呆滞，大便稀薄；小便自利说明脾气虚，气化水湿功能减弱。治疗以附子、干姜温中焦脾胃，陈皮、厚朴、豆蔻、茯苓祛湿健脾运，木香、枳壳、生姜行气除胀满，共奏温中健脾、行气除胀之功。患者久病体虚，易疲劳、多汗、头昏、气短，为一派气虚表现。张锡纯认为"大气积于胸中，为后天全身之桢干，《内经》所谓宗气"，对"大气下陷"理论有自己独到的观点，依据此症，创制明方"升陷汤"（组成：生黄芪六钱，知母三钱，升麻一钱，柴胡一钱五分，桔梗一钱五分）。顾老以此方为蓝本，在补气升陷基础上，加入振奋胸阳之品，以升补胸中阳气，效果明显，后以丸药续服，巩固疗效。

张震夏医案

（脾虚痼疾有良方，蟾皮外敷愈鼓胀）

张某，男，50 岁。患肝病已 10 年，近年来经常腹胀，饮食减少，经检查确诊为肝硬化腹水，迭经中西医治疗，病情毫无好转之势，且有渐进之象。住院 1 个月来，经输血浆、白蛋白、抽腹水等治疗，虽症情有所改善，但出现尿闭、神志恍惚等症，患者执意要求出院。此时，恰遇他的哥哥张震夏老师返故里探视。见其弟腹胀如鼓，喃喃自语，循衣摸床，唇焦舌燥，脉弦细数，张震夏先生即嘱以新鲜蟾皮 5 张分别反贴于脐、两胁下、少腹左右，每日换 1 次。并以粥汤频频少许喂之。3日后，患者神志清，尿量增。再以干蟾皮15g合原服的党参、茯苓、白术、甘草、槟榔、泽泻之类煎服。旬余腹胀渐减，饮食增加。月余能起床少坐。年余体健如常人。20年来，复查肝功能均正常，现虽年已古稀，尚胜任会计工作。余遵师训以此法治肝硬化，临床也多见良效。

（《古今名医临证金鉴·黄疸胁痛鼓胀卷》）

　　【诠解】　蟾皮性味腥、凉、微毒，功能解毒、利水、消胀。本案以蟾皮外贴腹壁，配合内服健脾、利水、行气之剂，对鼓胀顽疾终获良效。

癥瘕

叶天士医案

医案 1（湿热食滞痞积渐，理气除湿缓肝络）

陈，十八。湿胜脾胃，食物不化，向有聚积，肠腑不通，热气固郁。当进和中，忌口勿劳，不致变病。

黄芩	枳实	广皮	莱菔子
白芍	白术	苍术	鸡肫皮

水泛丸。

（《临证指南医案·积聚》）

【诠解】 此案乃因食滞湿阻、郁而化热所致。其治用鸡肫皮（鸡内金）、莱菔子化食导滞，枳实、陈皮理气宽胀，黄芩清解郁热，白术、苍术健脾燥湿，白芍柔肝缓急。

医案 2（瘀滞日久胁络胀，辛香通络法当随）

某。瘕痞已久。急宜消散和荣。

全当归二钱	大丹参二钱	金香附二钱	红花八分
乌药一钱	陈橘核一钱	延胡索一钱半	川楝子二钱
枳壳一钱	木香五分	砂仁（研）一钱	

（《临证指南医案·积聚》）

【诠解】 此案当属实证，辨证为气郁血滞，治疗以疏肝理气、活血化瘀为主。乌药、橘核、枳壳、木香、砂仁、陈皮、川楝子疏肝解郁，理气止痛，当归、丹参、红花、降香、延胡索活血散结，化瘀消痞，川椒目逐痰散结。并配合用消痞阿魏膏外贴患处，以化痞散结。

医案3（气分结聚湿蕴血，理气运脾缓图功）

白。疟邪久留，结聚血分成形，仲景有缓攻通络方法可宗。但疟母必在胁下，以少阳厥阴表里为病。今脉弦大，面色黄滞，腹大青筋皆露，颈脉震动，纯是脾胃受伤，积聚内起，气分受病，痞满势成，与疟母邪结血分，又属两途。经年病久，正气已怯，现东垣五积，必疏补两施，盖缓攻为宜。

生白术	鸡肫皮	川连	厚朴
新会皮	姜渣		

水泛丸。

（《临证指南医案·积聚》）

【诠解】 此案病在气分属聚证，与疟母邪结血分属积证大相径庭。本案为脾胃虚弱，摄纳不及，运化乏力，致气虚血滞，痞满面色不华，腹大青筋显露。方中以白术健脾，鸡肫皮（鸡内金）运脾消积，厚朴、陈皮理气宽中，川连配姜渣辛开苦降开痞。全方有运脾消积开痞之功，以丸剂缓图收效。

医案4（气聚痰凝化癥积，化痰理气宣通宜）

吴。右胁有形高突，按之无痛，此属癥痞，非若气聚凝痰，难以推求。然病久仅在阴在脉，须佐针刺宣通。

真蛤粉	白芥子	瓜蒌皮	黑栀皮
半夏	郁金	橘红	姜皮

（《临证指南医案·积聚》）

【诠解】 方中以蛤粉、白芥子祛除痰凝为君，瓜蒌皮、半夏、郁金、橘红协助君药理气化痰，姜皮辛温化饮，山栀清泄郁热，全方虽以化痰理气为主，但组方比较周到。

医案5（脾阳不振肝木侵，悦脾温胃固本法）

病因食物不节，其受病在脾胃，既成形象在左胁之旁，是五积六聚，喜暖恶寒，阳气久伤，温剂必佐宣通，食物宜慎。

草果	荜茇	鸡内金	砂仁壳
厚朴	广皮	阿魏	

捣丸。

（《叶案存真类编·癥痞》）

【诠解】 方中以草果、荜茇温中燥湿散寒，内金、阿魏消积散癥，砂仁、厚朴理气宽中。全方温中消积散癥，正如叶天士所说："温剂必佐宣通。"

尤在泾医案

（胁下痹着伤血分，养血疏肝通络缓）

络病瘀痹，左胁板实，前年用虫蚁，通血升降开发已效，但胸脘似是有形，按之微痛。前药太峻，兹用两调气血，以缓法图之。

醋炒延胡	姜黄	阿魏	桃仁
生香附	麝香	归须	

为末，蜜丸，每服二钱。

（《静香楼医案·痕癖门》）

【诠解】 此案乃因瘀血内结所致。其治用姜黄、香附疏肝理气，延胡索、桃仁、当归尾化瘀散结，阿魏散结消痞，麝香通经活络。

何书田医案

（气滞痰凝漫肿形，疏肝解郁散痞积）

疟后结痞，滋蔓成形，腹中作胀，延久必成鼓证。惟有疏消一法而已，然恐未必速效也。

炙鳖甲	炒白术	制香附	青皮
茯苓	淡海蜇	焦茅术	法半夏
炒枳壳	陈皮	地栗	

（《鼾山草堂医案·痞积》）

【诠解】 此案乃因气滞痰凝所致。其治用香附、青皮、枳壳、陈皮疏肝解郁，行气散结，白术、苍术、茯苓、半夏、海蜇皮燥湿化痰，鳖甲、地栗（即荸荠）消肿散结。

王旭高医案

（气血痹着痰凝瘀，疏肝活血散郁结）

丁。肝之积，在左胁下，名曰肥气。日久撑痛。

川楝子	延胡索	川连	青皮
五灵脂	山楂炭	当归须	蓬莪术
荆三棱	茯苓	木香	砂仁

又，左胁之痛已缓。夜增咳嗽，寒痰走于肺络。宜肺肝同治。

旋覆花	杏仁	川楝子	荆三棱
茯苓	款冬花	半夏	新会皮
蓬莪术	新绛	青葱管	

（《王旭高临证医案》）

【诠解】《难经·五十六难》曰："肝之积，名曰肥气"，《脉经·平五脏积聚脉证》曰："诊得肝积，脉弦而细，两胁下痛……身无膏泽……爪甲枯黑。"肝积是由多种原因导致肝络瘀滞不通，肝体失于柔润，疏泄失职。以右胁痛，或胁下肿块，腹胀纳少及肝瘀证候为主要表现的积聚类疾病。肥气，以脾肿大为主要特征，肝功检查一般正常。"日久撑痛"仅此一句，足以说明病程较长，疼痛性质为胀痛。《内经》曰："久病者，邪气入深"，《临证指南医案》曰："以经主气，络主血"，近代中医各家亦有"病初在经，久病入络"之说。治以疏肝理气、活血止痛为主，邪实而正不虚。辨证用药准确，左胁痛缓，复感外寒，故加旋覆花、杏仁、款冬花等润肺下气，化痰止咳，肝肺同治。青葱管辛香走窜，宣通内外。

张聿青医案

医案1（气郁化火攻冲作，理气更兼安心神）

某。左胁下聚形窒碍气机，甚则攻冲入脘，胀满不舒，似觉气自左升，不能右降，而仍还于左，冲入胸中，则似觉火逆，所谓火而不泄为阳，抑而不舒为气也。

制香附	杭白芍	朱茯神	川石斛
青皮	川楝子	当归身	白蒺藜
香橼皮			

（《张聿青医案》）

【诠解】《素问·阴阳应象论》曰："左右者，阴阳之道路也""肝左肺右，肝升肺降"说明人体阴阳二气相互交流的循行而言，肺居上位主宣发为阳，其功能主肃降为阴，会下注于胃；肝居下位主疏泄为阴，其功能主生发为阳，会贯膈上注于肺。肝之疏泄功能正常，则气机流畅，阴阳协调。聚属无形，其块聚散无常，痛无定处，常因气郁、食滞、痰阻所致；积属有形，其块固定不移，痛有定处，常有血瘀、痰凝及正虚瘀结等证候。本案属聚证，肝失疏泄，气机阻滞，郁而化火，攻冲入脘，则胀满不舒，扰乱心神，则心胸烦闷。组方以疏肝理气活血为主，辅以清热养阴安神之品。

医案 2（气郁痰阻酒浊凝，疏肝解郁消积聚）

马。少腹偏左聚形，食入胀满，色夺形衰。脉迟苔白。此情志抑郁，木不条达也。致气湿瘀滞，酒积不行，名曰积聚。恐元气耗损而入损门。

上官桂	制香附	川楝子	楂炭
延胡索	砂仁末	广陈皮	连皮苓
泽泻	猪苓		

（《张聿青医案》）

【诠解】 此为肝气郁结之证。平素情怀抑郁，肝气郁结，食滞痰阻，气机不畅，气阻则发，气通则止，故时聚时散。苔白脉弦为气盛有余之证。张子和曰："积之成也，或因暴怒喜悲思恐之气。"治以疏肝解郁，行气消聚。

医案 3（气寒血滞坚如盘，调肝理脾化癥缓）

徐。结块坚大如盘，推之不移。气寒血滞，与肠胃汁沫相抟，未可轻视。

川桂木	延胡索	香附	白术
炒蓬术	两头尖	归须	乌药
楂炭	野水红花子		

二诊：结块稍软，而频咳气逆。此兼感新邪，药宜兼顾。

川桂木	川楝子	延胡索	苏梗
当归须	乌药	楂炭	两头尖
前胡	蓬术	荆三棱	杏仁
香附			

（《张聿青医案》）

【诠解】《难经》曰："积者五脏所生，聚者六腑所成""与肠胃汁沫相抟"，治以肝、脾胃为主，疏肝理气、暖肝散寒、活血消癥为法。二诊时结块变软，治疗有效，新增咳逆症状，加苏梗、前胡、杏仁以理肺气、降气逆。素疾与新感并病时，两者兼顾。

医案 4（时疫壅滞癖积成，辛宣温通和脾络）

郁。时病之后，左胁下癖块胀大，腹满不舒。脉弦滑，苔白。脾土不运，胃络阻滞。拟宣通气血，参以运土。

川桂木六分	焦麦芽四钱	猪苓二钱	范志曲(炒)二钱
南楂炭三钱	广陈皮一钱	茯苓三钱	当归炭一钱五分
台白术二钱	延胡索一钱五分		

二诊：癖积稍收，腹仍胀满。胃络不宣，生化因而不及。再宣通胃气，运土理湿。

川桂木五分	台白术二钱	范志曲(炒)二钱	猪苓二钱
泽泻一钱五分	南楂炭三钱	焦麦芽四钱	川郁金一钱五分
茯苓三钱	炒枳壳一钱		

（《张聿青医案》）

【诠解】《难经·五十六难》曰："肝之积，名曰肥气。"肥气是以脾肿大为突出特征，脾位于左胁下，结合本案，"时病之后""左胁下癖块胀大"，考虑应为感染湿热疫毒等时兴疾病后，引起肝脾肿大的一类疾病。《脉经·平五脏积聚脉证》曰："诊得肝积，脉弦而细，两胁下痛……身无膏泽……爪甲枯黑。"描述了脾失运化，气机不畅，血络瘀滞所致"肝积"之体征。本案治疗前期以行气活血为主，后期以健脾和胃为主。

医案 5（胁下坚积痛悠悠，散寒止痛酒泡敷）

某。胁下结块。

香附五钱	吴萸三钱	青皮五钱	乌药五钱
木香五钱			

上五味研粗末，麸皮一升、姜三片、葱三茎同炒，火起用陈酒喷，炒干，置洋布包内熨痛处，稍冷再炒，至焦而弃。

（《张聿青医案》）

【诠解】本案用散寒、行气、止痛类药物酒喷、炒干、外敷，达到散结止痛目的，此方为积聚疼痛的外治法，值得效法。

马培之医案

（脾气虚损湿浊聚，理气活血运中州）

某。脾之积曰痞气，心下按之如梗，屡经反复，发时饮食不进，大便不解，脉细数无力。由气郁中伤所致，服畅中和气之剂，梗硬虽消，根株未尽。仍以归脾、神香加减为丸，杜其来复之患。

东洋参三两	茯苓三两	冬术三两	煨木香五钱
炙草八钱	枣仁三两	白豆蔻一两	远志一两半
丁香五钱	当归身三两	橘皮一两	水红花子三两

为末，水泛丸。每早、晚服三钱，开水下。

（《马培之医案·积聚》）

【诠解】　此案乃因正虚瘀结所致。其治用归脾汤去黄芪、龙眼肉，加豆蔻、陈皮、丁香、水红花子健脾益气，理气活血。

丁甘仁医案

（气郁夹痰血失和，温脾宣泄浊瘀消）

周右。肝气挟湿交阻中焦，脾胃运化失常，胸腹不舒，食后饱胀，少腹有瘕，腑行燥结，脉左弦细、右濡迟，苔薄腻。宣泄理气，和胃畅中。

全当归二钱	连皮苓三钱	制香附钱半
全瓜蒌四钱	熟附片八分	陈广皮一钱
春砂壳八分	大麻仁三钱	生白术钱半
大腹皮二钱	炒谷芽三钱	炒麦芽三钱
佩兰梗钱半	半硫丸（吞服）五分	

瘕上贴达仁堂狗皮膏。

（《丁甘仁医案续编·癥瘕》）

【诠解】　此案乃因肝失疏泄，气郁痰阻所致。其治用香附、陈皮、大腹皮、砂仁壳疏肝理气，当归养血和血，白术、茯苓健脾利湿，瓜蒌、佩兰梗祛湿化痰，附子、半硫丸温阳散寒，大麻仁润肠通便，狗皮膏软坚散结。

呕血、便血

朱丹溪医案
（气郁缠绵血离经，益气引血归经隧）

丹溪治一老妇，性沉多怒，大便下血十余年，食减形困，心摇动，或如烟熏，早起面微浮，血或暂止，则神思清，忤意则复作。百法不治，脉左浮大虚甚，久取滞涩而不匀，右沉涩细弱，寸沉欲绝。此气郁生涎，涎郁胸中，心气不升，经脉壅遏不降，心血绝，不能自养故也。非开涎不足以行气，非气升则血不归隧道，以壮脾药为君，二陈汤加红花、升麻、归身、酒黄连、青皮、贝母、泽泻、黄芪、酒芍药，每帖加附子一片，煎服。四帖后血止，去附，加干葛、丹皮、栀子。而烟熏除，乃去所加药，再加砂仁、炒曲、熟地黄、木香，倍参、术，服半月愈。

《古今医案按》

【诠解】 本案便血十余年缠绵不愈，长期下血，故气血亏虚而食减形困，心中怔忡。"血止则神思转清"者，血止则营血尚可上营于心。"忤意则复作"者，肝气郁滞则心气不能上升而经脉壅遏。其面色如烟熏者，痰饮内聚于胸中，心阳不能下济，反而熏灼血脉。脾气不能收摄，营血不归经而随脾气下流，故便血难愈。脉左浮大虚甚为气虚表现。"久取滞涩而不匀"，为痰涎瘀血纠结沉伏之象。本案治疗方法，升阳以使营血归于经隧而不下流，化痰以开气散结为法，故以黄芪鼓舞脾气升举，二陈汤、泽泻、贝母、青皮化痰疏肝降气，当归、芍药补血，黄连清心，附子少量以激发阳气。二诊阳气上升而血止，故去附子，加葛根升清润燥，丹皮、栀子清热凉血。三诊去葛根、丹皮、栀子，再加人参、白术、砂仁、炒神曲、熟地、木香以补气血，健脾胃。

《灵枢·营卫生会》曰："黄帝曰：愿闻中焦之所出。岐伯答曰：中焦亦并胃中，出上焦之后，此所受气者，泌糟粕，蒸津液，化其精微，上注于肺脉，乃化而为血，以奉生身，莫贵于此，故独得行于经隧，命曰营气。"可见按照《内经》理论，脾脏虽升清运化水谷，但并不是直接形成营血的地方，营血的形成是在经脉，也就是肺脉之中。水谷之气经过心阳的温煦，才能够化以为营血。因此，心阳如果不能温煦脾土，则水谷精微势必不能上注于肺脉而化为营血，而脉中营血运行失常，营血随郁陷的脾气下注而便血不止。因此，对于本案的便血病机，必须根据《内经》的脏腑经络理论来理解，这是我们学习古代医案时必须注意的。

喻嘉言医案

（真水亏虚元阳浮，益元更需从阴治）

黄湛侯素有失血病。一晨起至书房，陡爆一口，倾血一盆，喉间气涌，神思飘荡。壮热如蒸，颈筋粗劲，诊其脉，尺中甚乱。曰：此昨晚太犯房劳，自不用命也。因出验血，见色如太阳之红。其仆云：此血如宰猪后半之血，其来甚远。不识痴人有此确喻，再至寝室，谓曰：少阴之脉，萦舌本，少阴者肾也。今肾中之血，汹涌而出，舌本已硬，无法可以救急。因谛思良久，曰：只有一法，不得已用丸药一服，坠安元气，若气转丹田，尚可缓图。因煎人参浓汤，下黑锡丹三十粒，喉间汩汩有声，渐下入腹，顷之，舌柔能言，但声不出。余亟用润下之剂，以继前药。遂与阿胶一味，重两许，溶化，分三次热服，溉以热汤。半日服尽，身热渐退，劲筋渐消。进粥与补肾药，连服五日，声出喉清，人事向安。但每日尚出深红之血盏许，因时令大热，遵内经热淫血溢。治以咸寒之旨，于补肾药中，多加秋石。服之遂愈。

（《寓意草·论黄湛侯吐血暴证治验》）

【诠解】 本案为大失血而出现阴阳离决之候。喻氏认为人身之阴阳，相抱而不脱，是因为"阳欲上脱，阴下吸之；阴欲下脱，阳上吸之"，从而维持着阴阳相抱而不脱的平衡状态。患者之有失血，阴血不足，无以吸阳，加之大犯房劳，摄生不慎，使阴阳失其常度，凡阴阳向脱一分，此一分便孤而无偶。患者肾水亏虚而真阳上浮见壮热如蒸，颈筋粗劲，尺中甚乱。气血逆乱则吐血，喉间气涌，神思飘荡，少阴之脉系舌本，肾虚精亏舌本失养则舌强不能言。

对于脱证的治疗，喻氏指出："治分新久，药贵引用。"新病者，阴阳相乖，急用补偏救弊，治法宜纠其偏，投以重剂；久病者，治以扶元养正，用药宜平，若偏重，则转增其竭。在具体用药上，他以《内经》"从阴引阳，从阳引阴"理论为指导，主张"上脱者，用七分阳药，三分阴药而夜服，从阴以引其阳；下脱者，用七分阴药，三分阳药而昼服，从阳引阴"，本案因暴血出现阴阳离决危候，喻氏根据"同气相求"的医理，法"畜鱼置介"之意，煎人参浓汤急救元气、黑锡丹镇纳浮阳，并用阿胶一味柔润之品涵养阴血，"从阴以引其阳"。这种处理脱证的方法，是中医治疗急证的范例，应予以重视。

王孟英医案

（温补酸涩留瘀滞，不专止血血自凝）

陈秋槎大便骤下黑血数升（热为血迫而妄行），继即大吐鲜红之血，而汗出神昏（心无血养故神昏），肢冷搐搦（肝无血养故痉厥），躁乱妄言。速孟英至，察其脉左手如无，右弦软（虚在阴分），按之数（热在气分）。以六十八岁之年，虑其脱，参汤煎就，将欲灌之。孟英急止勿服，曰：高年阴分久亏，肝血大去，而风阳陡动。殆由忿怒，兼服热药所致耳？其夫人云：日来颇有郁怒，热药则未服也。惟冬间久服姜枣汤，且饮都中药烧酒一瓶耳。孟英曰：是矣。以西洋参、犀角（代以水牛角）、生地、银花、绿豆、栀子、元参、茯苓、羚羊角（代以绵羊角）、茅根为剂，冲入热童溲灌之；外以烧铁淬醋，令吸其气；龙牡研粉扑汗；生附子捣贴涌泉穴，引纳浮阳。两服血止，左脉渐起，又加以龟甲、鳖甲（介以潜阳法）。服三帖，神气始清，各恙渐息，稍能啜粥，乃去犀、羚，加麦冬、天冬、女贞、旱莲投之，眠食日安。半月后，始解黑燥矢。两旬外，便溺之色皆正，与滋补药调痊。

（《王孟英医案》）

【诠解】 本案系一例典型的消化道大出血。《灵枢》有"阳络伤则血外溢，阴络伤则血内溢"之记载。患者年近古稀，素体阳旺，阴津已亏，且饮姜枣汤、药烧酒，滞气助火戕胃，复因忿怒而动火生风。风火相煽，损伤阴阳之络，迫血妄行，而吐血、便血交作。阴亏之体，血既大去，气亦随之而脱，出现汗出神昏，肢冷摘搦，躁乱妄言诸危象。医案行批指其为"血因热迫而妄行，心无血养故神昏，肝无血养故痉厥"，已揭示其病机。患者阴血大去，风阳陡动，热盛血虚，势已危殆，其治确属棘手。孟英治疗危重险症，颇多独到之处，每能出奇制胜，化险为夷。吸烧铁淬醋之气以苏神昏、扑龙牡粉以止汗、捣附子贴涌泉穴引纳浮阳，内病外治，多法合用，改变仅靠煎药口服之单一疗法。药只两服，已血止脉起，后又加龟、鳖潜阳，继以犀、羚易二冬、二至等滋阴调理以善后。纵观全治疗过程，完全未用止血涩血药。童溲，系健康儿童之尿液。《重庆堂随笔》称其为"血证要药"，《血证论》谓其"制火邪以滋肾"，治吐血大有功用。已故名中医蒲辅周先生多用之治吐血诸证，谓其可以"引人体秽浊下降，以浊引浊，有同气相求之妙"。

张锡纯医案

（肝气过郁吐血症，大黄肉桂平肝用）

王君夫人，患吐血证，其脉微数，按之不实。其吐血之先，必连声剧嗽，即继之以吐血。因思此证若先治愈其咳嗽，其吐血当自愈。遂用川贝煎汤，调山药细末作粥服之，咳嗽顿止。以后日进一剂，嗽愈，吐血亦愈。隔旬日，梦被人凌虐过甚而哭醒，吐血骤反复。因知其肝气必过郁也，治以调肝、养肝兼镇肝之药，数剂无效，且夜中若做梦恼怒，其日吐血必剧。精思再四，为制秘红丹。

生大黄细末 3g　油肉桂细末 3g　生赭石细末 18g

上 3 味，将大黄、肉桂末和匀，用赭石末煎汤送下。

（《医学衷中参西录》）

【诠解】　秘红丹张氏称其"治肝郁多怒，胃郁气逆，以致吐血、衄血及吐衄之证屡服他药不效者，无论因凉因热，服之皆有捷效"。该方据"俗传方"（民间流传方）肉桂、大黄二药为散治吐血之意化裁。且谓"平肝之药肉桂为最要，肝属木，木得桂则枯也，而单用之则失于热。降胃止血之药，以大黄为最要，胃气不上逆，血即不逆行也，而单用之又失于寒。若二药并用，则寒热相济，性归和平，降胃平肝兼顾无遗"。赭石有平肝潜阳，降肺胃逆气，凉血止血功效，对于胃气上逆、血热妄行的上部出血证适用。该方辅用重坠之赭石煎汤送下，使下行之力专，效果更迅捷。

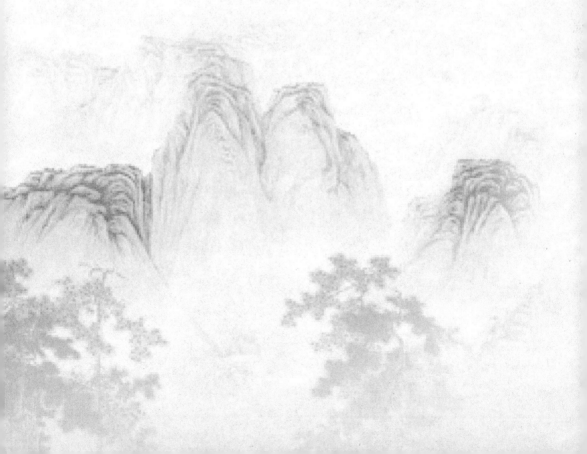

现代医案篇

延升因案篇

重 型 肝 炎

一、湿热毒盛

李济仁医案

（清热利湿为大法，重用茵陈退黄疸）

朱某，男，29岁，工人。

初诊：1983年4月16日。患者4天前浑身不爽，恶寒发热，神困肢软，食欲缺乏，欲呕不出，厌恶油腻，面目肌肤黄染，溲黄便结，脉滑数，苔黄腻。检查：体温38.4℃，血压136/90mmHg。腹软，肝右肋缘下2cm可触及，质软，有压痛。化验：麝香草酚浊度试验6U，谷丙转氨酶520U/L，凡登白试验呈双相反应，黄疸指数66U。

中医诊断：黄疸。

中医辨证：湿热型。

治法：清热祛湿，通腑利胆。

处方：

绵茵陈40g	制大黄9g（后下）	广郁金9g	紫丹参15g
板蓝根20g	龙胆草9g	炒柴胡15g	平地木15g
虎杖15g			

复诊：1983年4月20日。服药5剂，肤黄见淡，呕恶已止，热退身爽，食欲渐增，余恙同前。仍循原方加猪苓9g，服药后即卧。

三诊：1983年4月24日。黄疸消退，胁痛亦除，食欲大增，溲清便畅，脉舌如常，复检：肝肋缘下可触及1cm。化验指标在正常范围，拟原意去渗湿药，以防苦寒伤胃，略增扶正之品，以获脾健营和之效。原方去平地木、龙胆草、虎杖，加太子参15g，当归12g，赤芍、白芍各9g，服10剂诸症悉除。

（《李济仁临证医案存真》）

【诠解】 黄疸病多由于感染湿热疫毒，脾胃失和，蕴结肝胆，或热毒炽盛，弥漫三焦，瘀血互结，损伤肝胆，胆汁不循常道排泄，外溢肌肤，下注膀胱，发为身黄、目黄、小便黄的病证。一般以双目先黄，继则遍布全身，黄如橘色而明，或色如烟熏而暗。因其病机有湿热与寒湿的不同，从而临床兼症不同。其辨证应以阴阳为纲，本案辨证当为阳黄。论阳黄之病因，皆因湿从热化，熏蒸于肝胆，致胆汁不循常道、熏染肌肤而发病。故治疗大法当以清热利湿为主，投药再据湿、热之轻重而化裁。

本案系重症"黄疸型肝炎"，故重用茵陈，意在急则治标，使湿热之邪迅速从小便而解，配龙胆草增强清湿热之效，伍以泻下通便之大黄，通腑泄热活血，促进黄疸消退。方中板蓝根、平地木、虎杖既清热利湿，又有较好的抗病毒作用；柴胡、郁金、丹参等疏肝利胆，养血活血；二诊时加猪苓利湿，以冀加速湿热从小便而去。药合病机，故有佳效。

在服法上，先生根据"人卧则血归于肝"之论，认为药物的有效成分吸收入血，流入肝，肝血流量愈多，药物在肝内有效浓度相应增高，疗效也就愈大，故嘱其睡前服或药后即卧。

陈一鸣医案

（疫毒炽盛陷心营，茵陈除湿下瘀血）

张某，女，22岁，干部，1974年5月10日初诊。

其父代诉：患者3日前突然高热恶寒，巩膜及全身皮肤出现黄染，小便如浓茶样。昨天送入某医院传染科住院治疗，诊断为"急性黄色肝萎缩"。现人事不省，呈昏迷状态。检查肝功能：黄疸指数200U，谷丙转氨酶900U/L。病情危重，要求结合中药治疗。此为急黄重证，乃疫毒炽盛，内陷心营所致。此型病情凶险，宜及时用中西医两法进行救治。

中医治法：泻热解毒，通窍除湿。

处方：茵陈蒿汤合黄连解毒汤加减。

绵茵陈 60g	川大黄 12g	大叶蛇总管 12g	金土鳖 5g
栀子 12g	川连 6g	犀角（水牛角代）3g（另炖冲服）	
丹皮 9g	板蓝根 15g	芒硝 12g	甘草 5g

4 剂，水煎服，每日 1 剂（鼻饲）。并予安宫牛黄丸 2 丸/次，3 次/日，口服。

二诊：原方去芒硝，大黄减至 6g，加甘草 10g，元参 l5g，6 剂。服完后，诸症明显好转。

三诊：由于诊治及时，中西医药并进，病情迅速转危为安，出院前来门诊。诊见：巩膜及面色仍微黄，胃纳正常，唇舌糙红，苔微黄而厚，脉弦细数，肝在右肋下一指半，微有压痛。阴已伤，宜解毒化瘀，清热养阴。

处方：

绵茵陈 40g	川大黄 5g	栀子 10g	山药 15g
金土鳖 5g	何首乌 15g	元参 15g	三七 5g

水煎服，10 剂。

四诊：6 月 5 日复诊，自诉精神、胃纳睡眠均正常，大便每日 2 次，肝区仍时有微痛，转用解毒除湿，养肝扶脾之法。

处方：

绵茵陈 30g	金土鳖 3g	北沙参 15g	北柴胡 5g
赤芍 15g	茯苓 15g	山药 I5g	何首乌 15g
川大黄 2g			

每日 1 剂，10 剂。药毕诸症消除而愈。

（《古今名医临证金鉴·黄疸胁痛鼓胀卷》）

【诠解】 陈老治疗急黄重证，川大黄、大叶蛇总管（又名土大黄）、金土鳖三味，除脾胃素虚患者外，一般为必用之品。本案初起疫毒炽盛，内陷心营，患者呈昏迷状，病势危急，治疗以大剂清热解毒利湿，辅以安宫牛黄丸清心开窍，5 天后，神志完全清醒，病势已减。茵陈蒿汤为治疗湿热黄疸经典名方，"黄家所得，从湿得之"，茵陈味微苦辛性凉，有清热、利湿、利尿、解毒作用，为退黄之要药，临床用药量较大，成人一般可用 30～50g。大黄味苦性寒，泻热通便，解毒祛瘀，清肝胆湿热，利胆退黄，使湿热之邪从大便排出；用量须视患者体质之强弱，病情之轻重及病程长短而定，一般以保持大便通畅为度，体强者要求服药后保持每天大便 3~4 次，体弱者则以每天有 1~2 次大便即可，黄疸消退后，大黄用量宜减轻。栀子苦、寒，有清热利湿、凉血解毒、利胆退黄、泻火除烦的功效，临床可用于治疗急性黄疸型肝炎。金土鳖为化瘀解毒之良药，因其化瘀力强，且有小毒，故用量不宜过大，一般以 5g 左右为宜（孕妇慎用）。大叶蛇总管味苦性寒，有清热、除湿、解毒功效，临床用于治疗急性传染性肝炎，疮毒湿疹，皮肤瘙痒。

本案例初起及时通过中西医综合治疗，中药以泻热解毒、除湿开窍，少量频服鼻饲给药，待急重症状稍安，即减少苦寒清热药量，以防伤耗胃气；配以除湿、解毒、活血、养阴调理，后期治疗增加健脾养阴之剂，终至病愈，其中大黄与茵陈配伍，使湿热之邪分别从二便而出，其意之妙值得深思。

吕承全医案

（疫毒炽盛阻中焦，清肝解毒救急危）

高某，男，36 岁，工人。1967 年 12 月 13 日初诊。

患者右胁痛 3 月余，因出差受寒冷饥饿、引起高热，近 10 日内巩膜及全身皮肤出现黄疸，并迅速加重，入医院治疗。症见：精神萎靡，面目及全身皮肤黄染，头晕恶心，腹部胀满，呃逆呕吐，鼻衄咯血，尿深黄短少，大便干。检查：体温 39.0℃，脉搏 90 次/分，呼吸 20 次/分，血压 120/80mmHg。肝区叩击痛（＋），肝下界在右肋缘下可触及，质硬中等，移动性浊音（＋），肝功能：黄疸指数 84U，天门冬氨酸氨基转移酶 660U/L，麝香草酚浊度试验（＋＋），脉弦数，舌质红，苔黄腻。

西医诊断：亚急性肝坏死。

中医诊断：急黄。

辨证：疫毒炽盛，阻滞中焦，气机逆乱，肝失疏泄，胆汁外溢。

治法：清热利胆，解毒救肝。

处方：自拟解毒救肝汤加减。

茵陈 60g	炒栀子 9g	大黄 9g	黄柏 9g
金银花 30g	白芍 30g	黄芩 9g	佛手花 9g
桑白皮 9g	白茅根 30g	竹茹 6g	柿蒂 9g

每日 1 剂，水煎服。

上方服 6 剂后，呃逆呕吐未止，大便呈轻泻状，尿少腹胀均减轻，午后仍低热、出汗、面部浮肿，身倦无力，脉沉细，苔薄腻，病情已有好转，毒邪退去大半、肝脾运化乏力。拟健脾和胃，疏肝利胆之法。

处方：

茵陈 30g	茯苓 30g	白术 20g	山药 30g
薏苡仁 30g	白芍 15g	党参 15g	黄芪 15g
陈皮 20g	白茅根 30g	焦三仙各 10g	

每日 1 剂，水煎服。

上方加减服 12 剂，黄疸全消，低热已退，鼻衄、咯血均转，仍感肝区痛，脾之运化力尚弱，大、小便均顺利，脉细弦，舌质红、苔薄白。根据病情，属肝阴不足，拟滋补肝肾之剂加减，以善其后，巩固疗效。

处方：

白芍 20g	枸杞子 10g	北沙参 15g	玉竹 12g
麦门冬 9g	生地黄 20g	山药 30g	鳖甲 30g
知母 9g	炒栀子 9g	茯苓 15g	甘草 6g

大枣 5 枚

每日 1 剂，水煎服。

上方加减调理月余，肝功能复查全部恢复正常，痊愈出院。3 年后追访，正常工作。

（《国家级名老中医：肝病验案良方》）

【诠解】 本案属急黄证，其病机系因疫毒炽盛，阻滞中焦，气机逆乱，肝失疏泄，胆汁外溢所致。《金匮要略·黄疸病》强调："黄家所得，从湿得之""诸病黄家，但利其小便"。从病因、治则上论述了黄疸病。吕老认为该病例湿热疫毒之邪虽盛，但脾胃正气未衰，治以祛邪安正为主，方选自拟解毒救肝汤加减。病初湿热毒盛，用大量清热解毒利湿之剂，茵陈蒿汤合黄连解毒汤加金银花、去黄连，因黄连过于苦寒，而患者呃逆呕吐，胃气上逆，故加入柿蒂、竹茹，以降逆止呕；桑白皮泄肺行水，白茅根清热利尿，使湿热之邪从小便而去；白芍平肝敛阴养血，佛手疏肝理气化痰，一气一血，相辅为用。诸药相合，共奏清热利胆、解毒凉血之功。中后期则以健脾利湿、柔肝养阴、顾护脾胃为主以善后。

张泽生医案

（湿热熏蒸充斥三焦，透表清化引邪外出）

余某，男，25岁，军人。因高热黄疸，住某院传染病，诊为"亚急性黄色肝萎缩"。症见发热，全身黄染，腹部膨胀，小溲短少，色如浓茶，大便稀溏，神志恍惚。入院1周，经投抗生素及大剂量激素，发热已退，然黄疸及腹胀逐步加重，神志昏迷。邀余会诊，察其舌苔白腻，脉象濡数。综合症情，乃湿热蕴于阳明，肝胆失于疏泄，酝湿化热，熏蒸为黄，表里三焦均为邪热湿浊充斥，极为严重。拟用茵陈蒿汤、栀子豉汤，加银花、蒲公英清热解毒化湿。另用万氏牛黄清心丸2粒，用薄荷3g，九节菖蒲3g，热汤化服，开其窍闭。药服2剂，神志渐清。然黄疸、腹胀、溲少如故，口干，舌苔灰白而腻，以原方去牛黄清心丸，改用神犀丹，加大剂清解之品。2日后再诊，病势未进退，黄疸指数仍160U。余思之，中药已服4剂，神志虽清，余症不减，舌苔甚腻，邪毒虽未内陷，然中焦湿热交结不解。知其激素用量颇大，经与病区主任反复研究，暂停用激素，以观病情变化，以免掩盖病之真相。余将原方减大黄加苍术，去神犀丹改用甘露消毒丹，重在化湿清热。2日后往诊，体温复升至39℃以上，然神志尚清，身热目楚，欲汗不得，此邪热欲从外达，乃投以麻黄连翘赤小豆汤、栀子豉汤加甘露消毒丹。2剂后汗出遍体，体温下降，复查黄疸指数降至30U，后去麻黄连翘赤小豆汤，加清利湿热之味，共诊13次，病者逐步向愈。

（《古今名医临证金鉴·黄疸胁痛鼓胀卷》）

【诠解】《伤寒论》载："伤寒发热，身黄，瘀热在里，麻黄连轺赤小豆汤主之"，《金匮要略》说："黄疸，脉浮者，当以汗解。"《医宗金鉴》云："湿热发黄，……热盛者清之，尿溜者利之，表实者汗之，里实者下之，皆无非为病求去路也，用麻黄汤以开其表，使黄从外而散。去桂枝避其热也，佐姜枣者，和其营卫也。加连翘、梓白皮以泻其热，赤小豆以利其湿，共成治表实发黄之效也。"说明治黄疸用汗法早已有之。发汗退黄，取效迅速，正合重型肝炎变化迅速之病情。本案湿热蕴结化毒，疫毒炽盛，充斥三焦，深入营血，内陷心肝，发为急黄，治疗以清热解毒，凉血开窍。待神志转清后，治疗重点在化湿热，通过发汗、利小便，使邪有去路。方以麻黄开宣肺气，湿从汗祛，佐栀子清宣，豆豉透表，甘露消毒丹清热利湿化浊，故病退矣。

赵清理医案

（湿热熏蒸扰清窍，温胆汤加味解急危）

刘某，男，40岁，火车司机。

患者于1971年3月20日左右，突发寒热，食欲减退，渐觉胁痛，面目及小便发黄，至铁路某医院进行多方检查，均诊为"急性黄疸型肝炎"而收住入院。经治疗3个月，病情未见好转，且又继续恶化。出现恶心呕吐，黄染加深，腹水，烦躁嗜睡，神志不清，时而昏迷。体温38℃，呼吸每分钟23次。肝功能：丙氨酸氨基转移酶大于400U/L，黄疸指数90U，凡登白间接、直接反应均呈阳性；麝香草酚浊度试验10U，麝香草酚浊絮状试验强阳性，硫酸锌浊度试验26U，脑絮（＋＋＋），血清总蛋白74.8g/L，其中，白蛋白34.2g/L，球蛋白40.6g/L。又诊为"亚急性肝坏死伴肝昏迷"。经各种紧急处理，疗效不佳，病情险恶，危在顷刻，后经介绍，前来求治。5月24日初诊：患者神志不清，时而躁动，时而昏迷。尿色深黄量少，大便秘结，巩膜及全身皮肤重度黄染，色不甚鲜。恶心呕吐，吐物为棕色液体，肝臭明显。腹水，胁痛，舌红，苔黄厚腻，脉弦滑而数。

西医诊断：亚急性肝坏死。

中医诊断：急黄。

中医辨证：湿热并重型。因湿热蕴结，熏蒸肝胆，毒滞肠胃，热扰清窍，故见神识昏蒙、遍身发黄、呕恶、便结等症。

治法：清热解毒，化湿醒神，疏肝利胆。

处方：温胆汤加味。

陈皮 9g	半夏 9g	枳实 12g	竹茹 15g
板蓝根 20g	栀子 12g	生地黄 20g	生大黄（后下）20g
茵陈 30g	郁金 12g	香附 9g	青皮 9g
藿香 9g	大腹皮 15g	美人蕉根 60g	

3 剂，水煎服。

服上药后，呕吐次数减少，神志稍清，余症如前。乃湿热尚重，拟上方去藿香，加石菖蒲 9g。3 剂，水煎服。

服药后，神志较清，小便增加，大便正常，但头仍昏沉，精神萎靡，黄染未退，纳差腹胀，舌苔黄腻。前方既效，宜守原方，重用茵陈、栀子，减大黄量为 9g。又取 6 剂。

服药后，黄疸有减，神志清楚，腹胀已觉轻松，进流质食物较前增多，胁痛不甚。上方去香附、大黄，加车前子（另包）12g。继进 6 剂。

服药后，身黄续退，腹水大减，精神转佳，能下床稍事活动，病情已趋稳定。守上方略有出入，每诊皆 3 剂。

服药后，复查肝功能：黄疸指数 11U，丙氨酸氨基转移酶 180U/L。腹水基本消失，脉弦细无力。病情继续好转，湿热毒邪消退大半，治宜扶正健脾为主，兼疏肝理气。

处方：

太子参 15g	白术 12g	陈皮 9g	半夏 9g
郁金 12g	川楝子 12g	青皮 9g	茵陈 30g
神曲 15g	黑山楂 18g	生姜 9g	

水煎服。

服药后，经原住医院检查，除黄疸指数 8U 外，其余化验均属正常，惟脾胃之气未恢复，面色萎黄，食量有限，大便软不成形，故需调理脾胃肝胆，以善其后。

处方：

党参 12g	焦白术 12g	茯苓 15g	陈皮 9g
茵陈 20g	郁金 9g	半夏 9g	砂仁 9g

五味子 12g	炒山药 24g	薏苡仁 18g	建曲 12g

水煎服。

上方水煎服，间日1剂。10剂后，症状显著减轻，脾胃之气得复。经检查一切正常，精神转佳，胃和思食。休养4个月后正式上班。

（《河南省名老中医经验集锦》）

【诠解】 亚急性肝坏死属祖国医学"黄疸""瘟黄"等范畴，发病急，变化快，病势危。《医宗金鉴·删补名医方论》评"温胆汤"说："方以二陈治一切痰饮，加竹茹以清热，加生姜以止呕，加枳实以破逆，相济相须，虽不治胆而胆自和，盖所谓胆之痰热去故也。命名温者，乃温和之温，非温凉之温也。若谓胆家真畏寒而怯用之，不但方中无温胆之品，更有凉胃之药也。""温之者，实凉之也。"本案湿热蕴结，熏蒸肝胆，热扰清窍，表现为神志不清、身黄尿赤、呕恶、便结等实热证。在治疗过程中，既要清利湿热，疏肝利胆，又须调理脾胃，标本兼顾，多法合用。初始，因于湿热毒邪蕴结，故投温胆汤合茵陈蒿汤加味治之，意在清热退黄，化湿开窍，疏肝和胃，凉血解毒。其中大黄量逐减，至三诊时去大黄加车前子淡渗利湿，使邪由小便走，其中深意当细心体会。美人蕉根性味苦寒，《生草药性备要》载其："退热毒，敷大疮，又利小水。"临床用于治疗急性黄疸型肝炎。本案后期邪退大半，病情好转，故宜扶正健脾之法，以调理善后。

谙宁生医案

（湿热毒邪入营血，解毒化瘀奏奇功）

患者，男，40岁。有慢性肝炎病史，反复发作2年半。入院前5日因受寒病情突然加重，症见精神疲乏，四肢无力，恶心呕吐，厌油，食欲不振，口干苦，右胁肋隐痛，全身皮肤及巩膜黄染，尿深黄，舌稍红，苔黄腻，脉濡。肝功能：总胆红素 322.2μmol/L，谷丙转氨酶 1534.3U/L，白蛋白 42.8g/L，球蛋白 25.6g/L，HBsAg、HBeAg、HBcAb 均为阳性，HBV－DNA（＋），PT 18 秒，PTA 32.6%。

西医诊断：慢性重症肝炎。

中医诊断：瘟黄。

中医辨证：湿热并重。

治法：清热利湿退黄。

处方：甘露消毒丹加减。

茵陈 20g	滑石 10g	木通 10g	藿香 10g
豆蔻仁 6g	黄芩 10g	连翘 10g	大黄 6g
金钱草 12g	赤芍 15g	甘草 3g	

每日 1 剂，水煎 400ml，分 2 次服用。

10 日后，患者自觉恶心、呕吐减轻，其余症状同前，皮肤、巩膜黄染加重，尿黄加深。肝功能：总胆红素 465.0μmol/L，结合胆红素 149.4μmol/L，谷丙转氨酶 575.1 U/L，白蛋白 33.6g/L，球蛋白 25.7g/L，舌质红、边有瘀点，苔薄黄，脉弦。辨证为热毒入营血。改拟清热解毒、化瘀退黄为法。

处方：解毒化瘀汤加减。

茵陈 30g	牡丹皮 15g	赤芍 40g	葛根 20g
大黄 10g	郁金 10g	栀子 10g	生地黄 10g
丹参 30g	白茅根 20g		

煎服同前。服药 4 剂后患者病情有所好转，自觉精神、食欲转佳，原方续服 10 剂，皮肤、巩膜黄染和尿黄均减轻，病情明显好转。复查肝功能：总胆红素 287.8μmol/L，结合胆红素 112.2μmol/L，谷丙转氨酶 106U/L。原方继服 30 日后，肝功能进一步好转，HBeAg 转阴，说明肝脏损伤减轻。守方再服 30 日，肝功能进一步改善，患者饮食、睡眠、精神均佳，惟口稍干，皮肤、巩膜微黄，舌尖红，苔薄黄，脉弦滑。前方去大黄，加谷芽 15g，茵陈、赤芍、丹参均改为 15～20g，再服 20 日。复查肝功能：总胆红素 22.9μmol/L，结合胆红素 7.2μmol/L，谷丙转氨酶 30.1U/L，白蛋白 35.6g/L，球蛋白 32.0g/L。患者食欲、睡眠、精神及大小便均恢复正常。住院 95 日，患者痊愈出院。

（1999 年《中国中西医结合急救杂志》）

【诠解】 重症肝炎属中医"急黄""瘟黄""疫黄"范畴，乃因外感疫毒，发病后所形成的内毒又直接影响着疾病的发展和变化，内外毒相结合，湿热毒盛，侵犯脾胃，损伤肝胆，深蕴营血，充斥三焦，耗气伤津动血，致胆汁外溢，浸渍于全身肌肤。本症起病急骤、病情险恶，病变极快，属黄疸中之重症，治疗可按温病"卫、气、营、血"辨证论治。但因其病因病机为湿热毒盛，病情凶险，传变极快，易伤营血，形成"毒""瘀"胶结的血瘀毒证。谌老认为治疗关键"重在解毒，贵在化瘀"，解毒不仅是清热解毒，利湿、凉血化瘀、通腑均可解毒；化瘀不单是活血化瘀，益气、温阳、通络、攻下通腑均可化瘀。

解毒化瘀汤是谌老自拟方，药物组成：白花蛇舌草、茵陈、赤芍各30g，丹参、田基黄各15g，栀子、郁金、石菖蒲、通草各10g，枳壳6g，生甘草5g，生大黄10g（后下）。功效：清热解毒，化瘀退黄。主治热毒黄疸重症，重型肝炎、肝衰竭、高胆红素血症。方中用大量清热解毒，利湿退黄之剂，以阻断温邪热毒侵犯营血，从而扭转病机，预防热毒内陷心包等危证发生。同时重用赤芍等凉血解毒化瘀，使血中之热毒解，瘀血除，则黄自退，病自愈。

本案患者先用"甘露消毒丹"加减治疗，病重药轻，难以控制病情发展，湿热毒邪，入营伤血，形成血瘀毒热证。本案中解毒化瘀汤以葛根、茵陈、栀子清热解毒、利湿退黄，并重用赤芍、丹参以及丹皮、郁金、生地、白茅根等，均为凉血解毒活血化瘀之品，能使热毒解瘀血除，则黄疸消退，病情渐愈。

张瑞霞医案

（析因湿热毒邪弥漫三焦，治从泄热解毒凉血活血）

陈某，男，36岁。2008年10月12日初诊，以"乙肝系列异常10余年，反复身目黄染1年余，加重10余天"为主诉。

初诊：患者于1998年发现肝功能异常，而后曾出现黄疸，经住院治疗而愈。2001年2月，患者因过度劳累，又出现黄疸，经查有腹水。于3月1日再次住院治疗，4月2日黄疸加重，腹水增多。实验室检查：总胆红素342μmol/L，结合胆红素203.2μmol/L，谷丙转氨酶458U/L，谷草转氨酶1024U/L，白蛋白35g/L，球蛋白31g/L，PT 25.5秒。某医院诊断为慢性重型肝炎。给予保肝、降酶、利尿等治疗，并给补充白蛋白等支持疗法，患者症状无改善而求中医会诊。

现症：神志尚清，反应迟钝，一身尽黄如橘皮色，两胁疼痛，脘腹胀满，极度乏力，口干思饮，口苦，大便干结，小便黄赤。查体：神志清，精神极差，肝病面容，颜面毛细血管扩张，有肝掌及蜘蛛痣，巩膜皮肤黄染。乙肝系列：HBsAg、HBeAg、HBcAb 阳性；HBV – DNA 2.85×10^8 IU/ml。腹部 B 超：肝实质弥漫性损伤。舌质红，苔黄干，脉弦滑。

辨证分析：患者表现为黄疸发展迅速，病势危急，属"急黄""瘟黄""疫黄"范畴。湿毒热邪炽盛，弥漫三焦，心肝火盛，风火相煽，势欲动风。

处方：茵陈蒿汤合黄连解毒汤加味。

茵陈 60g	黄连 10g	黄柏 10g	黄芩 10g
生大黄 10g	栀子 10g	蒲公英 10g	板蓝根 30g
野菊花 30g	枳实 10g	半夏 10g	白茅根 30g
水牛角 30g			

3 剂，水煎服，日 1 剂。

二诊：精神转佳，食纳有所增加，余症未减。守上方加大茵陈剂量。

处方：

茵陈 120g	生大黄 10g	栀子 10g	黄连 10g
黄芩 10g	黄柏 10g	白茅根 30g	连翘 15g
板蓝根 15g	蒲公英 30g	水牛角 30g	赤芍 30g

7 剂，水煎服，日 1 剂。

三诊：诸症大减，精神复常，饮食大增，黄疸始退，消退较慢。处方考虑患者舌质始终红绛，有热入血分之症，固守原方加大赤芍剂量至 60g，并加丹皮 10g 以加强凉血活血之力。7 剂，水煎服，日 1 剂。

四诊：诸症大减，精神如常，胆红素降至 $60.4\mu mol/L$。考虑久用苦寒之剂，原方加炒白术 30g 以防苦寒败胃。7 剂，水煎服，日 1 剂。

五诊：患者肝功能复常，黄疸消退，但觉乏力，纳食不香，大便不畅，舌淡红，苔薄白，脉沉滑。治拟健脾益气，稍佐利湿清热之剂，以善其后。

处方：

生黄芪 15g	党参 12g	白术 10g	藿香 10g
草豆蔻 6g	茵陈 15g	泽兰 15g	陈皮 10g
砂仁 6g	丹参 20g	炒三仙各 10g	

（《名老中医张瑞霞学术思想及临证经验荟萃》）

【诠解】 本例患者素有"乙肝"病史10余年，反复身目黄染1年，加重10日，西医诊断为慢性重型肝炎，中医辨证属"急黄"范畴。患者感染疫毒湿热之邪日久，湿热毒盛，弥漫三焦，心肝火盛，风火相煽，势欲动风。从舌脉分析，患者虽腹满乏力，但正气尚可，故以祛邪为主，方用茵陈蒿汤合黄连解毒汤苦寒直折，泻火解毒。初始清热解毒类药物用量偏于轻浅，二诊时显著加大茵陈剂量至120g，并增一味连翘，并予大剂量赤芍凉血活血退黄。关幼波先生提出"治黄必治血，血行黄易却"的治则，认为黄疸是血分受病，治黄必然要从血入手，亦即在清热祛湿（或温化寒湿）的基础上加用活血药物。张老处方用药抓住主要矛盾，突出以祛邪为主，清热解毒凉血活血，力挽逆流，从而转危为安，发挥奇效。

二、寒湿滞留

任侠民医案

（自拟鸡平岩柏散，加减变化治阴黄）

陈某，男，成人。1983年1月6日入院。

主诉：发病前10天神疲乏力，食欲减退，腹胀溲黄。继而面目发黄。检肝功：黄疸指数20U，凡登白试验双相阳性，谷丙转氨酶200U/L，HBsAg（－）。诊为急性黄疸型肝炎而收治。经治疗症状改善，黄疸消退，惟谷丙转氨酶持续不降。近10天来又出现黄疸，且逐渐加深。1月29日检肝功：黄疸指数100U，麝香草酚浊度试验18U，硫酸锌浊度试验20U，谷丙转氨酶200U/L。5月4日邀请任教授会诊。

患者住院已1个月，曾昏迷2次，10天来精神疲乏，现自觉头痛咽疼，恶寒烘热，体温正常，腹胀纳减，大便溏薄，小便黄赤，小腹重垂，面色晦滞，形体消瘦，巩膜黄染（＋＋＋＋）。

西医诊断：重症肝炎，亚急性肝坏死。

中医辨证：寒湿陷于阳明，肝失条达。

治法：宣郁疏肝，芳香化湿，辛开阳明。

处方：鸡平合剂配茵陈五苓散加减。

岩柏 30g	鸡骨柴 20g	平地木 20g	茵陈 15g
茯苓 12g	猪苓 9g	白术 9g	莪术 6g
桂枝 4g			

二诊：1983 年 5 月 7 日。面黄稍减，呃逆时和，病乃脾阳不能挥发。原方加香附 6g，车前子 9g。

三诊：服前方 3 剂，黄疸减轻，大便不畅，湿邪已减，因势利导，原方加金钱草 15g，乌韭 12g，续进 4 剂

四诊：1983 年 5 月 14 日。黄疸再减、纳食增香，脘饱肠鸣，大便先硬后如青泥，小便色浑，苔腻，脉迟缓。

此病乃寒湿滞于阳明，肝气失于条达，与湿热瘀毒所致者有别。或因药物过于寒凉，致令脾阳抑遏，故以辛开微甘之鸡平岩柏散，合苦泄淡渗之茵陈五苓散为主方。用桂枝之辛温，白术之甘平来振奋脾阳，助脾气以转输，四苓之淡渗化湿，利湿邪之下行。

处方：

鸡骨柴 18g	平地木 18g	岩柏 18g	金钱草 15g
茯苓 12g	泽泻 9g	香附 9g	莪术 9g
神曲 9g	桂枝 6g	木通 5g	

服药 4 剂，病情日见好转。

五诊：1983 年 5 月 18 日，黄疸明显消退，大便转结，4 日来行，小便色淡，舌根苔薄，脉缓，精神舒畅，阳气来复，病已向愈，再拟清化疏肝。原方加虎杖 12g，象贝 9g，桑皮 9g。

而后依症进退，至 6 月 22 日十四诊时，检肝功均正常而治愈出院。

（《古今名医临证金鉴·黄疸胁痛鼓胀卷》）

【诠解】 本案西医诊断为重症肝炎，中医辨证为黄疸（阴黄）。患者虽有神昏疲乏，腹胀便溏，面色晦滞等阳虚之象，但无肢冷汗出之阳衰之症，脉迟而无沉细之阳微之征。故诊为肝气郁结，寒湿滞于阳明，方选茵陈五苓散而不投茵陈附子、茵陈四逆等方。三诊之后，大便如青泥样者甚多，此乃邪气不行，故因势利导而病日见向愈。

任老治疗急性肝炎，常用经验方自拟"鸡平合剂"（鸡骨柴、平地木、岩柏、马兰青、酢浆草），疗效堪佳。

本方有清热解毒、宣郁化湿、活血消肿的功效。对急性病毒性肝炎，无论有无黄疸，初起或迁延不愈，血清转氨酶升高或持续不降者，投以此方或加用 2～3 味药，皆有较高的疗效。如见舌苔白滑或白厚而腻，则加入芳香淡渗之品，如茯苓、厚朴、佩兰等品，以苏胃气。若右胁痛、脘痞、气郁甚者，可加绿梅花、香附以增强疏肝理气之力。

注：

鸡骨柴，植物名六月雪，茜草科，性味淡，微辛凉，功效疏肝解郁，清热利湿。

平地木，植物名紫金牛，性平味辛，功效清热利湿，活血消肿止痛。

江南卷柏，又名摩来卷柏、岩柏，性平微甘，功效活血止血，清热利湿。

马兰青，又名鸡儿肠、路边菊，性味辛平，功效滑热解毒，消肿利尿。

酢浆草，又名盐酸草，性微温味酸，功效祛瘀消肿，化痰利尿。

张瑞霞医案

（寒湿滞留困脾土，固护阳气首当冲）

雷某，男，47 岁。2009 年 3 月 19 日初诊，以"反复身目黄染 3 年余，加重 10 天"为主诉。

初诊：患者曾患"急性黄疸型乙型肝炎"，经治疗 1 个月，各项化验指标恢复正常后出院。多因劳累后诸症复发，出现双目、小便黄染，伴乏力，纳少，在当地医院服中药治疗 1 个月后，症状缓解。之后黄疸反复，劳累后病情加重，出现深度黄疸、明显消化道症状及极度疲乏等，遂来求治。

刻下症：身目小便悉黄，黄色晦暗，伴乏力腹胀，纳差，恶心，畏寒神疲，鼻衄少许，大便稀溏。专科检查：肝病面容，颜面毛细血管扩张，有肝掌，无蜘蛛痣，巩膜皮肤黄染。肝功能：总胆红素 187.5μmol/L，结合胆红素 105.2μmol/L，谷丙转氨酶 452U/L，谷草转氨酶 507U/L。腹部 B 超检查示：肝光点增多，脾稍大；乙肝系列：HBsAg、HBeAb、HBcAb 阳性；HBV - DNA 2.85×10^{5}U/ml。舌质淡红、体胖，苔白腻，脉沉细弱。

辨证分析：患者表现为身目黄染，故属中医"黄疸"范畴。结合黄色晦暗，伴乏力腹胀，纳差，恶心，畏寒神疲，鼻衄少许，大便稀溏，舌质淡红、体胖，苔白腻，脉沉细弱，证属阴黄之寒湿中阻。寒湿阻滞脾胃，阳气不宣，胆汁外泄，因寒湿为阴邪，故身目黄染，黄色晦暗如烟熏。湿困中土，脾阳不振，运化功能失常，则纳少，脘闷腹胀，大便溏。阳气虚，气血不足，则畏寒神疲。舌脉均系湿浊不化、寒湿留于阴分之象。

处方：茵陈术附汤加味。

茵陈 30g	白术 25g	茯苓 20g	干姜 10g
制附片 10g	厚朴 10g	鸡内金 10g	仙鹤草 30g
赤芍 15g	茜草 10g	金钱草 30g	

7 剂，水煎服，日 1 剂。

二诊：2009 年 3 月 26 日。诸症好转，乏力较前减轻，纳食增加，舌质淡红、体胖，苔白腻，脉沉细弱。续以原方去赤芍，加黄芪 30g，以增强健脾之力。

三诊：2009 年 4 月 4 日。黄疸明显减轻，恶心缓解，乏力、腹胀好转，纳食增加，大便正常，夜寐不安。原方加宁心安神之品。

处方：

茵陈 30g	炒白术 20g	茯苓 20g	干姜 10g
制附片 10g	厚朴 10g	鸡内金 10g	仙鹤草 30g
金钱草 30g	黄芪 30g	炒枣仁 30g	生苡仁 30g

7 剂，开水煎服，日 1 剂。

四诊：2009 年 4 月 12 日。诸症明显减轻，复查肝功能指标明显好转而出院。此后一直守方治疗 3 个月，黄疸消退，诸症基本缓解。复查肝功：总胆红素正常，谷丙转氨酶 68U/L，谷草转氨酶 70U/L，白蛋白 35g/L，球蛋白 30g/L，PTA 56%。后以归芍六君子汤加味柔肝健脾，活血软坚，巩固治疗半年余。随访，健康状况良好，肝功能正常，乙肝系列 HBsAg、HBeAb、HBcAb 阳性。B 超检查示：肝光点增多，脾回缩至正常。

（《名老中医张瑞霞学术思想及临证经验荟萃》）

【诠解】 患者表现为身目黄染，故属中医"黄疸"范畴。结合黄色晦暗，伴乏力腹胀，纳差恶心，畏寒神疲，大便稀溏，舌质淡红、体胖，苔白腻，脉沉细弱，证属阴黄之寒湿中阻。寒湿阻滞脾胃，阳气不宣，胆汁外泄，故身目黄染，因寒湿为阴邪，故黄色晦暗如烟熏。湿困中土，脾阳不振，运化功能失常，则纳少脘闷，腹胀便溏。阳虚不能温煦四末，脾虚生化乏源，气血不足，则畏寒神疲。舌脉均系湿浊不化、寒湿留于阴分之象。张老治疗采用标本同治、扶正祛邪的原则。扶正以温阳健脾为主，祛邪则以除湿退黄为辅，临床疗效显著。

本案在茵陈术附汤基础上加入燥湿健脾之药厚朴、鸡内金，并配以仙鹤草、金钱草、赤芍、茜草清热利湿，凉血活血，一则防湿蕴化热之象，二则取血行黄却之功。张老指出，必须注意苦寒伤胃之弊，遵照《金匮要略》"见肝之病，知肝传脾，当先实脾"之旨，时刻固护阳气损伤，尤其是脾肾之阳更为重要。

急性病毒性肝炎（黄疸型）

一、肝胆湿热

刘渡舟医案

（明辨虚实详查舌脉，善用经方疏肝和胃）

刘某某，男，14岁。

患者春节期间过食肥甘，又感受时邪，因而发病。症见周身疲乏无力、心中懊恼、不欲饮食，并且时时泛恶、小便短黄、大便尚可。此病延至2日，则身目发黄，乃到某医院急诊，认为是"急性黄疸型肝炎"。给中药6包，嘱每日服1包。服至4包，症状略有减轻，而黄疸仍然不退，乃邀刘老诊治。此时，患童体疲殊甚、亦不能起立活动、右胁疼痛、饮食甚少、频频呕吐，舌苔黄腻、脉弦滑数。辨为肝胆湿热蕴郁不解之证。看之似虚，实为湿毒所伤之甚。

处方：

柴胡 12g	黄芩 8g	半夏 10g	生姜 10g
大黄 6g	茵陈（先煎）30g		生山栀 10g

病家揽方而问刘老：患者虚弱已甚，应开补药为是，而用大黄何耶？刘老答曰：本非虚证，而体疲乏力者，为湿热所困，乃"大实有羸状"之候，待湿热一去，则诸症自减，如果误用补药，则必助邪为虐，后果将不堪设想。

上方服3剂，即病愈大半。又服3剂，后改用茵陈五苓散利湿解毒，乃逐渐痊愈。

（《刘渡舟验案精选》）

【诠解】 本案为湿热相蒸，湿热并重，兼有结滞之阳黄，故选用茵陈蒿汤治疗。因有右胁疼痛、频频呕吐，涉及肝胆气机不利，故又加柴胡、黄芩、半夏、生姜以疏利肝胆，和胃止呕。茵陈作为治疗黄疸的通用药物，《本草纲目·黄疸》中有言"茵陈治通身黄疸，小便不利。阳黄，同大黄用；阴黄，同附子用。湿热黄疸，五苓散加之。酒疸，同栀子、田螺擂烂，酒服。痫黄如金，同白鲜皮煎服。同生姜，擦诸黄病"。用法上要注意的是：茵陈蒿一般用量较大，20~45g，甚则60g，宜先煎、浓煎，且数倍于大黄，取义于祛湿利小便，大黄、栀子则后下，以发挥退黄作用。由于湿热黏腻，胶结难解，治疗时还可用一味茵陈蒿煎汤代茶，少量频服，更为理想。本证如出现周身乏力，切不可认为是体虚而误用补益气血之品，实为湿热困阻之象，待湿热消退，肝能疏泄条达，则体力自可恢复。

印会河医案
（热重湿轻茵陈蒿，经方加减退黄疸）

刘某，女，15岁，学生。1976年5月2日初诊。

患者7日前因发热按感冒治疗无效，并出现厌油纳差，乏力，恶心呕吐，尿色深黄，大便秘结等症。近2日又发现巩膜黄染，苔黄腻，脉弦滑数，查肝功能：丙氨酸氨基转移酶302U/L，麝香草酚浊度试验18U，硫酸锌浊度试验17U，黄疸指数22U。查体见身目黄染，肝大右肋下三指，质充实有压痛，脾肋下可触及。

西医诊断：急性黄疸型肝炎。

中医诊断：黄疸。

中医辨证：肝胆湿热。

治法：清肝利胆退黄。

处方：茵陈蒿汤加味。

茵陈15g	大黄15g	栀子15g	黄芩15g
板蓝根15g	金钱草30g	龙胆草10g	陈皮10g
焦三仙各10g	茯苓12g	法半夏12g	甘草6g

服上方10剂，自觉精神明显好转，食欲增加，黄疸减轻，苔黄，脉弦滑。前方减板蓝根、龙胆草，加柴胡、当归、赤芍各10g。继服1剂，黄疸消失，二便正常，复查肝功能只有麝香草酚浊度试验偏高。前方减大黄，加沙参15g，再

服 10 剂，诸症消失。

（1990 年《国医论坛》）

【诠解】　本案属黄疸（阳黄证），辨证为肝胆湿热炽盛，方以茵陈蒿汤加味。茵陈蒿汤清热利湿退黄，为治疗阳黄之经典名方；黄芩、金钱草、板蓝根清热利湿，解毒退黄；龙胆草大苦大寒，泻肝清热，为泻火除湿两擅其功之药；法半夏、陈皮、茯苓、焦三仙健脾开胃，以顾后天之本；柴胡、当归、赤芍理气活血；甘草调和诸药。药症相合，故获良效。

吕承全医案

（分阶段辨治黄疸，总不离湿热邪毒）

赵某，男，19 岁。1968 年 1 月 23 日初诊。

患者于 20 日前自觉食欲下降，时感恶心，小便发黄，未曾及时检查治疗，5 日前出现面目、皮肤黄染，小便发黄，右胁隐痛，日趋严重，前来求诊。症见患者目黄，全身皮肤黄染，腹微胀，肝区隐痛，肝大，肝下界在右肋缘下 2cm，肝质软，有压痛，脾不大，腹部叩诊呈鼓音，无移动性浊音。肝功能：黄疸指数 81U，天门冬氨酸氨基转移酶 585U/L，丙氨酸氨基转移酶 148U/L。

西医诊断：黄疸型肝炎。

中医诊断：黄疸。

中医辨证：湿热毒邪蕴结于肝胆。

治法：疏肝利胆，清利湿热。

处方：

茵陈 60g	柴胡 6g	郁金 9g	陈皮 9g
炒栀子 9g	白术 9g	泽泻 9g	大黄炭 9g
猪苓 15g	茯苓 15g	浮萍 15g	蒲公英 30g
白茅根 30g			

每日 1 剂，水煎服。

上方服 16 剂，黄疸明显消退，右胁痛减轻，胃纳恢复正常，小便增多，大便正常，但感胸闷不畅，脉沉缓，舌苔薄白。证属肝胆湿热未清，守法治疗。

处方：

茵陈 30g	柴胡 9g	郁金 9g	陈皮 9g
半夏 9g	枳实 9g	川楝子 9g	炒栀子 9g
槟榔 9g	乌药 9g	酒大黄 9g	
茯苓 15g	竹茹 6g		

每日 1 剂，水煎服。

上方服 21 剂，黄疸基本消退，胃纳可，但感腹胀，右胁隐痛，头晕，睡眠不佳，下肢酸困，脉沉缓，舌苔薄白。证属肝胆湿热已退，肝脾不和，胃不和则卧不安。治以利胆和胃，养血安神。

处方：

茵陈 30g	郁金 9g	陈皮 9g	焦三仙各 9g
川楝子 9g	白术 9g	佛手花 9g	炒白芍 15g
蒸何首乌 15g	炒枣仁 15g	柏子仁 15g	大枣 5 枚

每日 1 剂，水煎服。

上方服 10 剂，稍感腹胀，右胁痛缓解，睡眠不佳，脉沉缓，舌苔薄白。复查肝功能正常。病情基本愈，出院带药巩固疗效。

处方：

茵陈 30g	丹参 30g	柴胡 9g	郁金 9g
陈皮 9g	厚朴 9g	枳壳 9g	川楝子 9g
焦三仙各 9g	白术 9g	佛手花 9g	乌药 9g
炒白芍 15g	炒酸枣仁 15g	茯苓 15g	黄柏 6g

10 剂，每日 1 剂，水煎服。

（《吕承全学术经验精粹》）

【诠解】 此患者西医诊断为急性黄疸型肝炎，中医属黄疸之阳黄证。本案病程演变及治疗颇有代表性。黄疸前期，湿热内蕴，脾胃之气被遏，尚不虚弱，治当祛邪安正，用自拟清肝解毒汤，以清利湿热；黄疸期，表证已退，湿热仍盛，改用自拟清热利肝汤，一般应用 3～4 周黄疸可退。至恢复期，黄疸渐退，而脾胃虚弱者，则以健运脾胃为主。总病程持续 6 周左右，不同病程阶段治疗各有侧重。

二、湿热蕴结

刘渡舟医案

（湿热交蒸三焦不利，杏仁石膏统宣三焦）

刘某，男，12岁。

患者缘于暑天入水捕鱼，上蒸下潦，即感寒热。继而出现身黄、目黄、溲黄（三黄证候）。黄色鲜明如橘子色。胸腹热满、按之灼手、心烦、口渴不欲饮食、恶心、脘痞、便秘，舌边尖红、少津，舌苔黄腻，脉沉弦而数。检查：黄疸指数52U，谷丙转氨酶350U/L。

辨证：湿热交蒸之阳黄。

治法：因其大便秘结、小溲黄为热结于里，涉及阳明胃肠之气分，尚未郁结在血分，乃用苦辛寒之法。

处方：《温病条辨》"杏仁石膏汤"加味。

茵陈蒿30g（先煎）　杏仁12g（后下）　生石膏30g　　　　炒栀子12g

黄柏10g　　　　　　半夏5g　　　　　生姜汁10ml（另兑）枳实10g

连翘12g　　　　　　赤小豆15g

服药后，黄疸明显消退，寒热诸症均解。此方加减进退20余剂，诸症悉愈。化验肝功能，恢复正常。

（《刘渡舟验案精选》）

【诠解】　本案黄疸属湿热郁蒸，热大于湿之阳黄证。治疗当以宣通三焦湿热为法。杏仁石膏汤为吴鞠通所创之方，乃杂合茵陈蒿汤、白虎汤、半夏泻心汤加减化裁而成。能宣上焦，宣肺清热；又开中焦，和胃降逆；可达下焦，利湿清热。主治黄疸，症见脘痞、恶心、便结、尿赤、脉沉，病属三焦里证。方中杏仁、石膏开上焦，生姜、半夏开中焦，枳实消中焦积滞，缓痞满胀痛，山栀通行三焦，黄柏清下焦湿热。凡通宣三焦之方，皆着重上焦，因上焦为病之始入，且为气化之先。本方虽是统宣三焦之方，而汤名则冠杏仁石膏，其间之意当明。

张琪医案

（除湿热，中焦枢机得利；理气机，脾胃升降得复）

严某，男，45 岁，干部。1975 年 11 月 15 日初诊。

患者患慢性肝炎 5 年，7 日前突然发热，体温 38.0℃，继则出现黄疸，始见于巩膜，以后遍及全身，其色鲜明，如橘皮，腹胀恶心，不欲饮食，大便干，小便如皂角汁。肝于肋下 4.0cm，中等度硬，有明显压痛，脾未触及。实验室检查：丙氨酸氨基转移酶 1950U/L，黄疸指数 100U，麝香草酚浊度试验 18U，硫酸锌浊度试验 20U，碘试验（＋＋），舌苔白厚腻，脉象滑数有力。

西医诊断：黄疸型传染性肝炎（慢性肝炎急性发作）。

中医诊断：黄疸。

中医辨证：湿热中阻，肝胆气郁，热瘀发黄。

治法：清热除湿，利胆。

处方：

| 茵陈（后下）50g | 黄芩 15g | 金银花 50g | 连翘 30g |
| 板蓝根 30g | 大黄 10g | 甘草 15g | |

水煎服。

服前方 12 剂，大便每日 1 次，较软，发热退，黄疸明显减轻，小便色转淡，恶心消失，腹胀满，舌苔白，脉象滑。实验室检查：丙氨酸氨基转移酶 800U/L，黄疸指数 56U，麝香草酚浊度试验 16U，硫酸锌浊度试验 20U，碘试验（＋＋）。症状及肝功能均明显好转，继以清热解毒，利湿之法。

处方：

茵陈（后下）50g	茯苓 25g	泽泻 20g	猪苓 20g
白术 20g	板蓝根 30g	金银花 50g	连翘 30g
甘草 15g			

水煎服。

服上方 20 剂，黄疸已退，小便色淡黄，诸症俱减，但腹胀不转矢气，不欲食，食后腹胀更甚，手心热，舌质红，苔白，脉象滑。肝于肋下 1cm，脾未触及。实验室检查：丙氨酸氨基转移酶 100U/L，黄疸指数 10U，麝香草酚浊度试验 11U，硫酸锌浊度试验 12U，碘试验（±），肝功能接近正常，肝大回缩，但腹胀不减，肝胆郁热得解，但脾湿胃热犹在，湿热中阻，升降之机不转，拟清利湿热、和脾胃之剂，以利枢机。

处方：

黄芩 15g	川黄连 7.5g	砂仁 5g	川厚朴 15g
枳实 15g	半夏 15g	陈皮 15g	知母 15g
泽泻 10g	姜黄 10g	茯苓 20g	猪苓 20g
干姜 5g	白术 15g	党参 15g	

水煎服。

服上方 12 剂，腹胀全消，纳食增加，精神转佳，肝功能恢复正常，肝于肋下 1cm，舌苔白薄，脉象弦滑。脾胃已和，湿热已去，继以前方若干剂以善后。

6 月 21 日复诊：肝功能正常，肝于肋下触及边缘，腹未胀，疗效巩固。

（《张琪临证经验荟要》）

【诠解】《临证指南医案》云："阳黄之作，湿从火化，郁热在里，胆热液泄"，本案即属此类。故方用茵陈蒿汤加味，病情迅速好转。但惟有腹胀一症，不见转机。据其腹胀、不转矢气等症，知前法清热解毒利湿之品已难奏效，故从李东垣"升降浮沉"法论治，"腹胀"乃湿热阻于中焦，脾胃升降失常所致，故张老自拟"热胀中满分消汤"，除湿热以利枢机。药中病机，不但腹胀得除，肝功能也随之恢复正常。

吉良晨医案

（湿热交蒸纠缠，外疏内清得解）

吉某，男，13 岁。

患者因外出过于疲劳，又当长夏饮食失调，于立秋后返京发病。症见肢怠酸楚，喜卧懒言，头重不清，发热恶寒，呕恶口黏，不欲饮食，小溲短黄而热，二目白睛显黄，舌苔白黄厚腻，尖边色红，脉滑数（体温 39.4℃，当时查尿三胆阳性）。

西医诊断：急性黄疸型肝炎。

中医诊断：黄疸。

中医辨证：外感时邪，内蕴湿热，内外搏聚，交炽蒸发。

治法：疏解时邪，清利湿热。

处方：

嫩香薷9g	大连翘9g	赤小豆（打）30g	陈佩兰9g
条黄芩9g	车前草30g	绵茵陈30g	

服药1剂，身得微汗，热势有减（体温38.6℃），但面色黄疸甚泽，状如橘色，舌苔未退，脉仍滑数，此湿热黄疸，阳黄无疑，嘱再进服1剂。

服药2剂，均得小汗，发热减轻，恶寒已解（体温下降至37.2℃），小便色黄，呕恶时作。舌苔白微黄厚腻，脉滑略数，表解当以清里（肝功：麝香草酚浊度试验10U，黄疸指数12U）。

处方：

陈佩兰9g	姜半夏6g	淡竹茹12g	条黄芩9g
车前草30g	绵茵陈30g		

上方连服2剂，症情显然见瘥，面目黄疸有减，呕恶尿黄均有好转，又按上方继服2剂，舌亦见薄，尿色转淡，且量增多，已能稍进饮食不呕，守方再进2剂；1周后查血（肝功：麝香草酚浊度试验正常，黄疸指数7U）。

处方：

生薏苡仁30g	紫丹参30g	车前草30g	生大黄3g
绵茵陈30g			

因舌苔已薄，但仍白腻，舌显暗红，脉沉弦滑，大便不畅，故改拟化湿益脾、和血通腑、清利之品，此邪渐退，宜扶正祛邪法。

服药3剂，诸症好转，精神有增，面目黄疸亦退，小便淡黄清长，大便通畅，舌苔薄白腻、质略暗红，脉沉弦细滑缓（体温正常），以上方加减。

处方：

生薏苡仁30g	紫丹参30g	车前草30g	绵茵陈30g
大枣（切）6枚			

连服3剂，精神体力均佳，纳食有增，口不干渴，舌苔白，脉沉弦、细。仍守方隔日1剂服，又1周后前方去生薏苡仁服3剂，状如常人（肝功化验正常）。

后仅以绵茵陈、大枣 2 味水煎服用，症退体健，肝功能 3 次化验均为正常，病即痊愈。

（《临证治验录》）

【诠解】　本案黄疸系湿热并重，表里俱病。先以解表，后以清里，终以扶正祛邪得愈。古有"治黄不利小便非其治也"之说，故用薏苡仁、车前草、绵茵陈等化湿清利之品，辅以大枣，即便小便清长量多，但以不伤阴液为度；本案发病于大暑将过、多雨时际，故用辛温香薷走表发汗，解暑利湿；连翘清热解毒，赤小豆清热利尿，黄芩苦寒泻热燥湿，佩兰芳香辟秽化浊，车前草利小便清利湿热，茵陈清气分热退黄疸。诸药相合，有解表清里之功，使邪从表里两解。

黄疸的发生与消失，和小便是否通利有密切关系。《伤寒论·阳明病篇》中提出"尿如皂角之状，色正赤，一宿腹减，黄从小便去"。诊察小便的通利与否及色泽深浅来推断阴液亏损与湿邪外泄的程度。小便不利，则湿热无从分消，故蒸郁发黄；小便快利，则湿热得以下泄，而黄自退。故曰"小便利者，其人可治"。

《金匮要略》中提到的"诸病黄家，但利其小便"为黄疸的治疗总则。本案例在用药上重用车前草、绵茵陈，目的在于清湿热利小便，使邪从小便去。《本草纲目·黄疸》云："茵陈解肌下膈，去胸中烦……"可见，茵陈等不仅有利尿之效，更有利胆之功。仲景用之并非今人简单的利尿之法，而是疏利肝胆与"利其小便"相结合的综合运用。可见广义的"利小便"是祛除湿邪之法的概括，是检验疗效、判断预后的方法，利小便兼有利胆之意。

林鹤和医案

（乙肝黄疸湿热滞，清热解毒化湿浊）

患者肖某，男，31 岁，1983 年 4 月 26 日门诊。

主诉：口苦黏腻，食欲不振，恶心欲吐，厌食荤油，腹胀，肝区不适，四肢乏力，精神疲倦，巩膜及全身皮肤黄晦滞，大便溏，尿黄，舌苔黄白而厚腻，脉弦而滑数。尿三胆阳性，肝功能：黄疸指数 15U，硫酸锌浊度试验 18U，谷丙转氨酶680U/L，乙型肝炎表面抗原连续三次阳性，诊断为乙肝。

治法：清热解毒，疏肝醒脾化湿。

处方：茵陈蒿汤合藿朴二陈汤加味。

藿香9g	厚朴9g	姜夏9g	陈皮9g
板蓝根9g	制香附9g	枳壳9g	茵陈15g
白花蛇舌草30g	砂仁5g	车前草15g	虎杖9g
生姜3片			

日服2剂。

（《古今名医临证金鉴·黄疸胁痛鼓胀卷》）

初服6剂疗效显著，再服30剂，黄疸消失，复查乙型肝炎表面抗原转阴，肝功能正常，谷丙转氨酶降至155U/L。继用醒脾化湿降酶法，上方加党参、云苓、苡仁、山药、鸡内金、白术、当归、白芍各9g，砂仁5g。服10余剂，临床体征及自觉症状痊愈。

【诠解】 从本例治疗经过可知患者诊断为急性黄疸型乙型肝炎，病因为湿热疫毒阻滞中焦，致气机郁滞，肝失疏泄，脾不健运，表现为脾虚湿滞之象。治疗用白花蛇舌草、板蓝根、虎杖清热解毒，茵陈、车前草清热利湿，藿朴二陈汤疏肝醒脾化浊，治疗月余，从而使疫毒解湿热除，乙肝表面抗原阴转，病得痊愈。

柴有华医案

（湿热留恋络脉阻，祛湿化瘀疗肝炎）

姬某，男，18岁，中学生。

患者于1986年曾在医院传染科以急性黄疸型肝炎住院，经西药治疗后好转，出院后又辗转治疗不效，于1987年1月8日来诊，自觉肝区隐隐作痛，全身乏困无力，纳差，时有鼻衄，口干不欲饮，小便色黄，巩膜黄染，面色淡黄无泽，精神倦怠，舌苔红薄黄，脉象弦滑。因临近高考，本人及家长情绪紧张。肝功能：黄疸指数12U，凡登白试验（－），碘试验（±），硫酸锌浊度试验16U，麝香草酚浊度试验12U，麝香草酚浊絮状试验（＋），丙氨酸氨基转移酶333U/L，

HBsAg 1：128。

西医诊断：急性黄疸型肝炎。

中医诊断：黄疸。

治法：活血解毒，清热利湿，佐以调理肝脾。

处方：

丹参 30g	板蓝根 30g	大青叶 15g	茵陈 15g
龙胆草 10g	柴胡 6g	杭芍 10g	当归 10g
茯苓 10g	白术 10g	鸡内金 6g	白茅根 30g

水煎服。

以该方化裁，共服药 30 剂，自觉症状消失，面色红润，肝功能复查恢复正常。

（1988 年《现代中医药》）

【诠解】　柴老认为本案因湿热邪毒留恋、肝络阻滞所致，治疗多以清热利湿、活血解毒，佐以调理肝脾为法，自拟乙型肝炎方治疗。柴老认为该方的用量当视其症状临症变通。若舌质有瘀点或紫暗，或舌下络脉曲张，或其瘀血见症明显者，丹参用 30~60g；若新病而热象明显或伴见表证者，板蓝根常用 30~50g、大青叶 10~20g；茵陈为退黄专药，据湿热轻重可用 15~60g，甚或更多；龙胆草清热利湿，泻肝经实火，以增强退黄作用，但过于苦寒，又久病影响脾胃纳化功能，故龙胆草用量为 3~5g，以防苦寒败胃，取其少量苦味以健胃，增进饮食，使化源充足，则木得濡养，其功能易于恢复。

陈一鸣医案

（湿热久蕴化瘀伤阴，自拟茵陈下瘀血汤）

李某，男，61 岁，农民。1964 年 1 月 9 日门诊。

患者患急性黄疸型肝炎 50 天时，由当地卫生院医治无效，患病 80 天时入某医院住院治疗。入院时作肝功能检查：黄疸指数 80U，麝香草酚浊度试验 12U，麝香草酚浊絮状试验（＋＋）。住院 27 天，黄疸仍未消退，自觉症状无明显改善。诊见患者巩膜及全身皮肤黄染，精神疲倦，食欲不振，口干，头晕，心烦，肝区不适，时有烧感，大便结，小便赤，舌质粗红，苔白厚腻，脉弦细数。肝在右肋下 3cm，有触痛，质中等硬，脾未触及。

西医诊断：急性黄疸型肝炎。

中医辨证：湿热疫毒瘀积于内，阻滞血行，耗伤肝阴，致肝失疏泄。

治法：解毒化瘀，除湿清热养阴。

处方：茵陈蒿汤合下瘀血汤加减。

绵茵陈 60g	栀子 12g	川大黄 5g	金土鳖 5g
桃仁 9g	北柴胡 5g	白芍 15g	丹参 15g
茯苓 15g	何首乌 15g		

水煎服，每日 1 剂。

二诊：1964 年 2 月 29 日。服上方 18 剂，黄疸退净，精神、食量、小便均已如常，但肝区仍有微痛，肝在右肋下 1cm，质较前稍软，守上方大黄减至 3g，绵茵陈减至 40g，每日 1 剂。

三诊：1964 年 3 月 10 日。服 12 剂后，肝区已无不适，精神、胃纳均正常，病告痊愈。随访 10 余年，自病愈后，一直身体健康，现已 70 余岁，仍可做木工。

（《古今名医临证金鉴·黄疸胁痛鼓胀卷》）

【诠解】《金匮要略》指出："黄疸之病，当以十八日为期，治之十日以上瘥，反之为难治。"陈老认为，对于急性黄疸型肝炎患者，及早治疗非常重要。据其临证观察，若能在发病后 7 天内服药显效者，一般 10 多天可治愈；如果发病 3 周后才治疗者，则效果较差，往往要 1 个月以上才能治愈。另外，为尽快排除毒素，减轻肝脏损伤，缩短疗程，常嘱患者在开始治疗的第 1 周服下 10 剂解毒祛湿之药（即 2 天服 3 剂）。本案患者发病后 80 多天开始中医药治疗，湿毒久蕴成瘀，肝络损伤，疗程相对较长。经上述治疗，当黄疸消退后，后期常表现为肝阴受损，余毒未净，此时应以化瘀、养阴为主，并继续清解余毒，并要注意养阴而不滞邪，燥热补敛之药物当慎用，用药力求做到清热解毒而不耗阴，活血化瘀而不伤血，养肝扶脾而不滞邪。

盛国荣医案

（阳黄辨湿热轻重，治疗兼解毒凉血）

王某，女性，42 岁。

患者于 1974 年 10 月 12 日因面目遍身黄染，小便短赤而住院。体检：发育正常，营养中等，心肺正常，肝于肋下 2cm，剑突下 1cm。肝功能：总胆红素 85.5μmol/L，麝香草酚浊度试验 14.5U，麝香草酚浊絮状试验（＋＋＋），黄疸指数 80U，凡登白试验间接强阳性，直接弱阳性，丙氨酸氨基转移酶 45U/L。尿检：尿胆红素、尿胆原、胆素均为阳性。全身发黄，巩膜黄染如橘子色，腹胀，不思饮食，口苦时而恶心，右胁下胀痛，口干舌燥，喜冷饮，小便黄赤，大便干，质暗红有瘀点，苔薄黄略干，脉弦数。

西医诊断：急性黄疸型肝炎。

中医诊断：黄疸。

中医辨证：湿热蕴结，肝胃不和。

治法：清热利湿，凉血解毒。

处方：

茵陈 18g	生栀子 9g	蒲公英 18g	紫花地丁 18g
板蓝根 15g	薏苡仁 30g	丹参 15g	泽泻 9g
茯苓 18g			

水煎服。

以上方为主，随症加减，连服 1 个月，诸症均愈。

（1979 年《福建医药杂志》）

【诠解】　阳黄一证，多由湿热蕴蒸、胆汁外溢肌肤而致，治疗上必须辨别其热与湿的偏胜，尚有湿热疫毒，病属急黄，除清热利湿外必须兼以解毒。本案系湿热俱盛而兼热毒，病势急骤，宜清利湿热，兼解毒。方中用茵陈、生栀子、清热利湿，古训"治湿不利小便非其治也"，茯苓、薏苡仁健脾利湿，泽泻淡渗利湿，共同发挥导湿热之邪从小便而出之效；舌暗红有瘀点配合丹参活血祛瘀，紫草凉血解毒，蒲公英、紫花地丁、板蓝根清热解毒。《本草纲目》中以板蓝根治"热毒痢、黄疸、丹毒"，配合使用获得良好效果。

杨继荪医案

（湿热胶结入心包，综合治疗善其功）

张某，男，30岁。1977年9月初诊。

主诉：因发热、全身出现黄疸5日，住入省内某医院。检查后诊断：急性黄疸型肝炎（暴发型），经西医治疗3日，病情仍急进，急邀会诊。

诊查：全身皮肤深度黄染，面色晦暗，体温38℃，神沉嗜卧，胸闷，恶心，腹胀，口干，喜饮不多，3日未进食，尿量少，色深黄，大便5日未下，苔微黄，根厚腻，口秽重，脉弦滑。肝功能：黄疸指数208U，硫酸锌浊度试验12U，丙氨酸氨基转移酶800U/L，白蛋白36g/L，球蛋白36g/L。超声检查有轻度少量腹水。

西医诊断：急性黄疸型肝炎（暴发型）。

中医诊断：黄疸之阳黄（湿热内蕴）。

辨证：热毒偏盛，湿浊内蕴，邪入心包。

治法：清热解毒宣窍，化湿泄浊行瘀。

处方一：

安宫牛黄丸上午、下午各1丸化服。

处方二：

连翘15g	金银花30g	川黄连5g	茵陈30g
黄芩15g	虎杖30g	制大黄9g	莱菔子15g
川厚朴12g	海金沙30g	佩兰12g	鸡内金12g
滑石30g	枣儿槟榔连壳（打）30g		

用鲜芦根60g与鲜茅根150g煎汤，代水煎药及代水饮。

2日中连服3剂，体温降至37.3℃，恶心止，大便赤下，稍思进食，神沉嗜卧消失；腻苔较薄。原方去安宫牛黄丸，去大黄、枣儿槟榔，加黑栀子。

续服5剂，热尽退。复查黄疸指数100U，丙氨酸氨基转移酶600U/L。

处方：

黄芩15g	黑栀子9g	虎杖根30g	马鞭草15g
海金沙30g	川厚朴12g	鸡内金9g	岩柏12g

| 滑石 15g | 竹叶 15g | 郁金 12g | 佩兰 12g |
| 生薏苡仁 30g | 鲜芦根 40g | | |

服 7 日后复查黄疸指数 30U，丙氨酸氨基转移酶 100U/L 以下，以后仍然以清热利湿、健脾和胃之剂调理而愈，共服药 35 日。黄疸指数、丙氨酸氨基转移酶及白蛋白、球蛋白比均转至正常。

（《杨继荪临证精华》）

【诠解】 本案病起仅 5 日，黄疸迅速加深，并有发热、神沉嗜卧等症，具有发病急骤、来势凶猛、传变快的特点，如《外台秘要》"因为热毒所加，故卒然发黄。心满气喘，命在顷刻"之描述，即指外感发黄阳黄之重症，有热毒之邪上蒙清窍之趋势，乃属温病中之邪入心包；并见胸闷、恶心、口秽重、腹胀、便秘之湿浊内蕴，脾胃升降失调，腑气不通之证，病情急进，内外交阻，若热毒内盛，继耗营血，则有进一步引起肝风风动、瘀热相搏之虑，则病势危矣。杨老在治疗此例时，以安宫牛黄丸开窍醒神，连翘、金银花清热解毒，芩、连、虎杖利湿解毒，茵陈、滑石、海金沙清热利湿，佩兰芳香醒脾化湿，大黄、槟榔行气导滞，莱菔子、厚朴行气消胀，以鲜芦根与鲜茅根煎汤，代水煎药及代水饮，清热生津，顾护胃气，《千金方》载有："芦根、白茅根各 100g，细切，以水四升，煮取二升，顿服之，得下，良。治胃反，食即吐出，上气。"诸法合用，共奏解毒宣窍、化湿泄浊之功。8 剂热退后，则以清热利湿、健脾和胃之剂调理从而得愈。此案中杨老既重视清热解毒宣窍，又不忽视化湿泄浊行瘀，两者兼顾，病情得以有效控制。

任侠民医案

（邪在气分湿热交阻，鸡平岩柏合剂加减）

魏某，男，22 岁。1978 年 3 月 15 日初诊。

患者起病 20 多天，巩膜及皮肤深度黄染，色鲜明，初起之轻度寒热已解，尿色深黄如黄酒，舌苔白腻，口中不爽。住院后以葡萄糖、辅酶 A 及琥珀考的松等药治疗，黄疸急剧升高。查：腹平软，肝在肋下 2cm，边缘钝，脾侧卧可触及，肝功能：黄疸指数 210U，凡登白直接、间接强阳性，麝香草酚浊度试验

20U，硫酸锌浊度试验20U，谷丙转氨酶由500U/L以上降至210U/L。

处方：

鸡骨柴30g   岩柏30g   平地木18g   茵陈18g

乌韭15g   滑石12g   车前草12g   炒山栀9g

茯苓9g

4剂。

二诊：1978年3月18日。黄疸明显减轻，尿黄便结，舌苔微黄，白细胞 8.6×10^9/L，碱性磷酸酶11.2U/L，服原方6剂。

三诊：1978年3月23日。皮肤黄染已退，巩膜中度黄染，食欲明显增加，小便色转淡黄，黄疸指数110U。原方加甘草4.5g，继服7剂。

四诊：1978年4月1日。黄疸指数降为75U，浊度恢复正常。

处方：

鸡骨柴18g   平地木18g   半枝莲18g   岩柏24g

乌韭15g   茵陈12g   车前草12g   炒山栀9g

茯苓9g   厚朴4.5g

至4月26日服药36剂，检肝功完全正常，于4月2日出院，后恢复工作未见复发。

（《古今名医临证金鉴·黄疸胁痛鼓胀卷》）

【诠解】 本案为急性黄疸型肝炎，中医属阳黄重症。患者发病已20余日，初期恶寒发热已解，黄疸症状加重，为湿热交阻，气机不利，致肝失疏泄，气机郁滞，湿热瘀结不解，黄疸日增。治疗上宜疏肝解郁，清热利湿退黄。方选任老自拟鸡平岩柏合剂，加滑石、车前草、茯苓等通利小便之品，服药8剂，黄疸减轻一半，再服7剂，浊度恢复正常。

注：

鸡骨柴，别名六月雪，茜草科，性味淡，微辛凉，功效为疏肝解郁，清热利湿。

岩柏，别名万年松、还魂草，有清热、利湿、止血之功效，可用于治疗膀胱炎、肝炎、肝癌等。

平地木，别名紫金牛，性平味辛，功效清热利湿，活血消肿止痛。

乌韭，别名鸡尾草，性味微苦，寒，有滋阴退热、解毒止血之功效，内服可用于治疗肝炎，痢疾，尿淋等，也可用于解毒；外用治刀斧伤，蛇咬伤和疱毒，跌打损伤等。用根泡酒内服，叶捣碎外敷，可治乳疮。

乔保均医案

（细审症方随证变，顾脾胃自始至终）

姜某，女，31 岁，工人。1990 年 8 月 18 日初诊。

主诉：近 1 周来乏力，恶心，食欲不振，目珠发黄，伴口渴，小便短赤，大便干燥，舌质红，苔黄略腻，脉沉弦。肝功能：黄疸指数 15U，麝香草酚浊度试验 9U，麝香草酚浊絮状试验（＋）。

西医诊断：急性黄疸型肝炎。

中医诊断：黄疸。

中医辨证：湿热郁蒸，脾不健运，肝胆疏泄失常。

治法：清热利湿，疏肝健脾，利胆退黄。

处方：茵陈蒿汤加味。

太子参 10g	茵陈 15g	大黄 9g	栀子 7g
郁金 13g	牡丹皮 9g	黄芩 10g	泽泻 20g
猪苓 30g	车前子 15g	白术 10g	虎杖 15g
白花蛇舌草 30g	赤小豆 15g	白茅根 30g	

上方为基本方，间或加以川佛手、土茯苓、鳖甲、焦三仙等，续服 27 剂，目黄渐退，饮食复常，恶心亦失，现乏力、目涩、口干、便秘。舌质红、少苔、脉弦。证乃湿热内蕴，耗伤肝阴。治宜清热利湿，养阴柔肝。

处方：一贯煎合茵陈蒿汤化裁。

沙参 13g	麦门冬 15g	生地黄 10g	丹皮 9g
山栀子 9g	茵陈 15g	猪苓 30g	泽泻 20g
车前子 15g	大黄 9g	鳖甲 10g	郁金 13g
虎杖 15g	白花蛇舌草 30g	赤小豆 15g	白茅根 30g

上方续服 14 剂，目昏、口干俱失，饮食复常，大便转调。现小腹胀痛不适，

稍觉乏力，大便微溏。肝功能：黄疸指数 8U，胆红素定性试验直接反应（±）、间接反应（＋）、麝香草酚浊度试验 8U。舌质红，苔薄黄，脉沉弦。证因肝郁乘脾，气机郁滞，湿热未尽。治宜益气健脾疏肝理气，兼以清热利湿。

处方：

太子参 13g	柴胡 9g	白术 10g	郁金 13g
牡丹皮 9g	山栀子 7g	虎杖 15g	茵陈 10g
川佛手 10g	香附 15g	鳖甲 10g	山药 15g
白花蛇舌草 30g	白茅根 30g		

上方续服 15 剂，诸症皆失，肝功能及乙型肝炎五项复查：各项均属正常，追访半年，体健无恙。

（《乔保钧医案》）

【诠解】 本案黄疸乃湿热郁蒸所致。病因为外感湿热疫毒之邪，熏蒸肝胆，涉及脾胃，治疗始终以清热利湿为主，或兼以疏肝健脾，或兼以养阴柔肝，或兼以疏肝理气，根据病程发展过程中出现的不同兼症及舌脉而各宜。本案以清热利湿为主，治疗过程中时时兼顾益气扶正，故虽进苦寒之剂而无妨正气。

时振声医案

（湿热熏蒸发黄，治在芳化利湿）

张某，女，20 岁。

患者因身热、尿黄 2 天住院。发病开始即觉低热，体温 38℃，无畏寒，全身疲乏无力，恶心厌油，不思饮食，小便黄赤。查体：巩膜微有黄染，肝在右肋下 1.5cm，剑突下约 3cm，中等硬等，有叩触痛，脾不大，化验检查：总胆红素 76.9μmol/L，麝香草酚浊度试验 6U，麝香草酚浊絮状试验（＋），谷丙转氨酶 1250U/L。诊为病毒性肝炎，急性黄疸型。

现症：身热目黄，有汗不解，口苦口黏，恶心纳呆，渴喜饮水，脉象弦滑，舌苔黄腻。

中医辨证：阳黄，湿热熏蒸。

治法：芳化清利。

处方：甘露消毒丹加减。

2 天后体温正常。惟目黄不退，尿色黄赤。此湿热仍重，继服甘露消毒丹加减；11 剂后，眼目黄染已退，尿色变清，复查总胆红素仍 24.2μmol/L，谷丙转氨酶 320U/L，纳食增加，肝区不痛，脉仍弦滑，继服甘露消毒丹加减以祛余邪，2 周后，总胆红素及谷丙转氨酶均正常而出院。

（《古今名医临证金鉴·黄疸胁痛鼓胀卷》）

【诠解】 急性黄疸型肝炎，起病初始即有发热者约占 1/3 左右，均伴有消化道症状，个别兼上呼吸道症状及表证者，即使热退，黄疸并不能立即消失，故认为其发热非单纯外感所致，而是湿热熏蒸的结果。张锡纯认为："湿热由渐而成则为黄疸，其湿热因外感所束，仓猝而成则为身发黄，是以皆可以茵陈蒿治之也。身发黄之证，不必皆湿热也。"《伤寒论·阳明篇》云："伤寒发汗已，身目为黄，所以然者，寒湿在里不解故也，以为不可下也，于寒湿中求之。"均说明外感发黄与湿热熏蒸发黄之区别。本案单纯解表并不能退黄，而需芳香化湿与淡渗利湿合用，若热重者予甘露消毒丹去射干、川贝、连翘、薄荷，加茯苓、生栀治之；若湿重宜藿朴夏苓汤加茵陈治之。

蒋日兴医案

（调和肝脾宗四逆，内蕴湿热用大黄）

刘某，32 岁。

患者入院前 10 天自觉全身乏力，头昏，纳差，口渴，厌油，发热达 38.5℃，恶心，呕吐，3 日后巩膜、皮肤发黄住院。查：体温 38℃，皮肤、巩膜黄染如橘色，舌质红，苔薄黄，肝下界右锁骨中线肋下 3cm。质中等，有压痛。黄疸指数 45U，麝香草酚浊度试验 12U，麝香草酚浊絮状试验（＋～＋＋）、谷丙转氨酶 500U/L 以上，尿三胆检查：胆红素阳性。诊断为急性黄疸型肝炎（阳黄、偏热型），经口服多种维生素、葡醛内酯片（肝泰乐）外，未作其他处理。中药每日"肝一方" 1 剂加银花 25g，板蓝根 15g。

10 天后检查肝功能：黄疸指数 6U，麝香草酚浊度试验 8U、麝香草酚浊絮状试验（＋）、谷丙转氨酶 180U/L，皮肤黄染消退，精神食纳好转，脏回缩为肋下 1.65cm。

住院 30 天复查肝功能全部正常，症状消失，临床治愈出院。

（《古今名医临证金鉴·黄疸胁痛鼓胀卷》）

【诠解】 急性病毒性肝炎之发病，多认为外感湿热与体内湿热之相互搏结，壅滞不解而致。而体内湿热的产生，肝脾不和是关键所在。肝体阴而用阳，性条达，主疏泄而恶抑郁。由于肝郁不舒，横逆犯脾，致木滞土壅，气滞则湿郁，湿郁则化热，这是产生体内湿热的基础；另外，居住环境，地理位置，气候条件，饮食嗜好等都是外湿产生的条件。如体内湿热壅滞，复感湿热之邪，两邪相搏，则导致该病的发生。如湿热壅滞，阻遏气机，气机失宣，熏于肌肤则化为黄疸；如湿热虽盛，但胆汁尚正常排泄，虽致病而无黄疸，这就是产生黄疸与否的机制，而胆汁排泄的正常与否，与肝脾功能的协调相关。治疗该病应注意清热利湿，调和肝脾。

"肝一方"为蒋日兴老中医自拟方之一，临床症见：起病急，病程进展快，身目发黄，鲜明如橘子色，发热，恶心，呕吐，纳差，厌油腻，肝区疼痛。治以清热利湿，疏肝解郁。组成：大黄 9g、枳实 9g、川楝子 6g、栀仁 9g、白芍 9g、延胡索 9g、茵陈 30g、甘草 5g、柴胡 5g。该方由茵陈蒿汤、四逆散、金铃子散合方化裁。能清热祛湿，利疸退黄，疏肝解郁，并有活血化瘀止痛作用。对湿热并重者，可在上法基础上酌情加减。1980～1981 年间曾以上法治疗急性肝炎 200 例，半数患者在 1 个月内痊愈。

三、湿热兼表

李培生医案

（湿热遏阻兼见表证，透表祛邪治从三焦）

男性青年桂某，1991 年 9 月 28 日患甲肝，始恶寒发热、咳嗽，自服强效银翘片、氯芬黄敏片（感冒通），继而身目、小便俱黄。尿三胆为阳性，肝功能检查提示：丙氨酸氨基转移酶59.38U/L（赖氏法），胆红素25.65μmol/L，HBsAg（－）。刻诊，仍恶寒发热（体温38.5℃），身目黄染，小便短赤，大便溏泄，时恶心欲吐，脘痞纳呆，口渴欲饮，舌苔黄白相兼且厚腻，脉浮滑而带数象，此证与麻杏茵翘剂合拍。

处方：

炙麻绒6g	白蔻衣6g	炒苍术10g	藿香叶10g
橘皮10g	连翘15g	白茅根15g	干芦根15g
竹茹10g	厚朴10g	茵陈15g	虎杖15g
赤茯苓15g	车前草15g	六一散15g	

上方出入加减，连服10余剂，药后全身微汗出，小便通利，大便成形，诸症顿失，食纳渐增，复查尿三胆阴性，肝功能检查正常。追访3月余，未见复发而病瘥。

（《古今名医临证金鉴·黄疸胁痛鼓胀卷》）

【诠解】 本案初始恶寒发热，属中医湿热兼表证，根据叶天士、薛生白湿热温病之说，其发病机制乃湿热遏阻中焦，上焦肺卫失宣，致三焦与肝胆疏泄失职，故见发热恶寒，身目色黄，恶心纳呆，胸痞苔腻，口渴欲饮，小便赤大便溏等症。李老立宣上透表，开泄湿热退黄之法，拟麻杏茵翘剂（炙麻绒、杏仁、赤茯苓、苡仁、白茅根、车前草、虎杖）。方中麻黄、杏仁、连翘、藿香宣上透表，开泄湿热从汗而解，此为透邪于外；苍术、厚朴、蔻衣苦温芳香，燥湿醒脾，使湿从中化，以除生湿之源，此为化湿于中；茯苓、苡仁、芦根、车前甘淡渗湿使湿从小便而去，此之谓"治湿不利小便非其治也"，此为渗湿于下；茵陈、虎杖除三焦湿热，解毒退黄，推陈出新。全方旨在行表里之湿，通达三焦，湿去热必孤，黄从小便去，本方是属解表退黄之良剂，对治疗湿热兼表发黄的急性肝炎患者，或其他湿热证，均有明显疗效。

陈华医案

（麻黄汤通调水道，祛湿邪宣发肺气）

张某，男，62岁。时值隆冬兴修水利而汗出当风，复雨，适夜恶寒而栗，身痛，时作干咳，小便点滴，一夜之间全身皮肤黄染如橘，舌苔黄而薄腻，脉浮紧而弦。

诊为伤寒表实之急性黄疸。因风寒湿邪束表，肺失宣降，水道不通，湿郁化热，交蒸于肌肤。

处方：

净麻黄 12g   嫩桂枝 12g   光杏仁 12g   炙甘草 6g

绵茵陈 10g

服 2 剂表解，尿畅，黄疸消失。

（1986 年《国医论坛》）

【诠解】《金匮要略》中曰："诸病黄家，但利其小便""黄疸，脉浮者，当以汗解"，强调了仲景治疗黄疸重视给湿邪以出路。湿邪偏于表者，以汗法为主，使湿邪从肌表而出，如麻黄连轺赤小豆汤等。湿邪在里者当下当利，如茵陈汤等。湿邪偏于上者即用吐法，如瓜蒂汤等。

本案汗出当风，复加淋雨，感受寒湿之邪，湿蕴体内，郁而化热，熏蒸肌肤，而致发黄。麻黄汤既能开宣腠理以发汗解表，又能宣发肺气以通调水道，汗液通畅，小便得利，则湿邪自退；又加茵陈以利湿退黄，方证合拍，投之即效。

四、正虚邪客

章真如医案

（扶正祛湿两善其功，汤丸并进肝脾同治）

胡某，男，24 岁，市税务局职工。

患者皮肤及巩膜黄染 2 个月，当时在市某医院诊断为"急性黄疸型甲型肝炎"，曾用中西药治疗，黄疸未见消退，肝区痛，食欲不振，口苦，口干，恶心，大便能解，尿黄。脉沉弦细，舌质暗淡，苔薄黄。肝功能：黄疸指数 38U，丙氨酸氨基转移酶 82U/L，乙型肝炎标志物均为阴性。

西医诊断：急性黄疸型肝炎。

中医诊断：阴黄。

中医辨证：肝郁气滞，湿热中阻，正虚邪陷，迁延不解。

治法：疏肝化湿，扶正祛邪。

处方：茵陈术附汤加味。

茵陈 40g	炒栀子 15g	黄芪 20g	白术 10g
附片 8g	党参 15g	虎杖 20g	薏苡仁 30g
茯苓 15g	神曲 10g	熟大黄 8g	干姜 6g
炙甘草 8g	砂仁 6g		

水煎服，每日 1 剂，服 5 剂，并嘱清淡饮食。

服上方 5 剂，巩膜及皮肤黄染减退，右胁仍有隐痛，腹中胀气，纳食不佳，大便尚调，小便已清亮，脉沉细，舌暗淡，苔薄黄，治宜疏肝益气化湿。

处方：

茵陈 30g	黄芪 20g	白术 10g	茯苓 10g
桂枝 8g	泽泻 10g	干姜 8g	附片 8g
栀子 10g	鸡内金 10g	山楂 10g	虎杖 20g
当归 10g	白芍 10g	柴胡 8g	

水煎服，服 5 剂。

三诊：患者自服上方 20 剂，症状大有好转，巩膜及皮肤黄染基本消退，腹不胀气，饮食恢复正常，肝功能复查：黄疸指数 9U，丙氨酸氨基转移酶 60U/L，脉弦细，舌暗红，苔薄黄，治宜疏肝益气。

处方：

茵陈 20g	栀子 10g	黄芪 20g	白术 10g
茯苓 10g	泽泻 10g	鸡内金 10g	山楂 10g
当归 10g	白芍 10g	柴胡 8g	香橼皮 10g

水煎服，再服 5 剂。

四诊：患者又服 10 剂，自觉精神饮食均好，无任何不适，偶有腹胀，矢气一放，随即消失。肝功能复查：黄疸指数、丙氨酸氨基转移酶均在正常范围。脉弦细，舌暗红，苔薄黄。病势已退，身体逐步恢复，为了巩固疗效，给予丸剂，便于长期服用。

处方：

当归 100g	白芍 100g	白术 100g	茯苓 100g
柴胡 40g	甘草 40g	郁金 60g	川楝子 60g
黄芪 100g	五味子 60g	鸡内金 60g	枳壳 60g
党参 100g	山楂 40g	广木香 40g	

以上一料，研末蜜丸，每服 6g，每日 3 次吞服，半年后追访，患者完全康复。

（《中医临床家章真如》）

【诠解】 本案为急性黄疸型肝炎，由于湿热内郁，发为黄疸，因禀赋素弱，脾气亏虚，脾阳不振，寒湿内阻，肝木疏泄不及，正不胜邪，由阳黄转为阴黄，黄疸经久不退，故治疗必须健脾和胃，温化寒湿，治以茵陈术附汤加味，用药后黄疸逐步消退，经过 1 个多月治疗，获得逐步康复。由于患者木郁土虚，须肝脾同治，乃用逍遥丸加味，制成丸剂，以达到益气养血、疏肝扶脾的作用，善后巩固。

赵冠英医案

（明辨阴阳定黄疸，温阳散寒除阴翳）

孙某，男，52 岁，记者。1997 年 8 月 26 日初诊。

患者 1997 年 7 月 18 日开始发热，26 日出现眼黄、身黄、尿黄、日渐加深，胃纳锐减，便溏，于 28 日下午入 302 医院。查体：体温 37.8℃，脉搏 84 次/分，呼吸 23 次/分，血压为 112/82mmHg，神疲消瘦，巩膜中度黄染，腹软，叩诊肝上界在第 6 肋间，肋下未触及，无腹水征。实验室检查：尿三胆（尿胆原、尿胆素、尿胆红素）均为阳性，肝功能：谷丙转氨酶为 512U/L，黄疸指数 51U，硫酸锌浊度试验 16U，麝香草酚浊度试验 7U。诊断为急性黄疸型肝炎。入院后西医给予护肝治疗，并先后用葡萄糖加肌苷、维生素 C，低分子右旋糖酐加 654 - 2 静脉滴注，以及输白蛋白。

中医诊断：黄疸（阳黄）。

中医辨证：湿热内蕴，肝胆不利。

治法：清利湿热，利胆退黄。

处方：茵陈蒿汤加减。

| 茵陈 20g | 大黄 10g | 山栀子 10g | 鸡骨草 15g |

云苓 15g

每日 1 剂，水煎服。

但黄疸迅速加深，伴恶心呕吐，腹胀，8 月 10 日查肝功：谷丙转氨酶 620U/L，黄疸指数 174U，硫酸锌浊度试验 9U，麝香草酚浊度试验 19U，血清总蛋白为 47.6g/L，血清白蛋白为 22.6g/L，肝功严重受损，病情危重。并将上方剂量加大，连服 6 剂，黄疸进一步加深，且神疲益甚，胃纳更差，心慌心跳，遍身冷汗，四肢拘急，大便溏泄，因病情危重，家属要求请赵冠英教授诊治。

见患者神疲倦怠，面色无华，肤目深黄而不鲜，胃纳极差，几乎无法进食，呕吐腹胀，大便溏泄，口舌俱淡，脉沉微。综观各症，辨为阴黄，属寒湿瘀阻。遵《伤寒论》260 条"于寒湿中求之"的治疗原则，拟温阳散寒，祛湿化瘀。方用茵陈术附汤加减：

| 茵陈 20g | 苍术 20g | 丹参 20g | 赤芍 30g |
| 附子 10g | 法半夏 10g | 白蔻仁 10g | 陈皮 10g |

生三仙各 10g

水煎少量频服。

二诊：2 剂后精神好转，食欲增加，黄疸开始消退，再进 4 剂。

三诊：黄疸明显消退，诸症进一步好转。上方再服 10 剂，病情显著好转。

四诊：1997 年 9 月 12 日，上方共进 16 剂，持续 1 个月的低热症状告退，除时见腹胀外，余无不适。复查肝功能：谷丙转氨酶 50U/L，黄疸指数 10U，麝香草酚浊度试验 7U，硫酸锌浊度试验 12U。后改服四君子汤善后而收功，11 月 1 日患者肝功正常后出院。

（《全国名老中医医案医话医论精选·赵冠英验案精选》）

【诠解】　本案初起，医者一见黄疸、发热，不辨阴阳，即以茵陈蒿汤治之，寒凉之品伤脾败胃，故纳差腹胀，恶心呕吐；脾阳即伤，寒湿中阻，清阳不升，故大便溏泄；寒湿阻于脾胃，流于肝胆，肝胆失疏，胆汁泛溢，故见黄疸加深；病势加重，脾损及肾，寒象更见。赵老审脉辨证，以茵陈术附汤加减，一经温阳散寒祛湿，火源得益，阴翳得消，药及 6 剂，寒散气复，湿化阳升，1 个月之低热，霍然而愈。方中去干姜、白术而用苍术、半夏、蔻仁、陈皮，说明兼祛湿邪为急务，其中深意当细体会之。对急性黄疸型肝炎，要慎辨阴阳，不可一味苦寒清热，以寒增寒；虚虚之戒，所当慎之。

急性病毒性肝炎（无黄疸型）

脾胃湿热

蒲辅周医案

（湿热蕴结脾胃，宣畅通泄三焦）

许某，56 岁，男，已婚，干部，1963 年 1 月 15 日初诊。

患者 2 个月来腹胀，右肋下隐痛，不思食，不知饥，厌油腻，口苦，口渴思饮，下肢股内外廉时有颤动，睡眠不佳，常服安眠药，大便不成形，每日 2～3 次，小便黄少，1 个月前曾在某医院检查肝肿大及肝功能，其中血清谷丙转氨酶 270U/L。昨日复查为 680U/L（该院正常范围在 100U/L 以下），眼白珠青，微带黄色，面色微黄，脉弦细数，舌质红，苔微黄白腻，素性急，过劳，此属脾胃失调，湿聚热郁，以致肝失疏泄，三焦不和，治宜调脾胃，清湿热，疏利三焦。

处方：

茵陈 9g	茯苓 9g	猪苓 6g	滑石 9g
大豆卷 12g	大腹皮 6g	通草 3g	防己 4.5g
厚朴 6g	炒枳实 3g	郁金 6g	石斛 12g
焦栀子 4.5g	炒麦芽 9g		

服 7 剂，隔日 1 剂。即日午后入某医院住院，仍服此中药。

二诊：1963 年 2 月 5 日。服药后口苦及腹胀见轻，食欲好转，小便仍色黄，大便每日 2 次已成形，经该院进一步检查（胆囊有炎症，谷丙转氨酶已降至 125U/L），诊断为急性无黄疸型传染性肝炎。脉转弦缓，舌质红稍退，苔薄白黄腻，仍宜和肝胆、调脾胃，原方去防己、大腹皮，加广陈皮 4.5g、竹茹 6g、法半夏 6g、焦栀子改为 6g。7 剂，隔日 1 剂。

三诊：1963 年 2 月 23 日。服药后病情稳定，食欲增强而知饥，口苦见轻，二便同上，血清谷丙转氨酶近来检查为 140U/L，脉弦缓，舌质正常，腻苔见退，仍宜继续调肝脾、清湿热。

处方：

茯苓 9g	生白术 4.5g	泽泻 4.5g	猪苓 4.5g
茵陈 9g	滑石 9g	通草 3g	大豆卷 9g
苡仁 15g	扁豆衣 6g	海金沙 9g	麦芽 6g

7 剂，隔日 1 剂。

四诊：1963 年 3 月 14 日。服药后饮食、二便皆恢复正常，已无口苦及腹胀，稍有疲乏感，近来谷丙转氨酶为 87U/L，脉缓有力，左关微弦数，舌质正常，苔已退净，仍以和脾胃，调肝胆，以资稳固。

处方：

党参 4.5g	白术 4.5g	茯苓 9g	炙甘草 1.5g
山药 9g	莲肉 9g	苡仁 12g	石斛 9g
鸡内金 6g	炒谷芽 6g	大枣 3 枚	

5 剂，隔日 1 剂。

以后检查，一切正常，遂出院停药，以饮食调理而恢复健康。

（《蒲辅周医案·湿热篇》）

【诠解】 此例西医诊断为胆囊炎、无黄疸型急性传染性肝炎，中医诊断为湿热病。属脾胃失调，湿聚热郁，因肝胆疏泄失职，而致三焦不利，尚未形成黄疸。治以调理脾胃，清疏肝胆，分利三焦，除湿清热之法，而症状渐次好转，转氨酶显著下降，继以调和脾胃而善其后。《内经》云："必伏其所主，而先其所因"，本例以脾胃失调为重点，始终以调脾胃、疏肝胆、利三焦、清湿热法治之，而收到满意的效果。本案服药方法为"隔日 1 剂"，此谓缓其治也，因病属脾胃失调，消化力弱，若药量过大、过急，则难胜其任，更说明古方治病，或用末药，每煎数钱有其道理。

关幼波医案

（湿热困脾阻运化，清热利湿佐芳化）

孙某，男，16岁。初诊日期：1974年2月8日。

主诉：纳食不香3周余。

现病史：上月19日曾因自觉不适，检查肝功能，谷丙转氨酶500U/L以上，麝香草酚浊度试验12U，胆红素22.22μmol/L，微觉纳食不佳，其他无明显不适，检查肝在肋下2cm，脾未触及。诊断为急性病毒性肝炎。2月8日来我院肝病组门诊。

舌象：舌苔黄腻。

脉象：弦滑。

西医诊断：急性病毒性无黄疸型肝炎。

中医辨证：湿热困脾，运化失司。

治法：清热利湿，活血解毒，佐以芳化。

处方：

茵陈30g	蒲公英30g	小蓟30g	六一散(包)15g
泽兰15g	车前子15g	车前草15g	藿香10g
大枣7个			

治疗经过：2月21日，服上方14剂后，大便较稀，复查肝功能，谷丙转氨酶247U/L，麝香草酚浊度试验8U，麝香草酚浊絮状试验（－），舌苔黄腻，脉滑。上方去藿香、车前草、六一散，加滑石12g，甘草3g，焦三仙各30g继服。3月5日按上方去甘草继服。3月18日复查肝功能，谷丙转氨酶185U/L，麝香草酚浊度试验正常，麝香草酚浊絮状试验（－）。舌苔薄白，脉滑。湿热渐减，病有转机，遂加养血柔肝、和胃化痰之剂。

处方：

茵陈24g	蒲公英30g	焦四仙各30g	小蓟15g
泽兰12g	滑石12g	藿香10g	橘红10g
当归10g	赤芍10g	白芍10g	杏仁10g

4月1日，纳食尚好，睡眠较差，大便干，尿不黄。3月30日复查肝功能已

完全正常，舌苔薄白，脉滑，按上方继服。4月13日复查肝功能正常，服用健脾舒肝丸以巩固疗效。至9月份继服上述丸药，并复查肝功能仍属正常，临床治愈。

(《关幼波临床经验选》)

【诠解】 本案辨证系湿热困脾，运化失司。该证病程短，正气未伤，应以祛湿热为基本治则。方中茵陈、车前、六一散清利肝胆湿热；公英、小蓟清热解毒；藿香芳香化湿，醒脾开胃，《药品化义》记载"藿香，其气芳香，善行胃气，以此调中，治呕吐霍乱，以此快气，除秽恶痞闷。且香能和合五脏，若脾胃不和，用之助胃而进饮食，有醒脾开胃之功"。泽兰活血利水；大枣健脾调中。14剂后湿热渐减，复诊酌加杏仁、橘红行气化痰；当归、二芍养血柔肝活血；焦四仙消导开胃，以求彻底清除湿热之邪。随后防湿热残留为患，以健脾舒肝丸巩固疗效。

关老认为，无黄者，仍以湿热为主，只是偏于气分。所以对无黄证，其治亦须以清化湿热为常法，再依病情佐以活血、解毒、化痰。对挟有湿热之病证，用大枣7枚，可"健脾调中，以免苦寒伤胃"，并无壅补之弊。

血清性肝炎

湿热蕴结

张琪医案

（妙用加味四逆散，柔肝和胃退黄疸）

吴某，男，30 岁，工人。1971 年 10 月 20 日初诊。

患者在某医院烧伤病房住院，大面积烧伤，经抢救，创面已结痂，体温下降至 37.5℃，但突然发现巩膜有黄染，1～2 日间全身发黄，黄色鲜明，身热，体温 38.5℃，腹胀恶心甚重，食欲不佳，头昏倦怠，大便秘，小便黄赤，舌白苔，脉象滑数。肝于肋下二横指，质软。肝功能：丙氨酸氨基转移酶 1800U/L，黄疸指数 64U，麝香草酚浊度试验 28U，硫酸锌浊度试验 20U。

西医诊断：血清感染性肝炎。

中医诊断：黄疸之阳黄（湿热郁蒸）。

治法：清热利湿退黄。

处方：

茵陈（后下）40g　　大黄 15g　　　　栀子 15g　　　　板蓝根 30g

甘草 10g　　　　黄芩 15g

水煎 200ml，每日 2 次。

服上药后，患者恶闻蒿味（茵陈），药末入口，即恶心不止，咽下后即吐出，故改以柔肝和胃，先缓其急。

处方：

白芍 40g　　　　柴胡 20g　　　　甘草 15g　　　　枳壳 15g

| 板蓝根 25g | 龙胆草 15g | 陈皮 15g | 郁金 15g |
| 麦芽 20g | | | |

水煎 30ml，分 2 次服。

服上方未吐，连服 9 剂，恶心消失，黄疸减轻，腹胀好转，体温 37.5℃，丙氨酸氨基转移酶 200U/L，黄疸指数 25U，碘反应（－＋），其他无显著变化，舌苔转薄，脉象弦。肝胃已和，再以前方加清热利湿之品以治之。

处方：

白芍 40g	柴胡 20g	板蓝根 25g	郁金 10g
龙胆草 10g	白术 15g	茵陈（后下）20g	
栀子 10g	麦芽 20g	甘草 10g	

水煎 300ml，分 3 次服。

服上方 9 剂，病情逐渐好转，黄疸减轻，食欲稍好，腹胀减轻。肝功能：丙氨酸氨基转移酶 460U/L，黄疸指数 20U，碘反应（＋）、麝香草酚浊度试验 14U，硫酸锌浊度试验 12U，舌苔转薄，脉象弦，体温 37.3℃，继用前方。

服上方 6 剂，黄疸明显消退，食欲好转，腹胀已轻，大便隔日 1 次，舌质红，苔薄，脉弦。仍以前方增减。

处方：

白芍 50g	板蓝根 30g	柴胡 20g	郁金 15g
白术 15g	茵陈（后下）30g	连翘 20g	金银花 30g
龙胆草 10g	甘草 15g		

水煎 300ml，分 2 次服。

服前方 6 剂，症状基本消失，仅食欲稍差，巩膜有轻度黄染，肝功能：丙氨酸氨基转移酶 100U/L，黄疸指数 10U，碘反应（＋），麝香草酚浊度试验 11U，硫酸锌浊度试验 12U，舌薄苔，脉弦，体温 36.0℃，继用前方。

又服前方 12 剂，症状完全消失，肝功能：丙氨酸氨基转移酶 100U/L，黄疸指数 8U，碘试验（－），麝香草酚浊度试验 11U，硫酸锌浊度试验 10U。舌润，脉象弦。烧伤创面经治疗已脱痂，痊愈出院。

1974 年 6 月患者来复诊，肝功能正常，该患者自出院后一直上班工作。

（《张琪临证经验荟要》）

【诠解】 本例黄疸型肝炎，属于阳黄，初用茵陈蒿汤加味治之，药证相符本应收效，但患者呕吐甚重，对茵陈味不受；二诊时改用柔肝和胃之四逆散加味，收到满意的效果。四逆散中之柴胡、白芍、甘草皆为治肝之有效药物。张老善用四逆散加味，重用芍药治疗肝炎，临床多获良效，不仅症状改善，肝肿大回缩，肝功能亦有明显恢复。芍药有养血敛阴、解郁化瘀、柔肝缓急之功效，芍药、柴胡、甘草相配，全在肝脾气血上求之，在气，柴胡疏散升气，芍药收摄失位之气，甘草和其不调之气；在血，柴胡条达肝气行血，芍药通营和血，甘草缓中补虚调养新血；在功能，柴胡舒启外达，芍药疏通经络，甘草和调脏腑。芍药、甘草相伍，酸甘敛阴，柔肝止痛。四逆散组方精妙，配伍奇绝，临床肝脾不调之证皆可用之。本案初诊时因用茵陈不受而去之，三诊时又加入小量茵陈，因呕吐已止，黄疸虽轻而未尽，黄疸指数尚高。茵陈清湿热、退黄疸、利小便，为治疗黄疸的首选药物，无论湿热抑或寒湿发黄均可用茵陈随证加减。

乔仰先医案

（热入营血黄似金，犀角地黄救急危）

孙某，女，32 岁。1986 年 12 月 6 日初诊。

患者于 1986 年 4 月间大量牙衄，皮肤紫斑多处，伴严重贫血。骨髓报告为"再生障碍性贫血"。经过中西医结合治疗，症情好转。在 11 月 25 日突起发热39.8℃，持续 8 日不退，随即周身发黄，两目黄染色鲜，胸闷气喘，饮食极少，疲乏异常，大便色深，小便短赤。肝功能：谷丙转氨酶 880U/L 以上，总胆红素160.74μmol/L，舌苔黄腻，质红而干，脉弦数。

西医诊断：血清性肝炎。

中医诊断：黄疸（邪盛正虚，湿热深入营血）。

中医辨证：血枯体弱，复感急黄，湿热俱盛，深入营血。

治法：清热利湿，凉血解毒。

处方：犀角地黄汤合茵陈蒿汤加减。

| 茵陈 12g | 栀子 9g | 黄芩 6g | 大黄（后下）3g |
| 牡丹皮 9g | 赤芍 15g | 生地黄 15g | 地柏枝 30g |

| 鸡眼草 30g | 连翘 20g | 大青叶 20g | 大青根 20g |
| 桑叶 10g | 炒谷芽 15g | 炒麦芽 15g | |

另予广犀角粉（水牛角粉代）1.5g，分 2 次吞服。

上药服 5 剂，高热不退，异常疲乏，牙衄，尿血，大便色深，黄疸较前加重，舌苔黄厚腻，脉弦数，湿热病毒深重。治依前法，加重凉血清热利湿之品。

处方：

牡丹皮 15g	赤芍 15g	生地黄 30g	茵陈 12g
炒栀子 9g	黄芩 9g	大黄（后下）5g	大青叶 20g
大青根 20g	龙胆草 15g	竹叶 15g	知母 12g
黄柏 9g	地柏枝 40g	鸡眼草 30g	甘草 6g

另予广犀角粉（水牛角粉代）、紫雪丹各 3g，分 2 次吞服。

上药服 3 剂，高热已退，黄疸如前，大便溏薄，舌苔黄腻，脉弦数。热湿毒渐减，而正气渐衰，势成正虚邪盛危重之候。治宗前法增加扶正益气之品。

处方：

牡丹皮 15g	赤芍 15g	生地黄 20g	茵陈 12g
炒栀子 9g	大黄（后下）5g	黄芩 9g	大青叶 20g
大青根 20g	木通 9g	知母 12g	黄柏 12g
地柏枝 40g	鸡眼草 30g	龙胆草 15g	竹叶 12g

另予广犀角粉（水牛角粉代）3g，分 2 次吞服。生晒参 5g，另煎冲服。

上药连服 20 余剂，病情逐渐好转。肝功能：谷丙转氨酶 28U/L，结合胆红素 17.1μmol/L。食欲、精神转佳。但近 3 日来稍有低热及牙衄等。舌苔薄黄，脉虚略数。辨证属湿毒大减，余邪未尽，气阴两伤。治疗再以调养气阴，兼凉血清热为法。

处方：

生地黄 12g	熟地黄 12g	天门冬 15g	麦门冬 15g
赤芍 12g	白芍 12g	枸杞子 15g	牡丹皮 9g
茵陈 12g	大黄（后下）5g	炒栀子 9g	牛角䚡 40g
藕节 15g	牛膝 12g	生地榆 15g	焦楂曲 15g
干芦根 12g	干白茅根 12g	枇杷叶（包）10g	

生晒参（另煎冲服）6g

另予广犀角粉（水牛角粉代）2g，分2次吞服。

上药服3剂，药后牙衄消失，低热减轻，精神转佳。1月13日转出传染病房，继续调治再生障碍性贫血后1年多病情稳定，肝功能多次检查均正常，再生障碍性贫血亦显著好转，血象也明显上升。

（《上海中医药杂志》）

【诠解】 湿热急黄与血清急黄，症状虽相似，但由于感染途径与病因不同，故治疗上也应有一定区别。素患严重贫血的患者，由于输血消毒不严，使感染加重。结合舌脉，辨证为湿热毒盛入血，故治疗以凉血清热解毒为法。本案自始至终均以犀角地黄汤、茵陈蒿汤为主，当加重凉血解毒之剂后，其效益显。说明本案的治疗不同于一般的湿热黄疸，因毒热在血，治疗重在凉血解毒。虚重之症，当病邪十去其六，正气极衰之时，当扶正与祛邪同用，取"扶正以祛邪"之意。

注：大青根：始载于《福建民间草药》，为马鞭草科植物路边青的根。别名：臭根、野地骨、土地骨皮；苦、寒，入心、肝二经，有清热解毒、祛风除湿、利胆退黄、凉血退热等作用。

慢性病毒性肝炎

第一节 胁 痛

一、湿热互结

刘渡舟医案

（肝胆湿热胁肋痛，自拟柴胡解毒汤）

孙某某，男，22岁。

患者患乙肝1年有余，乙肝五项检查：HBsAg（＋），HBeAg（＋），抗－HBc（－）；肝功能检查：谷丙转氨酶230U/L。曾服"联苯双酯"等降酶药，谷丙转氨酶始终在100U/L以上。现肝区疼痛而胀、口苦、不欲饮食、头晕、疲乏无力、腰酸痛、小溲赤秽、大便不爽。望之面如尘垢不洁、舌红、苔白腻挟黄色、切脉弦滑。

辨证：湿热毒邪侵犯肝胆，疏泄不利。

治法：清热解毒利湿，疏利肝胆气机。

处方：

柴胡 15g	黄芩 10g	茵陈 15g	土茯苓 12g
凤尾草 12g	草河车 12g	炙甘草 4g	虎杖 12g
大金钱草 15g	垂盆草 5g	白花蛇舌草 12g	土鳖虫 10g
茜草 10g			

服药7剂，肝区胀痛、口苦、尿黄诸症明显减轻，饮食好转，面色转润，守方加减治疗。1个月后复查肝功，谷丙转氨酶降至28U/L。再与上方加减进退，

巩固疗效。其后多次化验肝功，谷丙转氨酶值稳定在正常水平。

（《刘渡舟验案精选》）

【诠解】 病毒性肝炎多由"湿热毒邪"内侵所致，先病肝经气分，继而由气入血及脏。本案患者为肝炎病在气分，结合临床症状，患者乃感受湿热疫毒之邪，肝胆枢机不利，致使气机郁滞，血运不畅，"不通则痛"。刘老自拟"柴胡解毒汤"，清热解毒利湿，疏利肝胆气机，疗效可靠。柴胡解毒汤组成：柴胡、黄芩、茵陈、凤尾草、土茯苓、草河车、土鳖虫、泽兰、炙草；本案中又加入金钱草、垂盆草、白花蛇舌草等清热解毒利湿之品，结合现代研究结果，证明有抗炎、抗病毒作用。

乔仰先医案

（湿瘀毒邪胶结难解，祛邪扶正两善其功）

丁某，男，70 岁。1989 年 10 月 6 日初诊。

患者曾患乙型肝炎住院治疗，出院后，丙氨酸氨基转移酶反复增高 1 年余。自诉肝区隐痛如针刺，耳鸣多梦，胸闷纳呆，口干欲饮，腹胀少力，小便黄赤，大便尚调，苔厚腻，脉数。肝功能：谷丙转氨酶 200.04U/L，麝香草酚浊度试验 10U/L，麝香草酚浊絮状试验（＋），硫酸锌浊度试验 15U。

西医诊断：慢性乙型肝炎。

中医诊断：胁痛。

辨证：湿邪缠绵不去，瘀毒胶结肝胆。

处方：蛇龙解毒汤加减。

白花蛇舌草 30g	鸡眼草 30g	地柏枝 30g	川芎 12g
黄柏 12g	龙胆草 12g	牡丹皮 15g	丹参 15g
赤芍 15g	茵陈 15g	炒谷芽 15g	炒麦芽 15g
大黄（后下）6g	甘草 6g	炒栀子 6g	砂仁 2g
豆蔻仁 2g			

上方加减服至 12 月 9 日，复查肝功能正常。又于 12 月 29 日及 1987 年 1 月 2 日两次复查肝功能，均无异常。除睡眠多梦、疲乏少力外，其余不适均消失。

为巩固疗效，嘱常服下方以固本善后，黄芪、枸杞子、炒白术、炒山药、白芍各15g，太子参20g，生薏苡仁、白花蛇舌草、鸡眼草各30g，柴胡5g，枳壳、甘草各6g。随访至今，未见复发。

（1995 年《浙江中医杂志》）

【诠解】 鉴于湿、毒、瘀、虚四个环节，乔老在临证时常选用利湿、解毒、活血、扶正四大法。其中，尤重视活血与扶正。乔老认为，湿瘀同源，利湿而不活血，则非其治也。故常提倡："治肝需治湿毒，治湿毒又必治血，血行则湿毒易去。"临证中，在清热利湿解毒的同时，佐以活血行瘀之品，如丹参、牡丹皮、赤芍、川芎、当归、大黄等，以改善血液循环，促进湿毒祛除。另外，无论在发病期，还是恢复期，均十分重视扶正，主要表现为：①注意顾护胃腑。因为清热利湿、活血解毒之品，性多寒凉败胃，而"胃气一败，则百药难施"。②补虚以利攻邪。肝炎多为虚实夹杂之症，若一味攻伐，则易伤正气，宜攻补兼施。肝脏体阴用阳，为藏血之脏，虚则多为阴虚、气虚或气阴两虚，治宜益气、养阴，以恢复正气，提高自身免疫力，有助于湿、毒、瘀邪的祛除。③强调善后调理。恢复期的患者，肝组织尚处于修复阶段，其正气未充。乔老认为，肝炎患者在实验室指标恢复正常后仍应坚持服药一段时间，以固本善后，减少复发。本案属湿、瘀、毒蕴蓄肝胆所致，治宜化湿解毒祛瘀，待湿毒瘀渐化之际，续以益气健脾之品调理善后以资巩固。

常占杰医案

（湿热中阻肝胃不和，清热利湿疏肝和胃）

闵某，女，40 岁。

初诊：2008 年 4 月 3 日。患者于 2007 年 5 月出现黄疸，谷丙转氨酶升高，曾在外院住院治疗，查肝炎病毒全套阴性，治疗后谷丙转氨酶正常出院。其后谷丙转氨酶再次升高，以护肝片、中药煎剂等药治疗，效果不明显。2008 年 4 月 16 日肝功检查：谷丙转氨酶 62U/L，谷草转氨酶 76U/L，γ-谷氨酰转移酶 88U/L，总胆红素 13.3μmol/L。无输血史。患者胁痛，腹胀，恶心纳差，乏力，口干口苦，经期紊乱，失眠，大便干燥，3~4 日 1 次，小便正常；舌边红，苔腻微黄，脉细滑。

西医诊断：病毒性肝炎（未分型）。

中医诊断：胁痛。

中医辨证：湿热中阻，脾胃不和。

治法：清热化湿，健脾和胃。

处方：

党参 15g	茯苓 12g	陈皮 15g	清半夏 9g
鸡内金 15g	郁金 12g	柴胡 10g	生大黄 10g
车前子 30g	炒枳壳 10g	丹参 15g	石斛 15g
黄连 6g	黄芩 12g	虎杖 30g	炒白术 15g
炒枣仁 9g	珍珠母 30g		

复诊：药后大便日行 1 次，成形，小便色黄；舌边瘀斑，苔腻，脉细滑。前方党参改 30g、丹参 30g 加强健脾活血。再诊仍守治法加减用药，1998 年 11 月 2 日复查肝功能恢复正常。

（《常占杰临床经验选》）

【诠解】 肝胃不和是慢性肝病最常见之证候，脾胃同属于土，肝木乘土必先犯胃，然后及脾，故和胃实寓健脾之意，此与古人云"知肝传脾，当先实脾"相符。方中芩、连、虎杖清热利湿，大黄清热导滞、车前子淡渗利湿，二者引湿热之邪从二便而去；陈皮、半夏健脾和胃，柴胡、枳壳疏肝理气，四君子、鸡内金健脾和胃，石斛、丹参、枣仁、珍珠母养心安神，所谓"胃不和则卧不安"，肝胃调和，睡眠自安。另外，临床上慢性肝病患者伴有慢性胃炎为数甚多，常常累及胆囊，故治肝病时常随证配用陈皮、半夏、鸡内金、麦芽等药，可取良效。

二、疫毒互结

朱良春医案

（疫毒互结脾气偏，解毒利湿健中州）

李某，男，25 岁，工人。

患者患乙型肝炎已半年，经住院治疗，一度好转。后丙氨酸氨基转移酶突升至128U/L，肝区疼痛，便溏，苔薄腻，质紫红，脉细弦。

西医诊断：慢性活动型肝炎。

中医诊断：胁痛。

辨证：疫毒互结，脾气偏虚。

治法：解疫毒，健中州。

处方：

炒白术15g	广郁金20g	蒲公英30g	半枝莲30g
怀山药20g	熟薏苡仁30g	土茯苓30g	甘草6g

服上药14剂，肝区疼痛稍有减轻。便溏，乏力，苔薄，质紫红，脉细软，前法续进之。上方白术改为20g，加白花蛇舌草30g，贯众12g，党参、宣木瓜各15g。

服上药14剂，复查肝功能：谷氨酸草酰乙酸转氨酶20U/L，丙氨酸氨基转移酶72U/L，余正常，肝区仍有不适感，大便每日2次，胃脘怕冷，苔薄、质偏红，脉细弦，原法出入。

处方：

茵陈20g	柴胡10g	广郁金15g	蒲公英30g
土茯苓30g	怀山药30g	党参12g	贯众15g
炒白术15g	甘草6g		

服上药14剂，口干，肝区不适，大便成形，偶有恶心，苔薄、质偏红，脉细弦，原法损益。上方加姜半夏6g，白花蛇舌草30g，北沙参10g，川楝子15g。续服14剂以巩固疗效。

（《中医临床家朱良春》）

【诠解】 本案为外感湿热疫毒而致的胁痛，《诸病源候论·胸胁痛候》曰："邪气乘于胸胁，故伤其经脉，邪气之与正气交击，故令胸胁相引而急痛也。"记载了瘟疫之邪侵袭而致胁痛的论述，该条文所指"邪气"即可认为类似于现代医学所指的病毒等引起似急性病毒性肝炎的急性胁痛疾病。本例在脾气虚基础上外感疫毒，故用炒白术、怀山药、熟薏苡仁健脾以扶正；蒲公英、半枝莲、土茯苓、白花蛇舌草、茵陈、贯众清肝解毒；柴胡、川楝子、广郁金疏利肝胆。苔腻渐退后始加用党参益气，大便成形后始加用北沙参养阴。服药近 2 个月，胁痛、脾虚症状渐缓解。

章真如医案

（证变方亦变，化裁需灵活）

王某，男，20 岁，汉南区纱帽镇农民。

患者在 1 年来食欲不振，全身乏力，口干，肝区不适，腹中胀气，本人有血吸虫感染史，怀疑是血吸虫肝病，在当地医院检查 HBsAg（＋）、HBsAb（＋），HBcAb（＋）。肝功能正常，B 超检查未见异常，诊断为"乙型肝炎"，用中西药治疗，症状未获改善，乃转来本院治疗。

脉象：脉弦细。

舌象：舌暗红，苔薄黄。

西医诊断：慢性肝炎。

中医诊断：胁痛。

中医辨证：肝郁气滞，疫毒内蕴。

治法：疏肝理气，清热解毒。

处方：自拟乙型肝炎解毒饮。

金银花 10g	连翘 10g	蒲公英 10g	败酱草 10g
柴胡 8g	枳壳 10g	牡丹皮 10g	茯苓 10g
茵陈 15g	白花蛇舌草 15g	郁金 10g	川楝子 10g

水煎服，每日 1 剂，嘱服 5 剂。

服上药后，自述精神好转，食欲增加，胁不痛，反应良好，效不更方，仍坚守原方，观察效果，一般是每周复诊 1 次，至第 4 周患者反映：工作过累则失眠，疲劳乏力，耳鸣，口干，目涩，纳呆，尿赤。辨证为肾阴虚，肝气郁，乃改养阴疏肝法，以一贯煎加味。

处方：

沙参 15g	生地黄 10g	麦门冬 10g	当归 10g
川楝子 10g	枸杞子 10g	白芍 10g	郁金 10g

| 鸡内金 10g | 砂仁 6g | 珍珠母 30g | 夜交藤 10g |

木香 10g

共服 5 剂。

药后，精神好转，睡眠较安，余症减轻，用原方再进 5 剂。药后，近日患者纳食较差，大便偏溏，每日 1 次，脉沉细，舌暗红，苔薄白，出现肝郁脾虚之象，乃改用疏肝理脾法。

处方：

柴胡 8g	枳壳 10g	白术 10g	茯苓 10g
山药 15g	扁豆 10g	砂仁 6g	白芍 10g
郁金 10g	广木香 10g	五味子 10g	鸡内金 10g

连翘 10g

水煎服，服 5 剂。

自改为疏肝理脾法后，坚持服用 4 周，患者来诊反映，肝区不痛，食欲甚好，精神亦佳，大便正常，仍坚持服用到第 10 周，建议患者复查，结果：肝功能正常，乙型肝炎标志物全部转阴，患者喜出望外，乃决定停药观察，并嘱注意劳逸结合，擅自调摄。因患者家住农村，此后亦未来复诊。

（《中医临床家章真如》）

【诠解】 慢性肝炎病程长，病势缠绵，收效也较困难，临床转为肝硬化腹水较多，恶变亦不少，绝大部分患者虽经过各种治疗，病情常缠绵难愈。本案患者治疗经过随证方变，初始疏肝理气，清热解毒，继则养阴疏肝，最后疏肝理脾，经过 10 周时间治疗，检查结果，全部转阴，说明中药辨证治疗的灵活性及有效性，患者对医者的信任与配合亦很重要。

三、络脉不通

刘渡舟医案

医案 1（肝郁化热久入络，轻宣透解四逆散）

王某某，男，48 岁，工人。

病史：食欲不振，肝区疼痛 1 年余。经传染病医院诊断为："无黄疸型慢性肝炎"，屡用中西药物治疗，效果不佳。就诊时自觉胁痛隐隐，脘腹胀闷，神疲乏力，胃纳不佳，夜寐尚可，二便自调。舌色暗，舌苔根部黄腻，弦细。

辨证：肝郁化热，日久入络。

治法：轻宣郁热，佐以通络之法。

处方：

柴胡 10g	枳壳 10g	白芍 10g	甘草 6g
栀子 10g	菊花 10g	桑叶 10g	僵蚕 9g
丝瓜络 12g	佛手 6g	苡仁 15g	焦三仙各 30g

连服 15 剂，纳谷渐香。续服 15 剂而胁痛愈。守方加山药、黄精以养脾阴，巩固疗效。

半年后复查，病告痊愈。

（《刘渡舟验案精选》）

【诠解】 本案例患者就诊时表现为肝郁脾虚之象，临证以疏肝健脾法施治，每获良效。但刘老细审舌脉，认为"肝气郁结日久，化热为病"，治疗应"木郁达之""火郁发之"，以开郁为主，宜轻宣透解之品，勿蹈厚味凝重之辙。高鼓峰指出："气不舒则郁而为热。"气郁发热，既不同于肝火燔灼，也不同于热入血室，亦不同于阴虚热盛，乃气机郁遏，阳气不达使然。"初病在经，久病入络"。患者胁痛持续 1 年有余，病程较长，方以四逆散加入轻透宣解之品，轻泄肝滞，略佐僵蚕、丝瓜络，使透中有通，故取效较著。

医案 2（毒瘀肝络加三草，自拟柴胡活络汤）

冯某，男，26 岁，内蒙古包头市人。1995 年 9 月 20 日初诊。

患者肝区疼痛半年之久，查乙肝五项：HBsAg（+），HBeAg（+），抗－HBc（+），肝功（－）。近半月病情加重，胸膈满闷、脘腹胀满、少食、乏力、睡眠不佳、小便短赤、大便溏薄、舌苔白厚腻、脉弦而滑。观其脉证，反映了肝之湿邪为盛。暂停他法，当先利气祛湿，芳香化浊。用藿香正气散加减。服药 15 剂，胸闷、腹胀减轻许多，大便已正常，饮食有增，白厚腻苔变薄。然两胁疼痛依然如旧，入夜则疼痛为重。舌边暗红、脉弦而涩。

辨证：肝血瘀阻，络脉不通。

处方：

柴胡 15g	黄芩 8g	茵陈 15g	土茯苓 15g
凤尾草 15g	草河车 15g	茜草 10g	当归 15g
白芍 15g	土鳖虫 10g	泽兰 10g	红花 10g
海螵蛸 15g	苍术 10g		

服上方 2 月有余，肝区疼痛消失，饮食、二便、舌脉如常，体力恢复。1995 年 11 月 30 日血液化验检查：肝功（－），HBsAg（－），HBeAg（－），抗－ HBc（－）。嘱其勿食肥甘而助邪气。续服刘老"肝炎舒胶囊"巩固疗效。后又复查肝功、乙肝五项，均为阴性，没见反跳。

（《刘渡舟验案精选》）

【诠解】 刘老认为，病毒性肝炎的基本原因是"湿热挟毒"凝滞肝脏气血所致。一旦发病，则使肝脏的疏泄功能失常。起始，气机郁结不舒，继而血脉瘀阻，络脉涩滞，肝之经脉布两胁，"不通则痛"。胁痛病理因素不外有寒、热、湿、郁、瘀、虚等，临床上，对胁痛的辨证要点要从以下几点着手：辨外感内伤；辨在气在血；辨在脏在腑；辨属虚属实。本案胁痛入夜为重，舌边暗红，脉弦而涩，为病及血分。对此，刘老自拟"柴胡活络汤"疏肝活血通络，祛除湿热毒邪，能有效地阻断病毒性肝炎的发展进程，防止变证发生。刘老经验：若见转氨酶持续不降者，可于本方中加入大金钱草、垂盆草、白花蛇舌草，以增强清热解毒之力，名为"三草活络汤"。

颜德馨医案

（湿热毒久郁入络，犀泽汤清营泻热）

朱某，男，24 岁。

病史：始而自觉全身乏力，食欲不振，恶心欲吐，厌油腻，右胁隐痛，腹部胀满不舒。检查：肝于肋下 2cm，质软，触痛，肝功能：麝香草酚浊度试验 12U，麝香草酚浊絮状试验（＋＋），脑絮（＋＋），硫酸锌浊度试验 16U，黄疸指数 4U，HBsAg 阳性。诊断为急性乙型肝炎。患者自发病后即开始用中药治疗，先后服用茵陈、败酱草、金钱草、大黄、龙胆草、板蓝根、柴胡、红花、桃仁、甘露消毒丹、绛矾丸等清热、利湿、疏肝、活血、泻下诸法组成的复方百余剂，并试用了五味子、垂盆草、满天星等单方，但连查 7 次肝功能一直没有好转，病程迁延半年之久。患者面色灰暗无华，精神不振，胃纳欠佳，右胁时时疼痛，心悸，口干不欲饮，小便黄赤，脉细弦，苔薄白，舌尖红绛。

西医诊断：慢性乙型肝炎。

中医诊断：胁痛。

辨证：湿毒侵入日久，邪入血分，郁而化热，久病入络为瘀。

治法：清热化瘀。

处方：

广犀角（水牛角代）45g	丹参 60g	白芍 60g
金银花 60g　　北沙参 60g	白术 60g	蒲公英 60g
薏苡仁 60g　　夏枯草 60g	天花粉 60g	

共研细末，蜂蜜泛丸，每服 6g，每日 2 次。

服丸药 1 个月后，复查肝功能，谷丙转氨酶 76U/L，麝香草酚浊度试验 6U，麝香草酚浊絮状试验（±），脑絮（±），硫酸锌浊度试验 12U。丸药服完后，复查肝功能，谷丙转氨酶小于 40U/L。麝香草酚浊度试验 2U，麝香草酚浊絮状试验（－），硫酸锌浊度试验 10U，HBsAg（－），患者症状和体征次第消失而停药。

服药后，患者因工作劳累而引致旧疾复发，HBsAg 阳性，脉濡弦，舌苔黄腻，湿热瘀未净，停药过早，虑有燎原之势，再取前法煎服。

处方：

广犀角粉（水牛角代）（吞）15g		炒苍术 6g
白术 9g	土茯苓 30g	茵陈 30g
泽兰 15g	平地木 10g	赤小豆 15g
金银花 15g	生薏苡仁 30g	丹参 15g

水煎服。

至 1976 年 1 月 7 日查肝功能谷丙转氨酶小于 40U/L，HBsAg 阳性，嘱患者再继服上方 1 个月后，再以前丸药巩固疗效。1 年，经多次查肝功能均正常，

HBsAg 均阴性。恢复工作已 3 年，病未复发。

（《中华名医治病囊秘·颜德馨卷》）

【诠解】 乙肝病毒感染机体后的发病机制，决定了乙型肝炎病程长，症状顽固，易慢性化的病理特点。本案系湿热疫毒内蕴，久而不去，"初病在经，久必入络，经主气，络主血"，侵淫血分而为患，治则以清热化瘀而获效。清代医家王孟英治 1 例发热身黄患者，诊为温热之邪扰营，投犀角（水牛角代）、玄参、石菖蒲、金银花、石膏等泻卫清营之法而瘥，本案立法多有神似。李时珍云：犀角能解一切诸毒，能疗诸血及惊狂斑痘之症。临床用于迁延性肝炎之长期丙氨酸氨基转移酶不降者，颇具效果。犀泽汤是颜老经多年临床实践，总结出来的采用清营泻热法治疗慢性乙型肝炎的自拟方剂，并取得了非常好的疗效。其方如下：广犀角（水牛角代）（锉末吞服）3g，泽兰 15g，苍术 9g，川金钱草 30g，土茯苓 30g，平地木 30g，败酱草 15g。功效：清营泻热，祛湿解毒，开郁通络。适用于迁延性肝炎、慢性肝炎之活动期。本案的治疗过程，还提示用中药治疗此病时，在乙型肝炎抗原试验转为阴性后，仍应继续服药一个阶段，以资巩固疗效。

赵绍琴医案

（痰浊阻络枢机不利，五子涤痰理气活血）

全某某，男，56 岁。

初诊：素嗜烟酒肥甘，体丰痰多，舌红苔腻垢厚，脉象弦滑有力，按之急数，大便不畅小便色黄。久患肝炎未愈，每于恼怒则胁痛必作。痰湿积滞互阻，少阳络脉失和。先以清化痰浊，少佐开郁止痛方法。

旋覆花 10g	郁金 6g	杏仁 10g	莱菔子 10g
苏子 10g	苏梗 10g	白芥子 6g	茜草 10g
焦三仙各 10g	大黄 10g		

3 剂。

二诊：药后大便畅行，胁痛已止，脉仍弦滑，舌红苔垢，湿热积滞已久，非旦夕可以根除。若能戒绝烟酒，坚持素食，并运动锻炼，可保身体康复。

处方：

苏子10g	莱菔子10g	白芥子6g	焦三仙各10g
水红花子10g	郁金6g	片姜黄6g	赤芍10g
茜草10g	丹参10g		

10剂。

（《赵绍琴临证医案精选》）

【诠解】 患者久患肝炎，又嗜烟酒肥甘，形体丰肥，每于恼怒则胁痛必作，痰多，脉滑而有力、苔垢厚，辨证为痰浊阻络，故而胁痛。张子和在《儒门事亲》中曰："夫一切沉积水气，两胁刺痛，中满不能食，头目眩者，可用茶调散。轻涌讫冷涎一二升，次服七宣丸则愈矣。木香槟榔丸、导饮丸亦妙。不可用巴豆银粉等药。"认为水气或痰饮藏于经络之内，留而不去，气血壅滞不通，则两胁刺痛，治疗该病重在流通气血，采用涌吐痰涎祛邪安正之法，恢复血气流通。赵老认为患者为痰湿偏盛体质，平素饮食肥甘，每遇情志不舒即胁痛发作，为痰浊胶结、肝失疏泄、肝络瘀滞所致，在三子养亲汤基础上，加冬瓜子、皂角子名曰五子涤痰汤，并以此为基础方，加理气活血、疏风胜湿、消食导滞之品，治疗痰浊阻滞所致的胁痛。范围拓展，可用于脂肪肝、高脂血症、类风湿关节炎等，不独治胁痛而然也。

四、肝郁脾虚

邓铁涛医案
（脾虚肝郁胁痛案，健脾疏肝四君子）

庞某，男，32岁。以乏力、纳差3个月，于1996年11月初诊。

患者3年前因"胆石症"手术而输血300ml。最近神疲倦怠，乏力，少气自汗，食欲不振，胁部不适感，腹胀便溏。查皮肤、巩膜无黄染，未见肝掌及蜘蛛痣，肝肋下未及，肝剑突下2cm，无压痛，脾未及，舌淡红胖嫩，边有齿印，苔薄白，脉弦细。化验：谷丙转氨酶102 U/L，谷草转氨酶86U/L，抗HCV（+），HCV－RNA（+），白蛋白：球蛋白为1.2:1。

西医诊断：慢性丙型肝炎。

中医辨证：脾虚肝郁。

治法：健脾疏肝，佐以活血解毒。

处方：

太子参20g	茯苓15g	白术15g	甘草5g
草薢12g	楮实子15g	黄芪20g	丹参30g
珍珠草25g	白芍20g		

每日1剂，水煎服。

坚持服上方4个月后复查：谷丙转氨酶26U/L，谷草转氨酶18U/L，抗HCV（+），HCV-RNA（+）。纳食增加，精神好转，体力明显好转，已无不适之症状。

（《中国百年百名中医临床家丛书·国医大师卷·邓铁涛》）

【诠解】 慢性丙型肝炎临床上大多表现为倦怠乏力、食欲不振、腹胀、失眠、胁痛、头目眩晕等症状，结合体征、舌脉表现等，属中医"胁痛""虚劳"范畴，出现黄疸者，辨属"黄疸"。多数病例早期症状不明显，一经确诊即转为慢性，本病例便如此。邓老认为，湿热毒邪内侵是发生丙型肝炎的基本原因。若湿热邪气外袭，内蕴于脾胃与肝胆，则发为急性丙型肝炎；若患者脾气本虚，或邪郁日久伤及脾气，或肝郁日久横逆乘脾，或于治疗急性丙型肝炎的过程中寒凉清利太过而伤及中阳，均可导致脾气虚亏，而转变为慢性丙型肝炎。

本案例治疗以健脾补气培本为主，基本方是四君子汤加味。太子参（党参）、茯苓、白术、甘草，补气健脾；草薢祛除因郁脾土之湿浊，楮实子疏肝行气解郁；珍珠草清热利湿解毒，或以黄皮树叶代之；"久病入络"，以丹参活血化瘀；白芍柔肝养阴，缓解胁肋胀痛；黄芪益气健脾，补诸不足。诸药合用，发挥健脾疏肝、活血解毒的作用，从而治疗丙型肝炎。

此外，邓老根据慢性丙型肝炎的特点，采用健脾疏肝、行气活血、除湿解毒的治疗法则组成协定方"肝舒胶囊"（太子参，茯苓，白术，甘草，草薢，楮实子，白花蛇舌草，丹参，珍珠草，白芍等），在临床上显示出良好的治疗效果。

李济仁医案

（胁痛需明辨气血虚实，治疗总不离疏肝和络）

宋某，男，38 岁，干部。

初诊：1984 年 2 月 8 日。患者宿恙"胁痛"延已 3 载，屡屡反复不愈。现右胁掣痛，游走不一，胸闷不舒，精神倦怠，怯寒鼓栗，厌食恶心，便通色淡，溲赤而少，脉弦涩，苔白腻。肝功能检查示：麝香草酚浊度试验 20U，谷丙转氨酶 500U/L。其余指标正常，体检：巩膜及皮肤无黄染，肝于肋下触及，轻微触痛。

西医诊断：无黄疸型肝炎。

中医诊断：胁痛。

中医辨证：肝郁脾虚。

治法：疏肝健脾，行气活血。

处方：

醋炒柴胡 9g	赤芍 9g	白芍 9g	白术 9g
茯苓 9g	广郁金 9g	丹参 15g	党参 15g
木莲果 15g	延胡索 9g	当归 9g	

另加越鞠丸 9g。

二诊：1984 年 2 月 15 日。胁痛见轻，脘闷觉宽，余恙如斯，守原意进退，防反复变端，去茯苓，加制香附 15g。

三诊：1984 年 2 月 22 日。恶寒已愈，纳增呕减，惟身重神倦依然，此体质亏乏，病邪留恋，当扶正祛邪，原方去木莲果，加五味子 9g，生、炒薏苡仁各 20g。继服。

四诊：1984 年 3 月 20 日。身重乏力改善，精神亦振。原方续进 7 剂，以观进止。

五诊：1984 年 4 月 7 日。药后颇中病机，病情各种均见平复，复查麝香草酚浊度试验 12U，谷丙转氨酶 120U/L。再宗前法加制首乌 15g，肥玉竹 15g。

六诊：1984 年 4 月 14 日。胃纳不香，夜卧欠酣，全身乏力，邪去体亏，当调摄之。

处方：

当归15g	北条参15g	玉竹15g	丹参15g
木莲果15g	川芎9g	赤芍9g	白芍9g
酸枣仁9g	五味子9g		

七诊：1984年4月20日。诸症悉平，舌脉如常，化验检查肝功能恢复正常，拟上方10剂，炼蜜为丸，每日服3次，每服5g，缓图可冀入其佳境。近期追访，体健神振，一切良好。

（《李济仁临证医案存真》）

【诠解】 胁痛辨证当辨在气在血、属虚属实，但总体治疗上，以疏肝和络止痛为基本治则，实证多采用疏肝理气，活血通络，清利湿热之法；虚证则多以滋阴养血柔肝为治，同时佐以理气和络之品。本案辨证为肝郁脾虚之胁痛，肝主气，脾生血，肝主疏泄，脾主运化，肝脾之间生理上密切相关；"见肝之病，知肝传脾"，肝郁日久，克伐脾土，致使气机郁滞，脾不运化，二者病理上互相影响。本案治疗初期以舒肝健脾，行气活血为法施治，后期出现乏力、纳差、失眠等肝阴不足、肝络失养之证，治疗以营养肝阴、柔肝和络为法。慢性肝病治疗过程中，宜根据疾病发展的不同阶段，灵活辨证施治，但总宜扶正固本，气血并治，则胁痛自愈。

方药中医案

（肝病及脾虚为本，健脾疏肝异功散）

宁某，女性，33岁。1974年5月22日初诊。

患者于1972年8月发现肝功能异常，1974年5月22日复查肝功能，谷丙转氨酶260 U/L，麝香草酚浊度试验7U，白蛋白：球蛋白为3.3：3.8。诊断为慢性肝炎，来医院治疗。症见面黄少华，纳差，腹胀排气多，肝区隐痛，小便色黄，低热37.8℃左右，舌质淡，苔薄，脉细弦。

西医诊断：慢性肝炎。

中医诊断：胁痛。

中医辨证：肝病及脾。

治法：健脾疏肝。

处方：加味异功散。

服上药后，纳谷即增，腹胀亦消减，脾胃症状得以改善，继以加一贯煎30剂，先后2次肝功能复查，均告正常。

（《医学承启集》）

【诠解】 慢性肝炎，往往病程较长，虽病变部位在肝，但易肝病传脾，临床上出现木郁克土的病理现象，如纳差、腹胀、便溏等脾胃功能失调的症状。本案即如此，方老予加味异功散调补脾胃，兼以条达肝气。脾虚得运，纳食即增，气血恢复、面色得荣；"气郁则热"，肝郁得解，则腹胀矢气得缓，低热得除，肝病亦易恢复。肝病即久伤耗气阴，后期以一贯煎加减柔肝养阴以固本。

注：加味异功散

组成：党参15g，苍术、白术各10g，茯苓30g，甘草6g，青皮、陈皮各10g，黄精20g，当归12g，焦楂曲各10g，丹参30g，鸡血藤30g，柴胡、姜黄、郁金各10g，薄荷3g。

用法：水煎服。每日1剂，每剂分2次服。

功效：健脾和胃，养肝疏肝。

主治：迁延性肝炎、慢性肝炎、肝硬化、肝癌等病，症见胁满闷、胁下隐痛、纳呆纳少、便溏、舌质淡润、苔薄白、脉濡细等，中医辨证为脾胃气虚，气滞血瘀者。

印会河医案

（慢性肝炎多责于肝郁脾虚，逍遥散为基础方汤丸续用）

伍某，男，42岁，工人。

患者1968年以来经常乏力，尿黄，厌油纳差，1972年体检时发现肝大肋下一指，肝功能：麝香草酚浊度试验10U，硫酸锌浊度试验15U，丙氨酸氨基转移酶150U/L。当时按慢性肝炎治疗，服用葡醛内酯片等保肝药，病情稍缓。来诊时右胁下隐痛，食少腹胀，头晕乏力，口苦尿黄，面色萎黄，肝大右肋下二指，质中有压痛。苔黄腻，脉弦涩。查肝功：麝香草酚浊度试验14U，硫酸锌浊度试验 21U，丙氨酸氨基转移酶 140U/L。

西医诊断：慢性肝炎。

中医诊断：胁痛。

中医辨证：肝郁脾虚，气滞血瘀。

治法：疏肝健脾，理气活血。

处方：逍遥散加减。

柴胡 10g	延胡索 10g	焦三仙各 10g	当归 12g
郁金 12g	茯苓 12g	陈皮 12g	半夏 12g
黄芩 12g	赤芍 15g	板蓝根 15g	生牡蛎(先下)24g

服上方 10 剂，腹胀减轻，食量增加，仍感肝区隐痛，大便溏薄。前方改当归为丹参，减郁金，加䗪虫 6g，继服 7 剂。肝区疼痛消失，大便正常，效不更方，再服 10 剂，诸症消失，复查肝功能正常。惟肝大肋下一指，改用逍遥丸善后，以图缓功。

（1990 年《国医论坛》）

【诠解】 印老认为慢性肝炎多属肝郁脾虚、气血瘀滞之证，常用逍遥散为基础方加减，本案胁痛明显，故酌加郁金、延胡索活血行气止痛；恶心口苦加半夏、黄芩清热降逆止呕。共奏疏肝健脾、理气活血之功，肝脾气血调和，则病得痊愈。方中选用咸、涩、微寒之生牡蛎，取其强肝解毒、软坚散结之效。

刘赤选医案

（肝郁脾虚兼阴亏络阻，古方四乌贼骨一藘茹）

石某，男，24 岁。

患者因食欲减退，恶心呕吐，厌油腻，小便黄赤 3 天，于 1975 年 3 月 3 日入某医院住院。入院体检时神清，巩膜及皮肤黄染，肝在肋下 1cm，脾未扪及，腹部叩诊鼓音，肠鸣音亢进。黄疸指数 70U，谷丙转氨酶 710U/L，白蛋白 41.3g/L，球蛋白 23.2g/L，尿三胆阳性，蛋白微量；超声波检查肝区较密微小波，腹水少量。西医诊为病毒性肝炎。入院后曾静脉滴入大量葡萄糖、维生素 C、激素、三磷酸腺苷、胰岛素、血浆，并静脉注射茵栀黄等，除黄疸稍退外，其余症状未见明显改善，遂请中医会诊。

初诊：1975 年 3 月 11 日。右胁作痛，腹胀低热，头晕失眠，四肢乏力，口干欲饮。舌质嫩红，舌苔薄白稍干，右脉虚，躁动无力，左脉带弦。

辨证：肝郁脾虚，肝阴亏损。

治法：健脾疏肝，养阴活血。

处方：四乌贼骨一藘茹汤加味。

| 茜草根 12g | 乌贼骨 9g | 当归尾 9g | 炙甘草 6g |
| 白橘络 2.4g | 云苓 12g | 白术 12g | 党参 12g |

二诊：1975 年 3 月 22 日。服药 11 剂。面色明净，食欲好转，胁肋不胀，仍有低热，失眠多梦，自汗盗汗，头晕肢软。舌质淡红，脉比前稍好转。超声检查示腹水消失，仍守前法。

三诊：1975 年 4 月 10 日。仍有低热，手颤，腹部微胀，口渴欲饮。脉细数带涩，舌暗红而紫，苔微黄薄。证为肝郁脾虚，胃肠湿热。治宜通络活血，化湿清热。

处方：

茜草根 24g	橘络 3g	葱须 1 小撮	赤小豆 30g
乌贼骨 12g	鸡内金 9g	春砂仁 9g	大腹皮 9g
土茵陈 30g	泽泻 12g		

上方服用 26 天，诸症皆平，精神食欲良好。复查肝功能：黄疸指数 4U，谷丙转氨酶 40U/L，病愈出院。

（《古今名医临证金鉴·黄疸胁痛鼓胀卷》）

【诠解】　四乌贼骨一藘茹丸为《内经》十三方之一，原治血枯经闭。刘老宗此方化裁治疗慢性肝炎和早期肝硬化，疗效颇佳。《本草经疏》云："乌贼鱼骨，味咸，气微温无毒，入足厥阴、少阴经。……咸温入肝肾，通血脉而祛寒湿，……入肝胆，舒营气。"藘茹即茜草，《本草经疏》亦云："行血凉血之要药。主痹及疸。"两药配合，养血行血，祛瘀生新，不凉不燥。于肝病血瘀络阻之病机十分合拍，或伍用健脾益气，或伍用清化湿热，或参以柔肝养阴，随证化裁，疗效确切。《内经》原方以雀卵为丸，鲍鱼汁送服，使该方具有补养精、气、血，强壮肺、肝、肾，活血通经的作用。经实践体会，不用此二味，疗效亦佳；剂量亦不必拘于原方乌贼骨四倍于茜草。

赵冠英医案

（肝郁脾虚兼血瘀，四君子汤化裁方）

李某，女，9岁，学生。1996年4月29日初诊。

病史：该患儿自1995年4月起患无黄疸型肝炎，曾在北京某专科医院住院治疗，病情一直无好转。最近在解放军302医院检查肝功能：谷丙转氨酶为346U/L，HBsAg为1:256。诊见患儿面色萎黄，精神不振，形体消瘦，并诉常感右胁肋疼痛，伴头晕乏力、腹胀、纳呆、便溏、溲黄，舌淡红、边微瘀、苔白。

中医诊断：胁痛。

中医辨证：肝郁脾虚，气滞血瘀。

治法：疏肝健脾，益气养血，活血化瘀。

处方：四君子汤加减。

党参10g	白术10g	云苓10g	首乌10g
黄精10g	茵陈10g	丹参15g	赤芍15g
当归8g	五味子4g	炙甘草6g	

6剂，每日1剂，水煎服。

二诊：1996年5月7日。右胁痛减轻，头晕消失，精神改善，纳食稍增，余症同前。继续守方，每日1剂，再服56天，诸症悉除，肝功能3次检查，谷丙转氨酶正常，HBsAg阴性，肝脾未触及。

1年后追访家长，告曰：该儿身体健康，未再复发，已恢复上学，成绩优良。

（《全国名老中医医案医话医论精选·赵冠英验案精选》）

【诠解】 本案从病程、症状及实验室检查来看，属慢性活动性肝炎，中医辨证属肝郁脾虚、挟瘀挟湿之胁痛。患儿肝病既久，疏泄失职，木郁克土，脾虚失运，气血不足，机体失养，则"不荣则痛"；肝失疏泄，气机不利，血络瘀滞，则"不通则痛"。治疗当标本兼顾。方用四君子汤益气健脾；黄精、首乌、五味子养肝益阴；丹参、赤芍、当归养血活血，通络止痛；茵陈利湿。诸药合用，滋补而不碍邪，祛邪而不伤正，攻补有章有法，从而以获全功。

从本例可以看出，只要辨证准确，用药精当，就不可朝夕更方，强求速效，一定守方守法才收全功。在治疗过程中，医者和病者都要充满信心，克服患儿服中药困难的矛盾，耐心调治，亦是战胜病魔的关键。

陈继明医案

（肝郁脾虚胁胀满，黄芪当归四逆散）

吴某，男性，51 岁，干部。1977 年 4 月 5 日初诊。

患者于 1975 年患无黄疸型肝炎，住本市传染病院治疗 3 个月，证情稳定，肝功基本正常而出院。半年后又感胁痛腹胀，倦怠乏力，复查肝功又见损伤，叠经中西药物治疗，迁延 2 年，迄未痊愈。面色晦滞，形体消瘦，精神困乏，脘胁胀满，纳少寐差，大便稀溏。血检：麝香草酚浊度试验 10U，硫酸锌浊度试验 15U，谷丙转氨酶 86U/L，碱性磷酸酶 14U/L，胆红素＜17.1μmol/L，白蛋白 32g/L，球蛋白 32g/L。触诊：肝大肋下 2cm，质中等；脾未扪及。苔薄根腻，脉象虚弦。

中医辨证：湿热久羁，损及肝脾，肝疏不及，脾失健运。

治法：益肝调脾，以助升发之机。

处方：

黄芪 30g	当归 10g	炒白芍 12g	柴胡 6g
炒枳实 6g	党参 12g	白术 10g	丹参 15g
茯苓 12g	郁金 10g	炙甘草 6g	生麦芽 30g

5 剂。

二诊：药后脘胁较舒，腹胀亦除，大便成形，苔腻亦化，脉象细弦无力。原方去郁金，加怀山药 30g。续服 15 剂，症情大减，饮食倍增。

守方连服 2 个月，诸恙均瘥，精神亦振，两次复查肝功均在正常范围。

（《名医经典医案导读·名老中医学术经验传承》）

【诠解】 多数医家认为"肝为相火，有泄无补"，即肝病多以实证巨多，虚证少见，即便有虚证仅肝血肝阴不足一途，"肝气虚、肝阳虚"之说很少论及。陈老临床多年，认为肝气（阳）虚者有之。《内经》谓："肝者，罢极之本""丈夫七八肝气衰，筋不能动"，均说明肝气虚是存在的；蒲辅周老先生指出，五脏皆有"阳虚阴虚之别""肝阳虚则筋无力，恶风，善惊惕，囊冷，阴湿，饥不欲食"，并谓："肝炎阳虚者，亦可用附子汤。"

陈老治疗慢性肝炎属肝气（阳）虚者，多以当归补血汤为主方，重用黄芪。一般认为黄芪具有补肺脾气分之功，多忽视其补肝气的作用。张锡纯在《医学衷中参西录》中对此有所发挥，他说："肝属木而应春令，其气温而性喜条达；黄芪之性温而上升，以之补肝，原有同气相求之妙用。愚自临证以来，凡遇肝气虚弱不能条达，用一切补肝之药皆不效，重用黄芪为主，而少佐以理气之品，服之覆杯即见效验。所谓肝虚无补法者，原非见道之言也。"当归补血汤，黄芪五倍于当归，乃补肝脏升发之气，养肝血以助肝用之良方。配合四逆散之柴胡疏肝以升清阳，枳实行气以降浊阴，白芍养肝敛阴，甘草缓中补虚，组合成方，发挥补肝气、养肝血、调升降、解郁通阳的作用。若阳虚寒凝，则加附子、干姜之类以温阳散寒；气血衰少，则加紫河车、鹿角胶之属以峻补精血；兼夹郁热、湿浊、瘀阻，呈现本虚标实、寒热错杂之症者，随证辅以清热、化湿、活血化瘀之品，标本兼治，全在随机应变，灵活运用。

田美玉医案
（健脾化湿治本虚，解毒理气祛标实）

王某，男，28 岁。

患者患乙型肝炎 8 年，因无不适，未行治疗。近年来肝区疼痛，食欲不振，脘腹饱胀，恶心欲吐，口苦，尿黄，大便溏而不爽，渐趋明显，检查：HBsAg（+）、HBeAg（+），HBcAb（+），谷丙转氨酶 128U/L，结合胆红素 28μmol/L。苔黄腻，脉弦细。

西医诊断：慢性肝炎。

中医诊断：胁痛。

治法：健脾化湿，疏肝理气止痛。

处方：

败酱草 15g	党参 15g	炒白术 15g	茯苓 15g
青皮 10g	陈皮 10g	法半夏 10g	广木香 10g
佩兰 10g	藿香 10g	柴胡 10g	延胡索 10g

枳实 10g　　　　　鸡内金（研末冲服）10g　　　　　　　　丹参 20g

每日 1 剂，水煎服。

服药 20 剂后，自觉症状大减，除肝区隐痛，时呈刺痛，神疲乏力外，余无不适。复查谷丙转氨酶 20 U/L，结合胆红素 3.4μmol/L。拟疏肝解郁，行气活血，健脾益气。

处方：

陈皮 10g　　　　　柴胡 10g　　　　　枳实 15g　　　　　延胡索 15g

丹参 15g　　　　　白芍 15g　　　　　党参 15g　　　　　黄芪 15g

茯苓 15g　　　　　败酱草 15g　　　　红蚤休 15g　　　　炒谷芽 15g

炒麦芽 15g　　　　川芎 6g

上药每日 1 剂，服 60 剂后，自觉无任何不适，复查乙型肝炎五项均为阴性，随访 2 年未复发。

（1998 年《中西医结合杂志》）

【诠解】 田老认为，乙型肝炎初发多是外感湿热疫毒之邪侵及中焦，困阻脾胃，熏蒸肝胆，土壅木郁，以邪实为主。湿疫久羁，脾胃受损，健运失司，水湿不运，湿浊内生，内外湿邪交缠，困滞中焦，而虚实夹杂，以正虚为主。故调补脾胃，扶正祛邪，是治疗乙型肝炎重要环节。田老指出，乙型肝炎久病失治，往往土壅木郁，肝胆失疏，气滞血瘀，因此，疏利肝胆、行气活血是治疗慢性乙型肝炎又一重要环节。乙型肝炎病程即久，每见肝肾阴虚、精血不足，治宜滋阴补肾，养血柔肝。慢性肝炎初期以实证据多，以疏肝利胆、理气活血、利湿解毒等祛邪为主；中期脾胃受损，邪气尚盛，以扶正祛邪为主；后期肝肾不足，精血亏虚，邪气未衰，虚不耐攻，以补虚为主。本案患有乙型肝炎多年，脾虚肝郁及湿毒之象均显著，因此治宜健脾益气，疏肝理气，化湿退黄，遣方精当，故收效甚速。

五、肝肾阴虚

方药中医案

（一贯煎滋肾养肝疗阴虚，三石汤甘寒清热不伤阴）

陈某，女，42 岁。1977 年 1 月 6 日初诊。

患者于 1964 年因肝功能异常，并做"肝穿"，确诊为慢性肝炎，持续未愈。近 1 个多月来感疲乏无力，肝区隐痛，腰酸腿软，小便黄。肝功能：麝香草酚浊度试验 16U，麝香草酚浊絮状试验（＋－），白蛋白：球蛋白为 4∶3；丙氨酸氨基转移酶正常。患者来诊时，视其面微赤，唇淡红稍干，脉沉细数，舌红，苔薄腻。

中医诊断：胁痛。

中医辨证：肝肾阴虚，湿热内蕴。

治法：滋肾养肝疏肝，佐以清热利湿。

处方：加味一贯煎合减味三石汤。

前方服 20 剂肝区痛减，精神渐振，于 2 月 5 日肝功能复查，麝香草酚浊度试验、麝香草酚浊絮状试验均正常。惟近日纳谷不香，夜眠不酣，脉沉细无力，舌微红，改投滋肾养肝、助脾益气之剂，调理旬余而愈。

（《医学承启集》）

【诠解】 方老认为肝炎在急性期当以"邪气实"亦即湿热蕴结为主要矛盾，如迁延不愈，则转为慢性，病程既久，正气渐虚，矛盾由肝—肝脾—肝脾肾发生转化。证之临床，多数患者虽湿热犹存，却多伴头晕目眩、疲乏无力、劳累后肝区痛、腰酸腿软、失眠多梦、舌红、脉弦、低热等肝肾阴虚见症。故而方老认为慢性肝炎在脏腑辨证的定位上大多在肝肾，定性上大多是阴虚，或兼湿热残留不去之象，治疗应着重扶正，或扶正兼祛邪，亦即标本同治之法。

本案患者表现为肝区痛，乏力，腰腿酸软，面赤唇干，伴尿黄，舌红、苔薄腻，脉沉细数，显系阴虚夹有湿热之象，然阴虚是本，湿热是标，故以滋养肝肾的加味一贯煎（为一贯煎加郁金、白芍）为主方，配合减味三石汤（石膏、滑石、寒水石）以甘寒清热，淡渗利湿，前后三诊，未用苦寒燥湿之品，旨在顾护阴液，以利柔养肝体。

张伯臾医案

（养肝阴补肝血以柔肝体，疏肝气潜肝阳以达肝用）

艾某某，女，43 岁，初诊：1975 年 11 月 28 日。

患者患肝炎迁延不愈，达 6 年之久，肝区隐痛，中脘作胀，纳少便软乏力，头晕面红，舌质红苔薄，脉弦细，肝功能：麝香草酚浊度试验 18U，麝香草酚浊絮状试验（＋＋＋），硫酸锌浊度试验 13U，γ－蛋白电泳 23.2%。

中医辨证：肝肾阴伤，阳亢火升，气郁则胀，血虚则痛。

处方：补肝汤合金铃子散加减。

炙生地 12g	白芍 12g	当归 12g	炒枣仁 9g
木瓜 9g	甘草 4.5g	川楝子 9g	炒玄胡 9g
广郁金 9g	党参 12g	石斛 18g	山药 12g
牡蛎（先煎）30g			

本方加减服 2 个月。

二诊：1976 年 1 月 28 日。肝区痛胀改善，心烦易怒升火亦瘥，口干，脉小弦，舌质红。肝阴损伤已久，难以骤复，服药外还应舒情戒怒方能奏效。

生地 12g	制首乌 15g	炒枣仁 9g	合欢花 12g
银柴胡 9g	白薇 9g	川楝子 9g	牡蛎（先煎）30g
炒黄芩 9g	木瓜 9g	白蒺藜 9g	生甘草 4.5g

本方加减服 1 个月。

三诊：1976 年 3 月 3 日。右胁刺痛减而未止，心烦，咽痛淡红不肿，近感胃痛，泛吐酸水，舌胖质红，有齿痕，脉细。为肝肾两亏，虚阳上越，今拟滋肝肾以敛浮阳，佐以清胃制酸。

北沙参 9g	麦冬 9g	玄参 9g	生地 12g
熟地 12g	杞子 12g	川楝子 9g	肉桂 2.4g
黄连 3g	吴茱萸 1.5g	银柴胡 9g	赤芍 9g
白芍 9g	枳壳 9g	甘草 4.5g	

14 剂。

四诊：1976 年 3 月 17 日。咽痛止，胃痛泛酸亦瘥，肝区时或隐痛，头晕，脉细舌淡红。仍应滋阴疏肝。

北沙参 12g	生地 12g	枸杞子 9g	麦冬 9g
炒川楝 9g	橘叶 4.5g	炒当归 9g	炒白芍 9g
制香附 9g	广郁金 9g		

21 剂。

五诊：1976 年 4 月 7 日。肝区痛未发，腰酸头晕均见好转，偶有腹胀，肝功能及蛋白电泳均恢复正常，脉小弦，苔薄。再守前法，以冀巩固。

处方：

炙生地 12g	制首乌 12g	杞子 9g	当归 9g
白芍 9g	炙甘草 4.5g	银柴胡 9g	炒枳壳 9g
郁金 9g	桑寄生 12g	钩藤 12g	

14 剂。

（《张伯臾医案》）

【诠解】　本案为慢性肝炎迁延不愈，表现为胁隐痛，脘腹胀，兼见头晕面红，纳少乏力等症，舌红而脉细，辨证为肝肾阴亏，血虚肝郁之证。《金匮翼·胁痛统论》云："肝虚者，肝阴虚也，阴虚则脉绌急，肝之脉贯膈布胁肋，阴虚血燥则经脉失养而痛。"亦说明了久病耗伤，或劳欲过度，均可使精血亏损，导致水不涵木，肝阴不足，络脉失养，不荣则痛，而成胁痛病。

肝病治疗不外甘缓、辛散、酸泻三法，《临证指南医案》指出："肝为刚脏。非柔润不能调和也。"故凡胁痛，药忌刚燥。本例先以补肝汤养血和肝，甘酸化阴，滋水涵木，参以金铃子散行气活血，泄肝止痛；后因见心烦、咽痛、头晕、面赤等虚阳上越之象，方改一贯煎合四逆散滋阴解郁，反佐肉桂引火归原。治疗始终，均以滋阴柔肝为本，配以疏肝解郁，而无刚燥耗液伤气之弊。调治半年，使迁延 6 年之肝病趋愈，肝功能恢复正常，重返工作岗位。

"补肝汤"来源颇多，本案中取自于《医学六要》，由四物汤加味而成。方中四物汤滋养阴血；酸枣仁、木瓜、甘草酸甘化阴，柔肝舒筋。合用共奏养血滋阴、柔肝舒筋之功。

林鹤和医案

（疏肝太过伤肝阴，清肝养阴法当循）

傅某，男，40 岁，1981 年 3 月 26 日就诊。

患者自述于去年 3 月患急性黄疸型肝炎已治愈，此次继患急性乙型肝炎，在我市某医院住院治疗 4 个月，病情急剧变化，4 次查乙肝表面抗原均为阳性，RPHA 1:4096，肝功能：麝香草酚浊度试验 18U，黄疸指数 10U/L，硫酸锌浊度试验 18U，谷丙转氨酶由入院时 120U/L 上升为 600U/L，肝下缘在肋下 1.5cm。

现症：食欲不振，神疲乏力，心烦易怒，夜寐失眠，肝区灼痛，手足心热，口苦欲饮，大便燥结，小便黄赤，脉弦细数，舌苔薄黄，舌质红。

中医辨证：肝（阴）虚内热。查看全部病史资料，认为是由于患者服药甚多，导致疏肝太过所致。

治法：遵仲景"夫肝之病，补用酸"。

处方：酸枣仁汤合一贯煎。

酸枣仁 30g	沙参 10g	生地 10g	枸杞 10g
麦冬 10g	川楝子 10g	白芍 10g	知母 10g
云苓 10g	丹皮 10g	板蓝根 10g	石决明 18g
生龙骨 18g	甘草 3g		

服药 18 剂，患者自觉疗效显著，查肝功能正常，乙肝表面抗原转阴、RPHA 1:8，睡眠、食欲均恢复正常，治疗 20 天后，以补脾养肝法调治而愈。

（《古今名医临证金鉴·黄疸胁痛鼓胀论》）

【诠解】　临床上慢性乙肝以肝气郁结者为多见，肝逆脾遏，气机不宣为主要病机，抓住肝郁气滞，木不条达，脾不健运，所致土滞木郁，肝脾不和的临床见证，治疗首选疏肝解郁法，方用四逆散加味：白芍、枳实、柴胡、川楝子、元胡、紫草、板蓝根、姜朴、云苓、炙甘草等，为常规思维方式。而林老认为，疏肝解郁虽为治疗乙肝的常用方法，但治疗时若过用疏肝之品，或湿从热化，可致肝阴不足，故当循清肝养阴法，可选酸枣仁汤。因本证之心烦不得眠属阴虚内热，为肝热上扰神明所致。清代魏玉璜著《柳州医话》，其中所创之"一贯煎"方，便是在仲景酸枣仁汤方基础上发展了肝肾阴虚的证治，凡肝肾阴虚，肝气不舒所致胸脘胁痛，咽干口燥，舌红少津均可应用。在临床中所见慢乙肝之属肝肾阴虚者并不少见。治疗过程中当注意调养肝脾，上方可加太子参、苡仁、山药、当归等，先后天兼顾，以竟全功。

六、气虚血滞

李克绍医案

（疏肝养肝并举，补气活血互用）

呼某，男，28 岁，已婚。初诊于 1980 年 10 月 24 日。

主诉：因情志不畅致右胁疼痛，脘腹胀闷，纳呆，肢困。曾服多种保肝西药及疏肝中药，病情时轻时重。近月来，右胁疼痛增剧，时而左胁亦痛，饮食欠佳，厌食油腻，哕逆嗳气，脘腹胀闷，食后尤甚，头晕脑胀，神疲乏力，体瘦面苍，舌质淡，苔薄白，脉沉弱。

处方：

木瓜 6g	三棱 6g	莪术 6g	生麦芽 10g
生扁豆 10g	刺蒺藜 10g	生黄芪 12g	乌梅 3g
甘草 3g			

5 剂。

二诊：药后胁痛大减，胃纳好转，仍头晕乏力，舌脉如前。原方药继服 6 剂，诸症皆除。之后肝功能检查恢复正常，迄今未发。

（《名医经典医案导读》）

【诠解】 本案胁痛，为肝气郁结，疏泄不及，气滞则络阻；日久木郁克土，脾失健运，水谷不得运化，气血来源不足，肝经络脉失养，此即为"不通则痛""不荣则痛"，故胁痛辨证重在肝络失和。治疗上要疏肝养肝并举，"补用酸"，酸入肝，补之本味，为肝虚证治法之一，故以乌梅之酸养肝体补肝阴，配以木瓜，既能养肝又能和胃；疏肝用生麦芽而不用柴胡，因生麦芽有疏肝之效而无劫阴之弊。"见肝之病，知肝传脾，当先实脾"，故治肝多先健脾，脾气健运则气血化生有源，用生扁豆和胃，用三棱、莪术理气中之血，血中之气，配黄芪防三棱、莪术破血动气，更能增强其化瘀之效。因久病入络，故刺蒺藜与生麦芽合用，善于疏肝，搜剔血络之邪。此方乃李老自创，对于迁延性肝炎气虚血滞者，颇有疗效。

周信有医案

（行气活血以消癥，补气扶正以祛邪）

侯某，男，43岁。

患者于1956年3月间自觉右胁下疼痛，经东北某医院检查，诊为慢性肝炎疑似合并肝癌，患者又拒绝一切检查，要求中医治疗。

现症：形体消瘦，面色黧黑，两胁胀闷疼痛，右胁为甚，触之有癥块（肝脾肿大，季肋下四横指，质硬），脘腹满胀，纳食不佳，体倦神疲，舌质暗淡，脉沉弦。

西医诊断：慢性肝炎。

中医诊断：胁痛。

中医辨证：肝郁日久，气血瘀滞，积聚不散而为癥，形消体倦乃气血亏损之象。

治法：调肝化癥，补脾益气，攻补兼施。

处方：

柴胡9g	炒白芍20g	丹参20g	郁金15g
香附9g	延胡索9g	党参9g	炒白术9g
黄芪20g	三棱9g	莪术9g	鳖甲20g
砂仁9g	炙甘草6g		

水煎服。

服药10余剂，症状好转。后又在此基础上加减化裁，又连续服药10余剂，身体逐渐恢复，诸症亦随之消失，经检查肝肿大已缩至肋下二指，质较前变软，脾已摸不到，西医各项化验指标均正常。以后又服中药数十剂。2年后随访，情况良好。

（《周信有临床经验辑要》）

【诠解】　胁痛、胁下癥积多见于慢性肝炎、肝硬化初期、肝脾肿大等。肝失疏泄条达，以致气滞血瘀，"留结为积"，则见胁下癥积（肝脾肿大）、胁痛等证，此为邪实，治以攻邪，如《黄帝内经》所云："坚者削之""血实宜决之"；癥积久留不去又易耗伤正气，致脏腑功能失调，又表现为虚实夹杂之证，治宜攻补兼施。李中梓·《医宗必读》记载："积之成也，正气不足，而后邪气踞之。"认为积证是正气不足、邪气积聚所成，并提出治疗当分初、中、末三期。周老认为胁下癥块，肝脾肿大，为血瘀而成积，必予疏肝理气、祛瘀消坚，乃治此病之重要原则。但在祛瘀泻实的基础上，亦要兼顾正气，辅以健脾益气、调养气血之品，以增强机体的抗邪能力，即所谓"扶正以祛邪"，亦是中医整体观念的理论体现。本案证属肝郁气血瘀滞，又兼气血亏损。治宜调肝化癥，补脾益气，攻补兼施而瘀祛正复。

第二节 黄 疸

一、湿热蕴结

朱良春医案

（湿热留恋脾气伤，豨莶逍遥五苓汤）

张某，女，45岁。

患者患慢性肝炎5年，肝功能反复不正常，尤其是黄疸迁延不愈，低热久羁，时有肝区胀痛，脘腹痞闷，口干黏腻，纳食不馨，舌质暗红，舌边紫，苔白薄腻，脉象弦细带涩，前医反复给予清化湿热、健脾培中之剂，配合西药保肝、消炎、降酶，病情时剧时缓，心情颇为忧郁。2个月前复发，低热，神疲，不思纳食，身目黄染，肝功检查黄疸指数90U，谷丙转氨酶308U/L，经某医院常法治疗，症状加重，黄疸指数升至160U，腹胀更甚。

辨证分析：审证求因，乃属疫毒伤肝，湿热逗留，蕴阻脾胃，加上误治，大伤中气，肝郁脾湿久结不解，肝胆失于正常疏泄，至黄疸久治不退，投"豨莶逍遥五苓汤"。

处方：

刘寄奴 30g	豨莶草 30g	茵陈 15g	生白术 15g
茯苓 15g	郁金 15g	泽兰 15g	泽泻 15g
柴胡 10g	生白芍 10g	制香附 10g	生麦芽 30g

治疗经过：药服 10 剂，黄疸显见消退，尿黄如茶消失，诸症好转，食欲增加，又服原方 15 剂，复查肝功能全部正常，续以"消癥复肝丸"调理善后。追访 3 年无复发。

（《朱良春精方治验实录》）

【诠解】"黄家所得，从湿得之"，由于湿阻中焦，脾胃升降功能失常，影响肝胆的疏泄职能，以致胆液不循常道，内入血液，外溢肌肤，而发生黄疸。本案为朱老自拟方，豨莶草、茵陈清湿热，刘寄奴、郁金、泽兰化瘀血，逍遥散调和肝脾，五苓散利水湿，从而使湿热得以清利，黄疸得以消退。

临床验证，治肝性黄疸诸型，仿朱老之法均用刘寄奴、豨莶草或蒲公英作为退黄专药，配伍得当，颇有奇效。

臧堃堂医案

（清肝利胆退黄先，健脾养肝固根本）

患者，男，43 岁。1997 年 7 月 23 日初诊。

患者患病毒性乙型肝炎已 3 年，经西医诊治，服用西药，症情未得缓解。近日来，神疲乏力，肝区隐隐不舒，纳食欠馨，厌食油腻，夜寐欠安，小便黄，大便溏泄而不爽。刻诊：巩膜黄染，右胁下轻度压痛，苔黄腻，脉弦滑。化验检查：谷丙转氨酶 68 U/L，谷草转氨酶 89 U/L，HBsAg（+）。

西医诊断：慢性乙型肝炎。

中医诊断：黄疸。

中医辨证：肝胆湿热内蕴，影响肝胆泌泄。

治法：清利肝胆湿热，退黄为先。

处方：

茵陈 30g	黑栀子 10g	黄芩 10g	制川大黄 3g
软柴胡 10g	炒白芍 10g	苍术 10g	白术 10g
猪苓 20g	茯苓 20g	生薏苡仁 30g	丹参 10g
炒酸枣仁（打）10g		夜交藤 30g	生甘草 10g

14 剂，每日 1 剂，水煎 2 次，饭后分服。

服药后，巩膜黄染较前轻浅，夜寐梦扰，神疲乏力，小便黄，大便量少，时溏时结，苔黄腻，脉弦滑。治宗前法，加广郁金 10g，虎杖 15g。14 剂。

服药后，上述诸症渐消退，巩膜黄染消失，脉来弦细，苔薄腻，湿热蕴伏之象已解，治当柔肝实脾以调摄之。

处方：

制何首乌 20g	枸杞子 15g	生黄芪 15g	潞党参 15g
女贞子 20g	旱莲草 15g	软柴胡 10g	炒白芍 10g
炒白术 10g	猪苓 10g	茯苓 10g	丹参 10g
广郁金 10g	谷芽 10g	麦芽 10g	生薏苡仁 20g
生甘草 10g			

水煎服，每日 1 剂，续服 1 个月。

服药 2 个月后，无特殊不适，于当地医院复查肝功能正常，纳食佳，二便通调，脉弦细，苔薄白。上方改为 2 日 1 剂，续服 1 个月，以作调理。

（《臧堃堂治则精华》）

【诠解】 本例慢性黄疸型肝炎，辨为湿热内蕴，胆汁外溢，湿困脾土之证，表现为双目、小便黄，大便不畅，纳差厌油腻，苔黄腻，脉弦滑等症，治以清热利湿，疏肝利胆，退黄为急务，方以茵陈蒿汤加减，配以猪苓、茯苓、生薏苡仁淡渗利湿以退黄，即所谓"诸病黄家，但利其小便"。随病情的好转以黄芪四君子汤合二至丸加减，并辅以疏肝理气之剂以转行柔肝健脾之法，以巩固疗效，此亦"脾为后天之本"，气血充足则肝得所养，以健脾养肝为治。

刘志明医案

（湿热俱盛兼肝郁，加味茵陈五苓散）

李某，男，32 岁，1992 年 3 月 15 日就诊。

主诉：反复肝区隐痛、发热 2 年，恶心、呕吐 10 天。患者自 1990 年以来反复出现肝区疼痛，曾多次去医院检查肝功能，丙氨酸氨基转移酶增高，一般均在 200U/L 左右，乙肝表面抗原阳性，诊断为慢性迁延性乙型肝炎。常服乙肝宁及西药护肝治疗，病情有时减轻，肝功能有时好转，但每当劳累或感冒，又诱发病情加重。本次于 1992 年 3 月初，因出差劳累，合并感冒，出现畏寒发热，最高体温达 39.5℃，肝区疼痛加重，同时伴恶心、呕吐、口苦口黏、乏力、纳少、小便黄而就诊于中医。

现症：患者发育正常，营养较差，巩膜轻度黄染，肝肋下 2 指，质软，边缘清，触痛明显，脾未触及，有轻度肝掌，舌质稍暗，舌苔黄。丙氨酸氨基转移酶 420U/L，黄疸指数 15U。

西医诊断：慢性迁延性乙型肝炎活动期。

中医诊断：黄疸。

中医辨证：湿热俱盛，兼有肝郁。

治法：清利湿热，疏肝理气。

处方：茵陈五苓散加减。

茵陈 12g	泽泻 9g	猪苓 9g	云苓 12g
白术 9g	焦栀子 9g	滑石 12g	通草 9g
柴胡 12g	藿香 12g	半夏 9g	生甘草 9g
黄芩 9g	黄柏 9g		

10 剂，水煎服，每日 1 剂。

二诊：1992 年 3 月 29 日。服药 10 余剂后，患者恶心、呕吐、口苦口黏、肝区痛等症状基本消失，黄疸消退，肝脏缩小。继以上方合化坚丸加减治疗 2 个月，临床症状完全消失，肝功能完全恢复正常。

追踪 1 年未见复发。

（《中国中医研究院广安门医院专家医案精选》）

【诠解】 本例患者为湿热俱盛夹有肝郁证，由于肝气不疏，胆失降泄，肝郁日久可以化热，如《临证指南医案》中说："郁则气滞，气滞久必化热。"故其可"反复肝区隐痛、发热 2 年"。肝郁胃热及肝热脾湿也可进一步转化为湿热俱盛，湿热熏蒸，胆汁外溢，则双目、小便色黄。故治宜清利湿热，疏肝理气。茵陈五苓散主要是清热利湿，具备清、利、下三法，为治疗黄疸病中常用的主方，辅以六一散加芩、柏，加大清热利湿效果，联合通草使湿热从小便而去；藿香、半夏芳香化湿、燥湿健脾，使湿邪从中上焦而解。如黄疸加深，伴高热不退、昏迷者则病情加重，可予芳香开窍药，如安宫牛黄丸。

近代名医施今墨有"外邪入侵，必使邪有出路，千万不可关门缉盗。其出路有三：为汗、为下、为利小便。过汗易伤津，过下则易正衰，若异邪由膀胱水道外出，则较为妥帖，药如芦根、茅根、竹叶、滑石、荷梗之属，既不伤津，且可导热下行。"因此，根据黄疸的发生机制，临床上茵陈蒿、金钱草、车前子、车前草等清热利尿药和茯苓、猪苓、泽泻、滑石、白茅根、薏苡仁、竹叶、通草等淡渗利尿药成为治疗黄疸最常用的药物。

张瑞霞医案

（治阳黄辨湿热偏重，析病因明湿热毒瘀）

铁某，女，67岁。2009年3月9日初诊。

主诉：乙肝病史10余年，身目黄染10天。

初诊：有乙肝病史10余年，乙肝系列HBsAg、HBeAg、HBcAb阳性，肝功曾有转氨酶升高，但未正规治疗。10余天来身目黄染，伴纳差，恶心，呕吐，遂来求治。

现症：身目黄染，黄色鲜明，口干欲饮，饮水不多，口苦，大便干结（2日1行），纳差，食入即吐，恶心，乏力，脘腹胀满。查见：肝病面容，巩膜皮肤黄染，有肝掌及蜘蛛痣。肝功：总胆红素204μmol/L，结合胆红素147.4μmol/l，谷丙转氨酶212U/L，谷草转氨酶199U/L，白蛋白:球蛋白为32.9:43.1。腹部B超：肝光点增多。舌质红，苔黄厚腻，脉弦数。

辨证分析：患者身目黄染，黄色鲜明，属"黄疸（阳黄）"，结合诸症、舌脉，证属湿热中阻。湿热中阻，肝胆疏泄失司，胆汁外溢，则身目黄染；湿热中阻，胃失和降，胃气上逆，则恶心呕吐；脾失运化，则纳差；湿热上蒸，则口干口苦；湿热下注大肠，则大便干；舌脉均为湿热中阻之征。

处方：茵陈蒿汤加味。

茵陈30g	生大黄（后下）15g	栀子10g	清半夏10g
陈皮10g	竹茹6g	白茅根30g	连翘15g
丹皮10g	茜草30g	厚朴20g	生麦芽20g

7剂，水煎服，日1剂。

西药：拉米夫定片 100mg，每日 1 次，口服。

二诊：2009 年 3 月 17 日。恶心呕吐消失，大便通畅。上方有效，主方不变。因消化道症状消失，故去陈皮、清半夏、竹茹，加金钱草 30g、赤芍 30g、葛根 30g 以凉血解毒，活血退黄。

三诊：2009 年 3 月 25 日。黄疸明显减轻，症状消失，食纳正常，口干及口苦消失，乏力不显，舌质红，苔黄，脉滑。继守前法，处方同上。

四诊：2009 年 4 月 3 日。黄疸基本消退，余无明显不适，复查肝功能总胆红素 40.0μmol/L，其余指标均正常。考虑湿热之邪大半已去，但仍有留恋，且湿热之邪胶结难除，故改用茵陈五苓散加味。

处方：

茵陈 30g	茯苓 20g	猪苓 20g	泽泻 10g
生白术 15g	桂枝 10g	白扁豆 30g	生苡仁 30g
连翘 15g	郁金 10g	炒麦芽 30g	

14 剂，水煎服，日 1 剂。

西药：继用拉米夫定片 100mg，每日 1 次，口服。

五诊：诸症全消，停服中药，单用拉米夫定片 100mg，每日 1 次，口服观察。

（《名老中医张瑞霞典型医案选编》）

【诠解】 本例患者出现身目黄染，黄疸急速加深，舌质红，苔黄厚腻，脉弦数，属阳黄证。诸症分析，感受湿热之邪热邪炽盛，病位偏于中上焦，引起毒热深入，故用茵陈蒿汤清热解毒，白茅根、连翘凉血解毒。因其起病偏于中上焦，故用陈皮、半夏、竹茹开胃化痰。

关幼波教授认为辨治黄疸应分辨湿热的主要病位。若为热重于湿偏于中上二焦，则清热利湿之中重点清热，而且宣化畅中使之从中上二焦化散；若湿重于热又当偏重利湿；若为湿热偏于中下二焦，则畅中通利使湿热宣化于中焦，且从下焦泄利；若湿热并重弥漫三焦，则开发三焦清热利湿并重。并对黄疸的治疗提出三个要点：①治黄必治血，血行黄易却；②治黄需解毒，毒解黄易除；③治黄要治痰，痰化黄易散。本案谨守病机，方得获效。

二、湿邪困脾

刘渡舟医案

（寒湿困脾之阴黄，温阳化湿附干姜）

姜某某，男，26岁。

患者久居山洼之地，又值春雨连绵，雨渍衣湿，劳而汗出，内外交杂，遂成黄疸。前医用清热利湿退黄之剂，经治月余，毫无功效，几欲不支。就诊时，黄疸指数85U，转氨酶高达500U/L。察其全身色黄而暗、面色晦滞如垢。问其二便，大便溏，日行2~3次；小便甚少。全身虚浮似肿、神疲短气、无汗而身凉。视舌质淡、苔白而腻，诊脉沉迟。

辨证：寒湿阴黄。

治法：温阳化湿退黄。

处方：

茵陈30g	茯苓15g	泽泻10g	白术15g
桂枝10g	猪苓10g	附子10g	干姜6g

初服日进2剂，3天后诸症好转；继则日服1剂，3周痊愈。化验检查，各项指标均为正常。

（《刘渡舟验案精选》）

【诠解】 本案辨证属于"阴黄"范畴。阴黄之因，或外受寒湿之伤，或食生冷伤脾，或医者过用寒凉之药损伤脾胃。寒湿阻于中焦，肝胆气机疏泄不利，胆汁外溢而发生黄疸。寒湿为阴邪，故黄疸之色晦暗。又见便溏、虚肿、小便不利、舌淡、苔白、脉来沉迟等症，一派寒湿之象，故辨为阴黄。治当健脾利湿，退黄消疸。方以茵陈蒿为主药，本品无论阳黄、阴黄，皆可施用。用五苓散温阳化气，以利小便，所谓"治湿不利小便，非其治也"。加附子、干姜以温脾肾之阳气。阳气一复，则寒湿之邪自散。临床上，刘老常用本方治疗慢性病毒性肝炎、黄疸型肝炎、肝硬化之属于寒湿内阻者，服之即效，颇称得心应手。

刘老治疗黄疸病临床辨治时强调以下几点：①辨虚实缓急：邪盛以祛邪为主，其祛邪之法，当因势利导，或从二便利之，或以肌表汗之；正虚以扶正为主，湿热伤阴者，滋阴以清湿热；寒湿伤阳者，温阳以利水湿。②辨先后终始：初期邪盛正不虚者，祛邪即所以扶正；中期正邪交争，祛邪兼以扶正；后期正不胜邪者，则扶正以祛邪。③注意疏肝解郁：黄疸无论其属阳、属阴，总由肝气疏泄不利，胆汁外溢使然，故无论何型黄疸，均应疏利肝胆以利枢机。④谨察病机，预防转化：湿热之邪郁遏日久，或过用寒凉之药，可使阳黄转成阴黄，而出现肝脏坏死之局面。对寒热夹杂、虚实混淆、阴阳错综之证，要随机应变，具有一分为二的思想。

张琪医案

（分阶段证变方变，祛湿热毒解浊消）

杨某，男，50岁，某大学教授，2001年6月30日初诊。

本患者去外地公出，返哈途中在北京站感全身疲倦沉重难支，经人帮助勉强挣扎上车返哈，去哈某医院经检查诊断：戊型病毒性肝炎。此患者在某医院住院，经用西药保肝等一系列药物治疗，患者临床症状及肝功好转均不明显，经医院同意来中医就诊。肝功：谷丙转氨酶1200U/L，谷草转氨酶800 U/L，总胆红素97μmol/L，面黄身黄，巩膜黄染，色泽晦暗不鲜明，全身倦怠，沉重难支，胸闷脘腹胀满，恶心不欲食，尿少色黄，口干苦，苔白腻，脉象弦缓。

中医诊断：黄疸。

中医辨证：湿热疫邪伤及肝脾，湿盛于热，脾为湿困。

治法：清热解毒，利湿退黄，疏肝醒脾。

处方：

茵陈（后下）50g	白术20g	泽泻20g	猪苓20g
茯苓20g	桂枝15g	白蔻15g	砂仁15g
川连15g	柴胡20g	陈皮15g	黄芩15g
紫苏15g	白花蛇舌草（后下）30g		板蓝根20g
虎杖20g	大青叶（后下）20g		甘草15g

水煎服，日2次。

二诊：2001年7月7日。服上方7剂，身目黄俱减，尤以身黄消退明显，尿量增多，色黄，仍食纳不佳，大便溏，日3次，舌苔见薄，脉弦缓。

处方：

茵陈50g	白术20g	茯苓20g	泽泻20g
猪苓20g	桂枝15g	白蔻15g	干姜15g
紫苏15g	赤芍30g	柴胡20g	白花蛇舌草30g
青叶20g	板蓝根20g	虎杖20g	败酱草30g
川连10g	石菖蒲15g		

水煎服，日2次。

三诊：2001年7月21日。检查谷丙转氨酶79U/L，谷草转氨酶58U/L，总胆红素104.2μmol/L，疲劳减轻，体力有好转，精神稍好，食纳仍不佳，脘腹胀满，大便秘，脉象缓，舌润，黄疸转淡。

此属脾胃湿热阻滞，气滞不通，宜清热利湿，辅以通降法。

处方：

黄芩15g	川连15g	砂仁15g	川朴15g
枳实15g	半夏15g	陈皮15g	泽泻20g
干姜10g	茯苓15g	猪苓20g	茵陈50g
姜黄15g	山栀15g	赤芍30g	柴胡15g
大黄5g	甘草15g		

水煎服，日2次。

四诊：2001年8月1日。服药胀满大减，大便日1行通畅，食欲好转，黄疸基本消退，体力精神均有所恢复。检查血清谷丙转氨酶47U/L，谷草转氨酶36U/L，总胆红素40μmol/L，胀满大好，食欲好，巩膜小有黄染，脉缓有力，舌润。

处方：

黄芩15g	川连15g	砂仁15g	川朴15g
枳实15g	半夏15g	陈皮15g	茵陈50g
干姜10g	茯苓20g	泽泻20g	姜黄15g
山栀15g	赤芍30g	柴胡20g	大黄5g
大青叶15g	板蓝根15g	甘草15g	

水煎服，日2次。

五诊：2001年8月13日。服上方14剂，食欲好，脘腹舒畅，乏力倦怠均进一步好转，脉缓舌润，薄苔，右胁肋（肝区）稍不适，黄疸已退，面色转润，检查总胆红素34μmol/L，余皆正常。

处方：

柴胡20g	白芍20g	枳壳15g	甘草20g
赤芍30g	茵陈30g	板蓝根20g	大青叶15g
干姜10g	山栀15g	川连10g	砂仁15g
白术20g	茯苓15g	川朴15g	泽泻15g
黄芪30g	纹军5g	枸杞20g	女贞子20g

水煎服，日2次。

六诊：2001年8月21日。服上方7剂，诸症皆除，食欲增进，面色红润，舌润苔薄，脉缓，检查血清转氨酶等均恢复正常值，嘱继服上方7剂以巩固疗效。

9月7日复诊：症状俱除，检查胆红素17μmol/L，已正常，脉象舌苔如前，至此，病已痊愈。

（《中国百年百名中医临床家丛书·国医大师卷·张琪》）

【诠解】 本病例属于时疫黄疸，病机为湿热之邪伤脾，脾为湿困，湿盛于热，肝气失于条达，肝郁脾湿土壅木郁。初诊小便少，湿热不得下行，故以茵陈五苓散以利湿热下行，辅以醒脾之白蔻、砂仁、紫苏，更用黄连、黄芩苦寒清热除湿，柴胡疏肝气，厚朴、陈皮以平满，干姜温脾，板蓝根、白花蛇舌草、大青叶、虎杖清热解毒以利肝损伤之恢复。

此案在治疗过程中，至7月21日复诊共服前方21剂，诸症明显减轻，谷丙转氨酶、谷草转氨酶明显下降，精神转佳，疲劳好转，面色稍黄转润泽，但脘腹胀满，大便秘结，食纳不佳，舌润，脉象缓，属脾胃湿热壅滞，气滞不通，胃失和降，继用茵陈五苓汤不能完全适合，故改用中满分消汤加大黄分消佐利湿热，尤加大黄以开郁，通腑泄浊。

8月13日复诊服上方14剂，脘腹胀满大减，食欲好转，全身乏力倦怠进一步好转，大便通畅，检查肝功谷丙转氨酶、谷草转氨酶均正常，惟胆红素

34μmol/L，仍稍高。张琪教授认为初期治疗此病以祛邪为主，辅以扶正，中期则正邪兼顾，后期邪除大半，当以扶正为主治疗，改用四逆散以柔肝养肝，加用枸杞子、女贞子滋补肾阴，黄芪、白术、茯苓益气健脾，扶正为主，辅以清热解毒利湿之品以除邪。继续调治，又服药20剂，诸症俱除，全身有力，精神及食欲均恢复正常，血清胆红素17μmol/L，已正常，从而痊愈。

通过以上病案可见张琪教授针对病情之演变，不拘泥一病一方，分阶段辨证用药施治，证变方宜变，可供效法。

朱良春医案

（治阴黄寒湿困脾，无菌陈运脾活血）

陈某，女，48岁，干部。

患者患黄疸型肝炎已2年余，时轻时剧，缠绵不愈；近日黄染加深，目肤暗黄晦滞，神疲纳呆，胁痛腹胀，便溏溺赤。苔白腻，舌边有瘀斑。脉细濡。

辨证分析：寒湿内阻，阳气不宣，土壅木郁，夹有瘀象。胆腑疏泄不利，黄疸经久不退。

治法：温化寒湿，疏肝运脾，祛瘀利胆。

处方：

制附子10g	炒白术20g	豨莶草30g	茯苓15g
干姜6g	甘草6g		

5剂。

药后，黄疸减退，精神较振，纳呆渐香，此佳象也，原方续服5剂，诸象趋平，调理而安。

（《朱良春精方治验实录》）

【诠解】 豨莶草，味苦、辛，性寒，入肝、肾二经，有解毒活血之功。《医林纂要·药性》说它"坚骨，行肝，培脾，去热"。《分类草药性》谓其"滋阴养血"。朱老用豨莶草治疗黄疸型肝炎，屡屡应手。此证多系湿热传于血分所致，若迁延时日，瘀热胶结难解，一般利湿退黄之剂，殊难中的，必须凉血活血、解毒护肝始为合拍。凡黄疸缠绵不退，湿热疫毒稽留，朱老每从血分取法，以豨莶草 30 ~ 45g 配合紫丹参、田基黄、石见穿等，多能应验。

本案辨证为阴黄，寒湿困脾，土壅木郁，夹有瘀象，方药中未用茵陈，温运脾阳而寒湿得除，解毒活血而胆腑得利，辨证准确，方随证出，黄疸得退。

三、脾虚湿阻

邓铁涛医案

（初病清热利湿祛湿浊，即久淡渗健脾顾正气）

邓某，男，38 岁，推销员。

患者 4 个多月前开始发现目黄，身黄，小便黄，伴疲乏，纳减，右胁部疼痛，黄染迅速加深，症状日益增剧，遂于香港某医院留医，诊断为"黄疸型肝炎"，经用西药（初为护肝药，后加用激素）治疗 1 个多月后，病情曾一度好转，黄疸基本消退，谷丙转氨酶由 760U/L 降至 180U/L。但后来病情又加重，见黄疸加深，疲乏，右胁痛等症状加剧，胃纳极差，每餐只能食二三匙饭，肝功能检查提示肝损伤加重，遂于 1978 年 8 月 25 日返回求医。

初诊：1978 年 8 月 27 日。患者皮肤中度黄染，面色黄而晦暗无华，满月脸，唇红，舌黯，苔白厚，中心微黄，脉滑缓。肝大肋下 2.5cm，质中等，压痛（＋）；麝香草酚浊度试验 2U，麝香草酚浊絮状试验（－），硫酸锌浊度试验 12U，谷丙转氨酶 463U/L，HBsAg（－），尿胆原（＋），胆红素（＋），尿胆红素阳性（＋＋＋）。血红蛋白 104g/L，红细胞 3.8×10^{12}/L，白细胞 8.7×10^9/L，杆状细胞 0.04，中性粒细胞 0.59，淋巴细胞 0.36，嗜酸细胞 0.01；B 型超声波示：肝上界第 5 肋骨间，剑突下 4.5cm，肋下 2cm，肝厚 11cm，脾厚 4cm，肝内稀疏平段波，脾内较密微小波，胆囊排泄功能好。

西医诊断：活动性肝炎合并肝胆道感染。

处方：

金钱草 30g	黄皮树寄生 30g	田基黄 24g	土茵陈 24g
麦芽 24g	郁金 9g	云茯苓 15g	白术 15g
甘草 6g			

每日 1 剂，共服 15 天，第 7 天加用茜根 9g，停用一切西药。

二诊：1978 年 9 月 10 日。黄疸消退，面色稍华，惟胃纳仍差，肝区仍痛，并见左胸胁部时痛，舌嫩，部分色黯，苔白润，脉细缓。

处方：

金钱草 30g	黄皮树寄生 30g	白术 18g	云茯苓 18g
广木香（后下）5g 甘草 3g		郁金 9g	茜根 9g
麦芽 24g	田基黄 18g		

每日 1 剂，共服 28 剂，第 14 剂后田基黄减为 10g。

三诊：1978 年 10 月 8 日。黄疸基本退去，胃纳增加，满月脸亦基本消失，面色转华，舌嫩红，有瘀点，脉细稍涩。上方田基黄减为 10g，加太子参 20g，共服 7 天。

四诊：1978 年 10 月 15 日。症状消失，惟时觉胸闷。肝功能：麝香草酚浊度试验 2U，硫酸锌浊度试验 12U，谷丙转氨酶正常，尿三胆均阴性，尿常规正常，胆固醇 5.96mmol/L。舌嫩红，瘀点退，苔白薄，脉细寸弱。

处方：

太子参 25g	白术 25g	丹参 15g	麦芽 15g
云茯苓 18g	金钱草 18g	广木香（后下）5g 郁金 9g	
黄皮树寄生 24g	甘草 3g		

共服 27 剂。

五诊：1978 年 12 月 12 日。仍觉胸闷，肝区稍觉胀。肝功检查：谷丙转氨酶正常，麝香草酚浊度试验 2U，麝香草酚浊絮状试验阴性，HBsAg 阴性。舌红，苔白，脉缓稍虚。

处方一：

金钱草 18g	云茯苓 18g	茜根 9g	乌豆衣 15g
黄皮树寄生 24g	太子参 30g	怀山药 12g	甘草 5g
麦芽 20g	大枣 4 枚		

2 剂。

处方二：

太子参 30g	桑寄生 30g	黑豆衣 30g	首乌 24g

| 云苓 15g | 白术 15g | 怀山药 12g | 玉竹 12g |
| 郁金 9g | 麦芽 20g | 甘草 3g | |

5 剂。

以后以第二方加减善后，服药 1 月余以巩固疗效。追踪 10 余年，病未见复发。

（《中国百年百名中医临床家丛书·国医大师卷·邓铁涛》）

【诠解】《金匮要略·黄疸病脉证并治》曰"黄家所得，从湿得之"，阐明了湿邪在黄疸致病因素中的重要作用；"诸湿肿满，皆属于脾"，饮食不节，或外感湿邪，阻滞中焦，首犯脾胃，脾主运化水湿而恶湿。湿邪滞留致脾胃运化、转输功能受遏，升降功能失常，进而使肝胆疏泄功能失职，胆汁不循常道渗入血分，溢于肌肤而发黄疸。黄疸的病机关键是脾虚湿阻，以脾虚为本，湿热为标。

朱丹溪认为"疸不分其五，同是湿热"，强调了湿热在黄疸发病中的重要性。黄疸初期正气不衰，邪气旺盛，以湿热浊邪壅盛为主，多以清热解毒利湿泻下等药物治疗，清热利湿类药物易寒凉败胃，抑遏中阳，复加久病体虚，致脾胃虚弱，脾阳不振，湿从寒化，阳黄证转为阴黄，病程迁延。

本案初期以清热利湿为主，兼顾脾胃，并辅以少量活血化瘀之品，至黄疸渐退，纳食渐进，后期以调养脾胃为主，辅以淡渗利湿之剂，终至病愈，体现了顾护脾胃、培养后天的思想。

徐仲才医案

（黄疸非尽属湿热，温燥祛湿每多求）

医案 1 戎某，男，5 岁。1961 年 1 月 8 日诊。症见面目遍体尽黄，纳呆，倦怠，小溲深黄，舌苔黄腻，口不渴，脉濡缓。肝脏肿大 2cm。肝功能：谷丙转氨酶 300U/L，黄疸指数 24U。

中医辨证：脾虚湿浊中阻。

治法：和中祛湿。

处方：

| 茵陈 15g | 苍术 9g | 白术 9g | 厚朴 4.5g |

砂仁(后下) 1.5g　　　陈皮 4.5g　　　　炒山栀 9g　　　　　赤苓 9g

萆薢 12g　　　　　　车前子（包）9g　生苡仁 15g　　　　　熟苡仁 15g

熟谷芽 15g　　　　　生谷芽 15g

3 剂。

药后面目发黄渐退，胃纳稍佳，小便较淡，腻苔较化。再服 7 剂后，黄疸退尽，乃续"和中茵陈汤"（去茵陈、山栀、车前子）调治善后。

2 周后复查肝功能：谷丙转氨酶 69U/L，黄疸指数 6U。至 3 月底肝功能已连续 3 次正常。

医案 2　顾某，男，24 岁。1962 年 4 月 30 日诊。症见目黄肤黄，肝区疼痛，纳呆泛恶，神疲体软，畏寒乏力，舌苔黄腻，口不渴，脉沉细。肝功能：谷丙转氨酶 210U/L，黄疸指数 20U。

中医辨证：寒湿中阻，气阳不足。

治法：温中祛湿。

处方：

茵陈 9g　　　　　　苍术 12g　　　　　白术 12g　　　　　厚朴 12g

砂仁 6g　　　　　　广木香 6g　　　　　茯苓 12g　　　　　车前子（包）12g

熟苡仁 15g　　　　　生苡仁 15g　　　　熟谷芽 15g　　　　　生谷芽 15g

上方服 5 剂后，黄疸逐渐减退，精神较振，胃纳较佳，腻苔化，时欲饮水。再服 7 剂，黄疸退尽，肝区疼痛已消。乃予上方去茵陈、木香、车前子调治善后。每隔半个月复查肝功能，至 6 月中旬已连续 3 次正常。

（《古今名医临证金鉴·黄疸胁痛鼓胀卷》）

【诠解】　清·唐容川在《医学见能》中云："肝者，胆之府，属木，主升清降浊，疏利中土"，黄疸病是由于胆汁不循常道而侵入血分，外溢体表所致。一般临床多从"湿热"论治，以"清湿热，利小便"为大法。徐老认为黄疸病患属于寒湿者临床并不少见，对此等病症，用温燥祛湿之剂治疗，收效较快。诊断要点宜抓住神倦，体软，口不渴，脉濡或沉细等寒湿之症即可应用温燥祛湿法。若拘泥于一般观点"黄为热象""黄疸属湿热"之说，专事清热，忌用温燥之品，则往往贻误病机，每致迁延不愈。

徐老应用方药以费氏《医醇賸义》和中茵陈汤为主。以茅白术、厚朴燥湿健脾，砂仁、陈皮、木香、谷芽理气和中，茵陈、赤苓、车前子、萆薢、苡仁利水渗湿，山栀清热解毒，当归入肝和血。寒湿征象明显者，及时加用附子温散寒湿；大便秘结者，可加大黄通便。该方功能燥湿利湿，调畅气机，一般服用10剂左右黄疸即可消退。必须指出，应用该方后，患者往往由不喜欢饮食转为多进饮食，这并非坏事，亦不必虑其伤阴，因此患者饮水量增多，尿量亦可随之增加，则有利于黄疸的消退。

临床需注意以下几点：

（1）黄疸病初起发病急重，邪实湿热者为主，于苦寒清解，开始收效较快，但阳伤寒生之状隐而待发，即所谓伤及一分真阳，便生一分真寒是也。

（2）本病寒热变证多寡及病情轻重缓急之不同，宜适当投以小剂量温化之品，开启气机脉络，温化脾土寒湿，同时又不忘苦寒清解，渐奏邪去正安之功。

（3）在病程中若出现脘腹痞胀，经久不消，或大便溏薄，舌苔腻者，无论其他热象如何，均属中阳不足，寒湿内生，当察其寒热多寡以温清并用之法。

证属阴津亏损，舌质光红或血热妄行吐血、衄血者，当禁用和慎用温热之品。

四、正虚湿阻

刘渡舟医案

（湿热伤津之阴黄，养阴清热甘露饮）

李某某，男，55岁。

患者患慢性肝炎，身体倦怠乏力，右胁胀满不适。肝功能化验：谷丙转氨酶380U/L，总胆红素362μmol/L，结合胆红素273μmol/L。周身色黄如烟熏、皮肤干燥少泽、小便深黄而短、两足发热、伸出被外为快、脘腹微胀、齿龈衄血、口咽发干、脉弦细数、舌绛少苔。

中医辨证：湿热伤津，蕴蒸发黄。

治法：清热利湿，并养阴液。

处方：仿大甘露饮法。

茵陈 30g	黄芩 6g	石斛 15g	生地 12g
麦冬 10g	天冬 10g	枳壳 6g	枇杷叶 6g
沙参 10g			

此方服至 8 剂，总胆红素降至 171μmol/L。因其衄血不止，又加白茅根 30g、水牛角 3g。服 6 剂，总胆红素降至 87.2μmol/L。后又改用刘老经验方"柴胡解毒汤"：

柴胡 15g	黄芩 10g	茵陈 15g	土茯苓 15g
凤尾草 15g	草河车 10g	炙甘草 10g	土鳖虫 10g
茜草 10g			

服 15 剂，谷丙转氨酶降至正常。经治半年有余，其病获愈。

（《刘渡舟验案精选》）

【诠解】 本案为湿热壅盛夹阴虚之阴黄证。湿热伤阴，邪从燥化，阴津不足，故色黄如烟熏、皮肤干燥少泽。少阴水亏，故见口咽发干、两足发热、舌绛少苔。热邪伤阴，动血于上，则见齿衄。黄疸兼夹阴虚，临床治疗颇为棘手，养阴不利湿热消退，而清利湿热又易劫伤其阴。所用方药为《和剂局方》之"甘露饮"加减。方以天冬、麦冬、生地、沙参、石斛滋阴清热，以退虚热之邪；茵陈、黄芩苦寒清热，利湿退黄；火热上递，迫血妄行，故用枳壳、枇杷叶降火下行；白茅根、水牛角凉血止血。本方清阳明而滋少阴，有滋养阴津而不助湿，清利湿热而不伤阴的特点。待黄疸消退后，改用经验方"柴胡解毒汤"治疗湿热留恋瘀毒型之慢性肝炎。

印会河医案
（黄疸非尽属湿热，气血虚瘀阻经络）

林某，男，成年。1976 年 5 月 30 日初诊。

患者全身晦黄，右上腹胀痛伴右胁下痞块 5 个月。脘闷纳呆，自觉发热，四肢乏力，尿黄量少，大便灰白，舌质青紫有瘀斑，苔花剥，脉弦细数。

西医诊断：慢性肝炎。

中医诊断：阴黄。

中医辨证：气虚寒湿阻遏，瘀血积久成块。

治法：益气养阴，祛湿退黄，活血通络，软坚散结。

处方：

沙参 15g	生地黄 15g	牡丹皮 15g	丹参 15g
玄参 15g	赤芍 15g	黄柏 15g	麦冬 9g
川贝母 9g	郁金 9g	栀子 9g	生牡蛎(先下) 30g
赤小豆 30g	茵陈 30g	蒲公英 30g	山豆根 30g
白茅根 30g			

服上方 7 剂后，诸症减轻。前方去赤小豆，改赤芍为 30g，加海藻、昆布各 15g，桃仁 12g，䗪虫 9g，加强活血化瘀，软坚散结之力。

继服 7 剂后，身黄消失，食欲增加，右上腹部疼痛明显减轻，胁下痞块缩小，二便正常，守原方再进 7 剂。

(1990 年《国医论坛》)

【诠解】《景岳全书·黄疸》云："阴黄证，多由内伤不足，不可以黄为意，专用清利，但宜调补心脾肾之虚，以培血气，血气复则黄必自退。"本案患者属病久气血两虚，湿阻经络，导致气滞血瘀，瘀久成块结于右胁下，又阻碍气血运行，故呈虚实夹杂证。印老拟攻补兼施法，使邪去不伤正，故投之辄效。

乔保均医案

（中阳不振寒湿留，附桂温中化寒湿）

孙某，男，43 岁，干部。1989 年 5 月 18 日初诊。

患者 3 年来常有胁下隐痛，多次肝功检查均提示：慢性肝炎，屡经中西药治疗诸症一度减轻。近 3 个月因情志不遂而加重并出现黄疸，在某医院服茵陈蒿汤月余，不仅黄疸未退，且腹胀、便溏加重。诊右胁持续隐痛，腹胀满闷，口淡无味，食欲不振，乏力神疲小便微黄大便溏泄每日 2～3 次。检查：形体消瘦，面色暗黄；舌质淡红，苔白腻；脉沉弦无力；5 月 16 日查肝功能：黄疸指数 18U，麝香草酚浊度试验 11U，丙氨酸氨基转移酶 130U/L，尿胆红素、尿胆原、尿胆素均为阳性。

西医诊断：慢性肝炎。

中医诊断：阴黄。

中医辨证：中阳不振，寒湿不化，阻碍肝之疏泄，气机郁滞。

治法：温中化湿，健脾和胃。

处方：

生黄芪 30g	嫩桂枝 6g	制附子 7g	炒白芍 30g
土扁豆 15g	苦杏仁 9g	白茯苓 30g	六神曲 3g
金钱草 10g	炙甘草 10g	生姜 3 片	大枣 3 枚

水煎服。

上方服 9 剂，精神转佳，脘腹胀满消失，纳食增进，但肝区仍痛大便次数减为每日 1 次，仍溏不成形，小便利而黄，舌质暗红，苔微黄腻脉沉弦缓。中阳已振、脾运得复，但肝气郁滞、寒从热化，再治应在温中健脾基础上加强疏肝活血、清热化湿之功。上方去制附子，加延胡索 15g，鳖甲 13g，穿山甲、生牡丹皮各 9g，白茅根 30g，鲜车前草 5 棵，水煎服。

上方服 9 剂，饮食复常，体重有增，面色由暗变红，肝区痛减，大便成形，小便清利，舌质红，苔薄黄，脉沉弦，效不改方，上方继服 9 剂，精神较佳，胁痛消失，食欲旺盛，面色红润，二便调和，六脉和缓，舌质红，苔薄黄。查肝功：黄疸指数 5U，麝香草酚浊度试验 9U，丙氨酸氨基转移酶 80U/L，尿胆红素、尿胆原、尿胆素均为阴性。症状既失，重在巩固，取上方 7 剂，共为细末，装胶囊，每次 5～7 粒，每日 3 次，连服 2 个月后，肝功能复查各项均在正常范围，追访半年未再复发。

（《乔保钧医案》）

【诠解】 本案诊为黄疸型肝炎，"中阳不振""脾虚胃弱""证属阴黄"为本例的病理特点，乔老抓住采用温中健脾法，用桂枝、附子温运中焦，使脾阳得振；扁豆、茯苓健脾利湿，使脾运化之能得复；金钱草清热利湿，生黄芪补脾气，炒白芍养肝血，苦杏仁除痰降气，神曲、炙甘草、生姜、大枣调和诸药，促进脾胃运化。二诊有寒欲化热之势，则去附子之辛热，针对久病入络病理，加重疏肝活血、清热化湿之品，如此药随病转，施治有序，肝炎顽疾，终获痊愈。

第三节 肝 着

一、湿浊瘀阻

刘渡舟医案

（肝郁失疏气血滞，旋覆花汤疗肝着）

刘某，女，24岁。

患者素来情怀抑郁不舒，患右胁胀痛，胸满有2年之久，迭经医治，屡用逍遥、越鞠等疏肝解郁之药而不效。近几日胁痛频发，势如针刺而不移动，用手击其痛处能使疼痛减缓。兼见呕吐痰涎，而又欲热饮，饮后心胸为之宽许。舌质暗，苔薄白，脉来细弦。刘老诊为"肝着"之证，投旋覆花汤加味。

旋覆花(包煎)10g	茜草12g	青葱管10g	合欢皮12g
柏子仁10g	丝瓜络20g	当归10g	紫降香10g
红花10g			

服药3剂，疼痛不发。

（《刘渡舟验案精选》）

【诠解】《金匮要略·五脏风寒积聚病脉证并治》云："肝着，其人常欲人蹈其胸上，先未苦时，但欲饮热，旋覆花汤主之。"并对旋覆花汤进行了进一步解释："旋覆花咸温，下气散结，新降和其血，葱叶通其阳，结散阳通，血气以和，而肝着愈，肝愈而肺亦和矣。"可见，"肝着"为肝失疏泄、气血郁滞、肝络瘀积不通所致。辨识本证当着眼于以下两点：一是"其人常欲蹈其胸上"，二是"但欲饮热"。本案患者胁痛欲以手击其胁间，且热饮后胸胁暂宽，符合"肝着"证候特点，故用旋覆花汤加味治疗。原方由旋覆花、新绛、葱白三味组成，功专下气散结，疏肝利气，活血通络。新绛为茜草所染，药店无售，临床常以茜草，或红花代之。本案加降香以助旋覆花下气散结；加当归、丝瓜络以助茜草活血化瘀通络；加合欢皮、柏子仁既能疏肝郁以理气，又能养肝血以安神。诸药合用，使肝升肺降，气机调和，血络通畅，则诸症可解。叶天士所用"通络法"，其基本方即为"旋覆花汤"，临床用于"久病入络"之证，每取良效。

周仲瑛医案

（湿热瘀毒胶结，清热解毒活血）

夏某，男，7岁。1995年4月幼儿园肝炎流行，普查发现肝功能异常、HB-sAg（＋）。7月复查：谷丙转氨酶400U/L，HBsAg（＋）。患儿无明显不适，小便时黄。苔薄黄腻，质红，脉小数。

辨证：湿热瘀毒互结。

治法：清化瘀毒。

处方：

土茯苓 15g	虎杖 15g	平地木 15g	大青叶 15g
大血藤 15g	蒲公英 15g	半边莲 20g	垂盆草 30g
紫草 10g	炒黄柏 6g	升麻 3g	

连服35剂，精神好转，睡眠俱佳。查：谷丙转氨酶55U/L，HBsAg（－）。原方去大青叶、紫草，加败酱草12g，炙鸡内金6g，继服15剂。查肝功正常，HBsAg（－）。

（《中国百年百名中医临床家丛书·国医大师卷·周仲瑛》）

【诠解】 患儿临床无不适症状，转氨酶持续升高3月余，乙肝表面抗原阳性，从治疗过程来看，应为急性乙型肝炎。临床经常可见到无症状的乙型肝炎患者，又或有云"无证可辨"。结合乙肝病毒感染人体之发病特点，中医认为乙肝为外感湿热邪气，内蕴于脾胃、肝胆，邪郁日久伤及脾气；或情志不遂，肝郁日久横逆乘脾；或苦寒清利太过伤及中阳；或脾气本虚而发病。病理因素为湿、热、瘀、毒，正气亏虚。本案患儿无自觉症状，致病因素单纯，为湿热疫毒稽留，胶结难解夹瘀，故用药以清热解毒、凉血活血为主。小儿为至阳之体，受情绪干扰少，故治疗效果明显。但本案用药以寒凉为主，后期仍以兼顾脾胃，谨防伤耗胃气。

张瑞霞医案

（清热化湿祛浊邪，法达原饮方义）

杨某，男，58 岁。2008 年 10 月 6 日初诊。

主诉：反复转氨酶升高 3 年余。

初诊：患者谷丙转氨酶升高近 3 年，一般在 100 ~ 300U/L，无不适表现，排除已知病毒性及药物性肝损伤、酒精性肝炎等。西医治疗仍考虑病毒性肝炎（未分型）。服用五灵丸、益肝灵等中成药，谷丙转氨酶仍时高时低；后服用联苯双酯近 1 年，谷丙转氨酶降为正常，但停药后 2 周复查又为 120U/L。患者形体较胖，自觉身体困重，口干口黏，不欲饮水；大便日 2 ~ 3 次，不成形，便时费力。肝病面容，有肝掌。肝功：总胆红素 14.5μmol/L，谷丙转氨酶 259U/L，白蛋白：球蛋白为 39.2 : 30.7；肝炎系列：均阴性；腹部 B 超：肝、胆、脾未见异常。舌质红，苔白腻，脉滑。

辨证分析：患者湿困脾胃，脾胃运化无力，则体胖、身重；湿浊上扰，则口干口黏，不欲饮水；舌脉均为湿困脾胃之征。

处方：藿香正气散加味。

藿香 15g	紫苏 10g	陈皮 10g	白芷 10g
厚朴 10g	清半夏 10g	白术 10g	大腹皮 15g
茯苓 10g	甘草 10g	生麦芽 15g	

7 剂，水煎服，日 1 剂。

二诊：身体仍困重，口苦，口中黏腻，常有身热表现，但测体温正常，舌质红，舌苔白厚、干燥，脉滑。考虑藿香正气散以芳香化湿为主，药性燥热，加重湿热之邪的"热"势，且舌苔变为白厚干燥，治以清热化湿，仿达原饮方义。

处方：

槟榔 10g	厚朴 6g	草果 6g	知母 10g
白芍 15g	黄芩 10g	连翘 15g	甘草 10g

7 剂，水煎服，日 1 剂。

三诊：患者诉身体轻健，口干不苦，饮水不多，舌质稍红，苔薄白，脉弦。效不更方，继守前法。7 剂，水煎服，日 1 剂。

四诊：诸症全消，复查肝功能谷丙转氨酶38U/L，连服上方4周，停药后2周、6周及12周，复查肝功能均正常。

（《名老中医张瑞霞典型医案选编》）

【诠解】 该患者单纯谷丙转氨酶升高，临床症状较少，几乎无证可辨。但细审病机，肥人多痰湿，结合舌苔白腻，从湿阻辨证，初诊以藿香正气散加味，似乎辨证正确。但患者服药后症状加重，常自觉身热，苔白厚干燥如积粉，此因芳香类药性燥热，反而加重湿热之邪，使热势更盛。达原饮方是为瘟疫秽浊毒邪伏于膜原而设，为和解之剂，结合患者病史，单纯转氨酶升高，又排除常见病毒感染因素，现身困、口黏、身热、舌苔厚浊，均符合达原饮方义。方中槟榔、厚朴、草果三物芳香化湿，辟秽化浊；配以白芍、知母、清热滋阴，又防诸辛燥药耗散阴津；黄芩清热燥湿，配以生甘草，既能清热解毒，又可调和诸药。诸药合用，共奏开达膜原、辟秽化浊、清热解毒之功，达到事半功倍的治疗效果。

二、正虚邪恋

刘渡舟医案

（疏肝通阳桂枝汤，温阳益阴从脾肾）

陈某某，男，38岁。

3年前，因急性肝炎叠用苦寒之药，损伤肝脾之阳气。黄疸虽退，但腹痛、胁满，以及胀闷之症则有增无减。化验肝功：谷丙转氨酶250U/L。近日来，头晕而痛、动则更甚，伴有精神抑郁不舒、腰膝酸软无力、心悸气短、四肢不温、懒于言语、脉来弦细、舌质暗淡、舌苔薄黄。

辨证：肝阳虚衰，疏泄不利，导致气血失和，脾肾两虚。

治法：温养肝气，疏肝通阳，兼扶脾肾之虚。

处方：

桂枝14g	当归12g	白芍12g	黄芪30g
淡吴茱萸3g	生姜6g	枳壳12g	川厚朴12g
仙灵脾12g	菟丝子15g		

此方服至 10 剂，心悸气短、腰腿酸软等症明显好转。上方又加党参、白术等健脾之品，前后约服百余剂，体力恢复，查谷丙转氨酶降至正常范围，周身无有不适，病愈。

（《刘渡舟验案精选》）

【诠解】　大多数医者论治肝病时，往往考虑湿、热、疫、毒、瘀等实邪因素，故而多重视其邪气有余，而忽视其正气不足。尤对上述之肝阳虚衰之证，论之更少。临床上，或由于素体虚寒，或因治疗用药损伤肝脾之阳，或病久阴损及阳等种种原因，出现肝阳虚衰的证候并不少见。因肝内寄相火，寓一阳生生之气，肝肾同源，而肾中真阳亦与肝关系密切。故一旦肝气不足，则机体生化之功能减弱，如晨曦无光，必然寒气四起。《圣惠方》所谓："肝虚则生寒"，其理大抵如此。肝阳既虚，可出现两种病理变化：一是肝气失温而疏泄不及，气郁不伸，则精神闷闷不乐、善太息、胸胁发满、脉来弦细；二是阳虚不温，则寒浊内生，继之上逆横犯，变化多端。如肝寒上逆，则头痛目眩；上凌于心，可致胸满、心悸、气短；横犯脾胃，则呕吐清水，大便溏泄；乱于经脉，则见小腹冷痛，阴湿囊冷等症。

本案所用方药为《伤寒论》桂枝汤加减。将桂枝加重剂量（桂枝加桂汤），张仲景本为治疗寒气上冲之奔豚证而设，因其病属阳虚阴乘，恰与肝阳虚衰的病机证候互相吻合。刘老用"异病同治"之法进行很有见解的治疗。本方重用桂枝温疏肝木，又能下气降浊；白芍柔肝养血，于阴中和阳。二药相配，能调和肝脏营卫气血。生姜暖肝和胃降逆。若气虚甚，可加黄芪、党参；肝之阴阳两虚，可加肉苁蓉、仙灵脾、鹿角胶、菟丝子、枸杞等酸甘滋阴温阳之品。还可适当配伍厚朴、砂仁以畅气机。使温中有补，补中有通，则尽善尽美。

顾丕荣医案

（肝病达药推白术，任以为君酌生熟）

孙某，女，33 岁，1980 年 5 月 6 日初诊。

患者患肝病 4 年余，肝功能长期异常。近来肝功能检查：谷丙转氨酶 64U/L，麝香草酚浊度试验 720U，硫酸锌浊度试验 22U。肝区无痛楚，纳谷欠佳，舌质暗红苔薄，脉细弦。

辨证：气阴两亏，邪毒内蕴。

治法：补脾柔肝，佐以解毒。

处方：

炙黄芪 20g	黄精 15g	生白术 25g	当归 20g
白芍 15g	山药 20g	茯苓 12g	川石斛 15g
北沙参 12g	丹参 15g	鸡血藤 20g	蒲公英 15g
板蓝根 15g	焦山楂 15g	生甘草 6g	

用此方加减 4 次复诊，服药 58 剂，同年 7 月 17 日五诊时，检查肝功能全部正常，无不适。后以自制柔肝糖浆善后。

（《古今名医临证金鉴·黄疸胁痛鼓胀卷》）

【诠解】 本案仅有纳食欠佳，肝功异常，舌质暗红，脉象细弦等症状，综合分析后辨证为脾之气阴亏虚，疫毒内蕴之象，治疗以补脾气、养脾阴、健脾运为主，并佐以少量清热解毒之品除疫毒。此案中以生白术为君药，取其健脾助运之效。生熟白术所长各有不同，生白术长于健脾，炒白术善于燥湿。生白术较大量时有通导大便功效，有助于荡涤肠腑毒素排出。

任侠民医案

（邪热久恋伤肝阴，柔肝滋肾固根本）

高某，男，成人。

1977 年 9 月 13 日起病，血清谷丙转氨酶 311U/L，服西药、中草药各 1 个月，11 月 14 日，检：谷丙转氨酶 188U/L，麝香草酚浊度试验 39U，硫酸锌浊度试验 38U，蛋白电泳 γ-球蛋白 31%，因而服激素 3 个月无效，后服五味子 3 个月，病情仍无进步。1978 年 8 月检：麝香草酚浊度试验 38U，硫酸锌浊度试验 25U，电泳 γ-球蛋白 36.5%，而来门诊。

症见：睡眠不佳，脚膝酸软，大便软溏，小溲色黄，舌光眉红，脉弦数。

药用丹皮、栀子、黄芩清热凉血；绿梅花、香附、川楝子宣邪利气；当归、女贞子、牛膝、川断、杞子、柏子仁柔肝滋肾；服药 20 剂，硫酸锌浊度试验、麝香草酚浊度试验显著改善，血清转氨酶稍见升高，改服下方：

鸡骨柴 20g	平地木 20g	岩柏 15g	女贞子 15g
枸杞子 10g	川断 10g	香附 9g	菟丝子 9g
丹皮 9g	当归 9g	炙甘草 6g	

服 10 剂。

于 10 月 28 日检肝功：谷丙转氨酶 128U/L，麝香草酚浊度试验 6U，硫酸锌浊度试验 8U，症状均佳。

（《古今名医临证金鉴·黄疸胁痛鼓胀卷》）

【诠解】 本例湿热留恋过久，又服激素、五味子等药过多，致恋邪为患，耗伤肝阴，邪未退而正已伤，故宜柔肝滋肾以固本，稍加黄芩、丹皮、栀子清留恋之热邪，服药 20 剂后，谷丙转氨酶稍见升高，则解毒清化以祛邪。任老善用鸡平岩柏合剂清湿热毒邪，加女贞子、菟丝子、枸杞子补肾阴，川断补肝肾、强筋骨，香附、当归疏肝养肝，丹皮清虚热、化瘀滞，诸药相合，使邪不内犯而耗劫肝阴。只有阴生本固，肝功恢复才有根基。

张瑞霞医案

（查舌脉明辨证定虚实，清湿热解肝郁健脾运）

马某，女，23 岁。2008 年 10 月 14 日初诊。

主诉：乙肝系列异常 20 余年。

初诊：患者有慢性乙型肝炎病史 20 余年，已诊治数月，效果不佳，遂求治我处。刻下症：形体消瘦，精神差，身困乏力，头晕，耳鸣如蝉，手足心发热，口干口黏，不欲饮水，腰膝酸软，睡眠差。肝病面容，颜面毛细血管扩张，有肝掌。肝功能：总胆红素正常，谷丙转氨酶 187U/L，谷草转氨酶 56U/L，总蛋白 60.3g/L，白蛋白 28.1g/L，球蛋白 32.2g/L。乙肝系列：HBsAg、HBeAb、HB-cAb 阳性，HBV－DNA 3.6×10^4 IU/ml。腹部 B 超：肝光点增多，胆囊继发改变。舌质淡红，苔黄厚，脉弦细。

辨证分析：脾主肌肉四肢，脾虚，水谷精微不化，不能濡养肌肉，则形体消瘦，精神差，身困乏力；脾虚，水谷精微不能上荣于头，则头晕，耳鸣如蝉；湿浊困阻，则口干口黏；湿困清窍，则眠差。舌脉均为脾虚湿盛之征。

处方：自拟方。

柴胡 10g	白芍 10g	生苡仁 30g	蒲公英 30g
茯苓 30g	厚朴 10g	金钱草 30g	败酱草 30g
陈皮 10g	枳壳 10g	生麦芽 30g	生甘草 10g

7 剂，水煎服，日 1 剂。

二诊：患者诉服药后乏力锐减，头已不晕；舌质仍红，舌苔白腻稍厚，脉弦细。效不更方，继守前法，14 剂。

三诊：患者症状消失，舌质淡红，苔薄白，脉细。治疗减清热之力。

处方：

柴胡 10g	白芍 15g	生苡仁 30g	蒲公英 15g
茯苓 10g	厚朴 10g	金钱草 15g	败酱草 15g
陈皮 10g	枳壳 10g	生麦芽 30g	生甘草 10g

14 剂，水煎服，日 1 剂。

四诊：患者症状完全消失，复查肝功能总胆红素、谷丙转氨酶正常，总蛋白 70.6g/L，其中，白蛋白 40.3g/L，球蛋白 30.3g/L。继续服药治疗。

处方：

柴胡 10g	白芍 15g	生苡仁 15g	白扁豆 15g
茯苓 10g	厚朴 10g	金钱草 15g	败酱草 10g
陈皮 10g	枳壳 10g	生山药 10g	生麦芽 15g

14 剂，水煎服，日 1 剂。

五诊：诸症全消，肝功正常。停药观察。

（《名老中医张瑞霞典型医案选编》）

【诠解】 本案从患者表现看，貌似肝肾阴虚证。前几位医生先后应用一贯煎、滋水清肝饮、丹栀逍遥散等，病情不减反增，均似未注意舌苔。其舌质淡红，苔黄厚，故滋阴治疗无效。张老从舌苔出发，以四逆散、平胃散加减，初始，苔黄厚，湿热之象明显，治疗以清热利湿为主，故生苡仁、茯苓、金钱草、蒲公英、败酱草剂量均较大，同时加以健脾之品。随着湿热清除，逐渐给予健脾化湿之剂，以巩固疗效。前后服药近 50 剂，重点在清热利湿如金钱草、败酱草，淡渗利湿如生苡仁、茯苓等药量的变化上，后期加白扁豆、生山药以健脾化湿，期间深意宜细细体会。

第四节 泄 泻

肝胃不和

岳美中医案

（慢肝临证需细微，斡旋救误仗古方）

白某，男性，29 岁。1964 年 1 月 24 日初诊。

患者患慢性肝炎 6 年，两胁间歇性疼痛，大腹胀满，纳食乏味，嗳气频频，肠鸣矢气，大便溏薄，每日 2 次或隔日 1 行，曾先后 5 次住院，疗效不佳。诊得六脉虚迟无力，舌胖大，苔腻而浮，缘起病于早年饥饱劳役，脾胃升降失职，健运无权，恰与《金匮要略》"呕而肠鸣，心下痞者，半夏泻心汤主之"之证相符。

处方：

法半夏 9g	芙炒连 3g	枯黄芩 9g	干姜片 6g
炙甘草 6g	潞党参 9g	大枣（擘）4 枚	

二诊：1964 年 2 月 2 日。前方日服 1 剂，1 个月来纳差肠鸣矢气等症状已大为减轻，但仍有腹胀胁痛，舌脉同前。拟以《伤寒论》厚朴生姜半夏甘草人参汤为治：

厚朴 9g	生姜 6g	半夏 6g	党参 9g
炙甘草 6g			

三诊：又服药 20 剂，腹胀大减，基本消失，除胁有隐痛之外余症均除，脉象较前有力，精神充沛，出院返四川工作，嘱再服一段时间半夏泻心汤及补中益气丸为善后调理。

（《古今名医临证金鉴·黄疸胁痛鼓胀卷》）

【诠解】 本例病程长达 6 年，两胁间歇疼痛，腹胀纳差，肠鸣便溏，六脉虚迟无力，舌胖大等症，虽经多次住院效不佳，可见以常规思维予疏肝理气法治之不效。患者"呕而肠鸣，心下痞……"是说明有肝胃不和之象，应先用半夏泻心汤以"辛开苦降法"为治。服药月余，纳差、嗳气、肠鸣等症大为好转，然腹胀不效，六脉如前，则说明脾阳衰惫转甚。病程6年之久，脾阳虚衰之象明显，顽固性"腹胀"，六脉虚迟无力，属"虚胀"。病因虽异，其证候相同，故改用"厚朴生姜半夏甘草人参汤"之后，20余剂即又进一步获得明显效果。

第五节 痞 证

一、湿热蕴结

岳美中医案

（明辨证善用经方，久顽疾药到病除）

姬某，男性，年33岁。

患者患慢性肝炎，经某某医院治疗，已1年余，仍有轻度黄疸不退，谷丙转氨酶高达1570U/L，于1971年6月15日会诊。切其脉左关浮弦，右脉滑大，望其舌中部有干黄苔。自诉胁微痛，心下痞满。综合脉舌症候，是少阳阳明并病而阳明证重。选用大柴胡汤，治少阳蕴热之黄疸与阳明痞结之胀满，更辅以涤热散结专开心下苦闷之小陷胸汤。

处方：

糖瓜蒌30g	生姜12g	柴胡9g	白芍9g
清半夏9g	黄芩9g	枳实6g	川军6g
川黄连3g	大枣（擘）4枚		

水煎服，7剂。

6月22日复诊：弦滑脉见减，舌黄苔见退，残余黄疸消失，痞满稍舒，谷丙转氨酶降至428U/L，是方药已对证，续进10剂，转氨酶正常，出院。

（《岳美中医案集》）

【诠解】 本案系"少阳蕴热之黄疸与阳明痞结之胀满"。岳老据脉症辨其为"少阳阳明并病，而阳明重"，符合《伤寒论》柴胡汤与陷胸汤证。因两经并病，故与大柴胡汤治少阳蕴热之黄疸胁痛，与小陷胸汤治阳明痞结之胀满。

《伤寒论》103 条："呕不止，心下急，郁郁微烦者，为未解也，与大柴胡汤下之则愈。"可见大柴胡汤为治"少阳、阳明并病，而阳明证多"者而设。方中柴胡、生姜解表，半夏、黄芩和里，见里证急之腹满而痛，燥渴、便秘、溺赤，加芍药以破里急，枳实、川军缓下阳明将结之热，佐大枣以缓诸药之烈性，何秀山曾誉之为"和解少阳阳明，表里缓治之良方"。

关于小陷胸汤，程知在《医经理解》中云："以半夏之辛散之，黄连之苦泻之，瓜蒌之寒润涤之，皆所以除热散结于胸中也。"何廉臣谓："此汤是苦辛开泄法，治伏火熏蒸津液，液郁为痰者。此法与苦寒清泄有别，清泄是直降，一意肃清伏火；开泄是横开，兼能清化痰浊，分际最宜斟酌。叶天士所谓舌白不燥，或黄白相间，或灰白不渴，慎不可乱投苦泄，虽有脘中痞痛，宜从苦辛开泄是也。"

本案例，按中医辨证，左脉浮弦为柴胡汤证，右脉滑大为陷胸汤证，因而取大柴胡汤、小陷胸汤合剂治之，方证相合，黄疸、脘痞很快消失，同时谷丙转氨酶亦随之下降至正常。由此可见，经方若能用之得当，确能取到如鼓应桴的捷效。

方药中医案

（湿热夹瘀久缠绵，小陷胸汤旋覆花）

梁某，男性，52 岁。

患者患肝炎 3 年多，肝功能反复不正常，开始谷丙转氨酶波动在 200～500U/L，经治疗 1 年半方恢复正常，但 3 个月后谷丙转氨酶又上升至 500U/L 以上，并出现轻度黄疸，总胆红素 38.49μmol/L，麝香草酚浊度试验 13.5U，麝香草酚浊絮状试验（＋＋）。此后肝功能一直未能正常又达 1 年，谷丙转氨酶 500U/L 以上，总胆红素 37.6μmol/L，上腹痞满，口苦口黏，不欲饮水，肝区疼痛，舌质红有瘀斑，但苔黄腻，脉弦而滑。病程虽长，但湿热仍然较著，且又夹有瘀血，乃以苦辛开泄之小陷胸汤加茵陈、夏枯草以清肝利胆，再加茜草、桃仁、旋覆花以活血通络。同年 7 月 15 日谷丙转氨酶降至 158U/L，总胆红素减为 23.9μmol/L，但麝香草酚浊度试验由原来 10U 增至 14U。仍按原方治疗，同年 8

月 25 日查总胆红素正常，谷丙转氨酶仍为 158U/L，麝香草酚浊度试验 17.5U。此时患者上腹痞满消失，口苦口黏亦不明显，苔腻已退，湿热已除，因瘀血仍在，改用活血化瘀为主，兼清湿热余邪。方用当归、赤芍、川芎、桃仁、茜草、旋覆花、郁金、夏枯草、车前草治疗，2 个月后复查，麝香草酚浊度试验降至 7.5U，谷丙转氨酶正常，因又有上腹痞满，舌苔薄腻，乃于上方合用小陷胸汤治疗，至 1977 年 1 月 6 日复查，肝功能全部正常。

（《古今名医临证金鉴·黄疸胁痛鼓胀卷》）

【诠解】 方老认为对慢性迁延性肝炎而言，养肝和疏肝两法是最有意义的。肝藏血，肝肾同源，肝体阴而用阳，故慢性肝炎多有阴血亏损之证。肝阴虚，不能制约肝阳（气），一则易使疏泄失职，造成脾胃壅滞生湿，即谓“土壅木郁”；一则阴虚易生内热，内热与脾湿相合，亦表现为湿热内蕴，胶结难解；但始终阴虚为本，湿热为标。此时之治疗，倘专事疏利，则辛香之品势必重伤其阴，加重阴虚而肝脾（胃）不和的恶性循环。一味滋阴则妨碍脾胃运化，易助湿留邪。故治疗以清利湿热为法，可用苦辛开泄法，如小陷胸汤加味，或用苦寒清热法，如栀子金花汤加茵陈。如湿热化火，还可再加五味消毒饮。

本案患者既往有乙肝病史多年，结合症状及实验室检查，一派湿热交织夹有瘀象，方选小陷胸汤辛开苦泄，加茵陈、夏枯草以清利肝胆湿热，并佐旋覆花汤加减以通络活血，改善瘀血停滞现象。待上腹痞满消失、肝功改善后，证变方亦变，则以活血为主，兼清湿热余邪。体现了方随证变、辨证施治的治疗原则。

二、脾虚湿滞

岳美中医案

（宣畅气机三仁汤，清利湿热治痞满）

刘某某，男性，15 岁。

患者患慢性肝炎，经久不愈。于 1972 年 4 月 5 日来诊：症见脘胀纳差，别无所苦。脉诊左部略数，望诊舌苔微白而润，触诊肝大 3cm。化验：谷丙转氨酶 380U/L，麝香草酚浊度试验 10U。喜食水果。

诊断：湿滞上中二焦。

治法：温运脾阳兼化肝瘀。

处方：六君子汤加味主之。

茯苓9g	白术9g	瓦楞子9g	太子参6g
法半夏6g	青橘叶6g	茜草根6g	旋覆花(布包)6g
生姜6g	甘草4.5g	陈皮4.5g	大枣3（擘）枚

连服10余剂再诊。

二诊：1972年5月5日。上焦脉大，身发热，脘闷稍减，舌苔白而润，湿象仍显，谷丙转氨酶降至144U/L，改用吴鞠通三仁汤，加补气活血药。

处方：

青连翘9g	当归尾9g	滑石粉9g	淡竹叶9g
苦杏仁6g	薏苡仁6g	法半夏6g	嫩白薇6g
太子参6g	白蔻仁3g	梗通草3g	川厚朴3g
甘草梢3g			

嘱连服数剂。

三诊：1972年6月5日。谷丙转氨酶降至80U/L，麝香草酚浊度试验7U，肝肿大消失，脘闷已去，惟脉尚滑。仍依原方去连翘加旋覆花6g，以蠲痰湿而巩固疗效，并嘱少食水果以免积湿。

（《彭景星讲析名医医案》）

【诠解】 本案因久病气虚，脾失健运，津液不能正常输布，更易生痰助湿滞气，形成脾阳亏虚为本，津停湿阻气滞之象，故患者表现为脘胀满、纳食差、左脉略数，苔微白而润之脾虚湿停兼瘀之象。脾胃脏腑相连，虚则生化无源，虽邪内羁，治仍宜先扶正气，取祛痰补气之六君子汤加味，温运脾阳兼化肝瘀，所谓"扶正即所以祛邪"。并佐橘叶、茜草、旋覆花等行气活血通络。药后诸症虽减，因湿象仍显，改投温阳渗湿之三仁汤。三仁汤出自吴鞠通在《温病条辨·上焦篇》，其中记载"惟以三仁汤轻开上焦肺气，盖肺主一身之气，气化则湿亦化也"。因其"轻开上焦肺气"，与王孟英"大剂轻淡之品"肃气道而利枢机，俾体内郁遏之邪"咸得下趋，病自向愈"之理一致。复诊增翘、薇、归、芍、旋覆等药益气血，蠲痰湿，嘱其慎食生冷助湿之瓜果。

岳老特别指出"三仁汤是治湿滞之有效方，而不是治谷丙酶高之有效方"，此乃中医辨证施治特色所在。此案另外一个特点是，只要辨证准确，医者务必治病求本，不能因治病求速或为病者求效心切，改弦易张，"先其所因，伏其所主"，坚持治疗，病得痊愈。

第六节 腹 胀

肝胆失疏，太阴脾寒

刘渡舟医案

（少阳不利太阴寒，柴胡桂枝干姜汤）

刘某某，男，54岁。

患者患"乙型肝炎"，然其身体平稳而无所苦。最近突发腹胀，午后与夜晚必定发作。发时坐卧不安，痛苦万分。刘老会诊经其处，其家小恳请顺路一诊。患者一手指其腹曰：我无病可讲，就是夜晚腹胀，气聚于腹，不噫不出，憋人欲死。问其治疗，则称中、西药服之无算，皆无效可言。问其大便则溏薄不成形，每日两三行。凡大便频数，则夜晚腹胀必然加剧。小便短少，右胁作痛，控引肩背酸楚不堪。切其脉弦而缓，视其舌淡嫩而苔白滑。刘老曰：仲景谓"太阴之为病，腹满，食不下，自利益甚"，故凡下利腹满不渴者，属太阴也。阴寒盛于夜晚，所以夜晚则发作。脉缓属太阴，而脉弦又属肝胆。胆脉行于两侧，故见胁痛控肩背也。然太阴病之腹满，临床不鲜见之，而如此证之严重，得非肝胆气机疏泄不利，六腑升降失司所致欤？刘老审证严密，瞻前顾后，肝脾并治，选用《伤寒论》中的"柴胡桂枝干姜汤"。

柴胡 16g　　　　桂枝 10g　　　　干姜 12g　　　　牡蛎（先煎）30g
花粉 10g　　　　黄芩 4g　　　　炙甘草 10g

此方仅服 1 剂，则夜间腹胀减半。3 剂后腹胀全消，而下利亦止。

（《刘渡舟验案精选》）

【诠解】 柴胡桂枝干姜汤为小柴胡汤的一个变方，由小柴胡汤减去半夏、人参、大枣、生姜，加干姜、桂枝、牡蛎、花粉而成，用于治疗少阳胆热兼太阴脾寒，气机不利，水湿不化所致的腹胀、大便溏泄、小便不利、口渴心烦，或胁痛控背、手指发麻、舌红苔白、脉弦而缓等症。刘老临床对柴胡桂枝干姜汤运用得心应手，其辨证抓住三点要素，论病机，抓住"胆热脾寒"，审症状，主要"口苦便溏"，用药量，细明"寒热轻重"。本方和解少阳，兼温脾家寒湿，与大柴胡汤和解少阳兼泻阳明胃实，一实一虚，自当明辨。可知少阳为病影响脾胃，需辨其寒热虚实而治之。临床可用此方调理肝胆肠胃之功能，并用天花粉生津止渴，对糖尿病胃肠功能紊乱或者口渴口苦便溏者，正相合拍。其他如胆汁反流性胃炎、腹腔淋巴结肿大等病，刘老皆以此方治之而获奇效。

在乙肝等慢性肝胆病疾患中，由于长期服用苦寒清利肝胆之药，往往造成脾气虚寒的情况。此时用本方疏利肝胆，兼温太阴虚寒，正为相宜。本案中黄芩用量要少，干姜剂量稍大，尿少加茯苓，体虚加党参。此方亦为刘老治疗肝炎疾患的常用方。

第七节　胁　腹　痛

肝郁化热，气机不利

刘渡舟医案

（肝郁气滞腹胀满，解郁散热化肝煎）

林某某，男，49岁。1992年1月4日初诊。

患者腹部胀满疼痛半年，屡治不验。胀满每于情志急躁时加重，旁及两胁。坐卧不宁、身热、口苦、目赤、小便短涩、大便正常、脉弦赍赍。

辨证：肝郁化热，气机壅塞，三焦不利。

治法：疏肝解郁，利气消胀。

处方：化肝煎。

青皮 10g	陈皮 10g	丹皮 10g	白芍 30g
土贝母 10g	泽泻 20g	栀子 10g	茯苓 30g

柴胡 15g

服 5 剂后，腹胀消失，小便自利。

（《刘渡舟验案精选》）

【诠解】 大腹属脾，毗邻胃脘，故腹部胀满诸疾，每多从脾胃论治。或利脾家之壅塞，或泻胃家之燥实。然本案患者腹部胀痛连及两胁，脉现弦象，每于情绪激动急躁时加重，可见与肝气郁结、疏泄不利关系很大。《素问·大奇论》指出："肝壅，两胠满，卧则惊，不得小便。"肝郁不得疏泄，木郁克土，则脾气壅滞，三焦水道不利，故见腹胀，小溲不利。不仅如此，肝气郁结易化火，表现为身热、口苦、目赤等症。"木郁达之"，治疗以疏肝解郁清热，通利三焦水道为主。化肝煎为明代张景岳所创之方，由青皮、陈皮、山栀、丹皮、泽泻、芍药、土贝母七味药组成，《景岳全书·新方八陈·寒阵》载其治疗"怒气伤肝，因而气逆动火，致为烦热，胁痛，胀满，动血等证"。现治疗肝郁化火，邪热犯胃导致的脘胁胀痛。方用青皮、陈皮理气和胃，芍药养血敛肝，丹皮、山栀清肝泄热。肝胃并治，为其配伍特点。临床应用以胃脘灼痛、痛势急迫、胁痛胀满、烦热易怒，为其辨证要点。本方的最大特点是善解肝气之郁，平气逆而散郁火，为肝郁化热之代表方剂，加柴胡、茯苓者，在于疏肝健脾，利水消胀，斡旋气机，从而达到治疗目的。

第八节　积　　证

湿热毒邪入营

颜德馨医案

（郁热熏蒸湿浊遏，凉营祛湿犀泽方）

李某，男，40 岁，干部，1976 年 8 月 7 日初诊。

患者于 1975 年春因肝肿大做肝功能检查，发现谷丙转氨酶 382U/L，麝香草酚浊度试验 16U，乙型肝炎表面抗原阳性，多次住院治疗，未见显效。症见颜面红斑累累，神萎，头晕，口苦，心烦，右胁隐痛不已，腹胀有形，溲赤便秘。左脉弦数，右脉滑数，舌青紫，苔黄腻，中部灰黄。

辨证：湿热毒邪深入营分。

治法：清热解毒，凉营化湿。

处方：

广犀角粉（水牛角粉代）（吞）3g	苍术9g	泽兰15g
土茯苓30g　　金钱草30g	平地木30g	败酱草15g
沉香粉(吞)1.5g　生苡仁9g	桃仁12g	大腹皮12g
红花9g		

上方服用2月余，复查肝功：谷丙转氨酶40U/L，乙型肝炎表面抗原阴性，临床症状基本消失，以后多次复查肝功均正常，随访多年，疗效稳定。

（《古今名医临证金鉴·黄疸胁痛鼓胀卷》）

【诠解】《王孟英医案》载1例身热发黄案，"吴某劳伤之后，发热身黄，孟英察脉濡数，是湿热，故初起即黄，亟予清解，大便渐溏，小溲甚赤，湿热已得下行，其热即减。辍药七八日后复热，谵语，昏聋，抽痉，越溺，孟英视之，湿热之邪扰营矣，投元参、犀角（水牛角代）、菖蒲、连翘、竹茹、竹叶、银花、石膏泄卫清营之法，佐牛黄丸、紫雪丹而瘳。"这里，王孟英先生既揭示湿热扰营可致发热身黄，又提出了清营泄卫的治疗方法。颜老阅后颇感，从中进一步悟出采用清营泄热法治疗慢性乙型肝炎的思路。慢性乙肝的治疗，中医多遵循"湿温""温疫"等温病的传变规律辨证论治，湿热之邪郁蒸气分，病势胶结难解，日久化燥伤阴，深入营血，可出现动风、动血等危重证候；也可因湿热邪气久困，湿邪偏胜，损伤阳气，而致湿胜阳微的转归。本案湿热毒邪深入营分，虽无神昏、发热等营分症状，但已见颜面红斑、舌质青紫等血分体征，结合舌、脉、症，颜老以自拟犀泽汤加减，以清营泄热，祛湿解毒，开郁通络，治疗慢性乙型肝炎，取得较满意疗效。

犀泽汤组成：广犀角（水牛角代）3g（锉末吞服）、泽兰15g、苍术9g、四川金钱草30g、土茯苓30g、平地木30g、败酱草15g。

犀泽汤中的广犀角、苍术对慢性乙型肝炎有特殊作用。《本草纲目》谓："犀角能解一切诸毒"，可见犀角不仅能凉血止血，且能清热解毒，在实践中体会到犀角对降乙型肝炎所致的谷丙转氨酶升高及乙型肝炎表面抗原转阴多有裨益。现多不用犀角而以水牛角代之，但水牛角宜量大，煎剂常用量 15~30g，大剂量 60~120g，先煎 3 小时以上。恽铁樵先生所言："苍术温燥，能发汗，能祛湿，为治湿温要药"。临床常将其用于乙型肝炎属湿浊胶结难化者，疗效明显。广犀角与苍术同用，燥湿而无助火之弊，凉营而无寒凝之虑，擅长搜剔营血分的湿热之邪，对于某些缠绵难愈的慢性乙型肝炎，经辨证为湿热蕴结营血的患者，常可收到意想不到之效。

第九节　呃　逆

阴虚气逆

刘渡舟医案

（调肝气不惟疏泄一法，养肝阴寓意甘缓酸收）

李某某，男，35 岁，北京人。

患者患慢性迁延性肝病，服药 200 余剂，效果不显。观其所服之方，不外疏肝理气而已。其人两胁闷痛、脘腹胀满，呃忒时作、格格有声，饮食衰少、体力日渐虚衰、夜晚则口干舌燥、手足心热。诊其脉左弦而右滑，视其舌光红如绵而无苔。

辨证：胃阴不足，肝气横逆，三焦气滞。

处方：

川楝子 10g	白芍 12g	麦冬 30g	川石斛 15g
青皮 9g	荷蒂 9g	玉竹 15g	沙参 15g
川贝 6g	木瓜 10g		

服 3 剂药后，呃忒明显减少，口舌干燥、五心烦热亦有所减轻。乃守上方加减进退，并嘱勿食辛辣食品。服至 20 余剂，症状皆除。

（《刘渡舟验案精选》）

【诠解】　本案为胃阴亏损，肝气横逆之证。叶天士所谓"胃汁竭，肝风鸱"是矣。细审其因，乃过服疏肝理气药物，内劫肝阴所致，而且阴血愈虚，则肝气愈旺，反更加戕伐肝脏阴血。故见胁痛、脘闷、腹胀、呃逆的肝气横逆证。又见手足心热、口燥咽干、舌红如锦无苔的阴虚之证。治当养胃阴以制约肝气之横逆。仿"一贯煎"之法，使胃阴充则木自敛。

肝病重在调肝气，世医皆知，而调治之法，灵活多样，不止于疏散之一种。肝失疏泄，则气郁难伸，用辛散疏达之法，则使肝畅而气达。《内经》谓："以辛补肝"，即此意也。然肝脏其性刚躁，易动难静，许多情况下为病肝气太过。治疗总宜酸柔平抑，以逆其横。此即《内经》"以酸泻肝"之法。若再用疏散，则必助纣为虐，使肝气横逆莫救。

病毒性肝炎并发糖尿病

肾阳亏虚

刘渡舟医案

（肾阳虚气化无力，温肾阳仲景经方）

李某，男，56岁。

患者患乙型肝炎1年。近日自觉口渴喜饮，小便色白、频数量多。尿愈多而渴愈甚，大有饮一溲一之势。腰膝酸软、手足心热、畏寒怕冷，大便干燥、两日一行。经检查血糖11.6mmol/L，尿糖（＋＋＋）。舌红、脉沉细无力。

中医诊断：消渴病之"下消"证。

辨证：肾中阴阳两虚，气化无权，津液不化。

治法：补肾温阳化气。

附子4g	桂枝4g	熟地30g	山萸肉15g
山药15g	丹皮10g	茯苓10g	泽泻10g

党参10g

医嘱：控制饮食及糖类食品。

服药7剂，小便次数明显减少。照原方加减又进30余剂，则渴止、小便正常，诸症随之而愈。查血糖100mmol/L，尿糖（－），转方调治肝病。

（《刘渡舟验案精选》）

【诠解】 消渴证古文献多从上、中、下"三消"论治，现据其病情演变，多认为早期为脾气虚痰湿内生，方以补气运脾汤加减，中期以胃肾阴虚为主，治疗以二冬汤加减，晚期以脾肾阳虚为主，甚者表现为肾阳式微之候，以济生肾气丸合真武汤加减。本案中患者口渴喜饮，尿频量多，甚则"饮一溲一"，是谓"肾消"，即"下消"。《太平圣惠方·卷五十三》曰："饮水随饮便下，小便味甘而白浊，腰腿消瘦者，肾消也。"肾寓元阴、元阳，为水火之宅。阴阳间相互维系制约，维持平衡。《灵枢·五变》曰"五脏皆柔弱者，善病消瘅"，《外台秘要·消渴消中》曰："房劳过度，致令肾气虚耗，下焦生热，热则肾燥，肾燥则渴。"可见消渴一证，本为阴虚，标为燥热，若病程即久，可阴虚及阳。本案患者患肝炎1年，继而并发消渴，伴有肾阳虚之象。阳虚既不能蒸津液以上腾，又不能行气化以摄州都，故上为消渴不止，下为小便频数。《景岳全书·三消干渴》曰："又有阳不化气，则水精不布，水不得火，则有降无升，所以直入膀胱而饮一溲二，以致泉源不滋，天壤枯涸者，是皆真阳不足，火亏于下之消证也"，说明消渴与阳虚不能蒸腾津液亦甚为密切。水液偏渗于小肠，故大便反见干燥。治疗当从补肾温阳，以蒸津化气为本。《金匮要略》指出："男子消渴，小便反多，以饮一斗，小便一斗，肾气丸主之。"本方在熟地、山萸肉、山药等滋补肾阴的基础上加上桂枝、附子温养之品，意在微微温补少火，以生肾气，其配伍方法属"阴中求阳"之义，待阳生阴盈，肾气充盛，则蒸化封藏之功自复。故口渴、溲频之症随之而愈。

肝硬化代偿期

第一节 胁 痛

一、湿邪滞留

朱良春医案

(肝胆湿热之胁痛，龙胆泻肝茵陈蒿)

王某，男，30岁，干部。

患者于1971年春季患黄疸型肝炎，肝功能长期不正常，纳减，倦怠无力，症情不见好转，形体日趋消瘦。曾在南京、上海等地医院检查，确诊为早期肝硬化，乃来南通诊治。主诉：胁痛纳差，口苦溲黄，牙龈渗血，夜寐梦多。诊脉弦大，苔黄腻，舌质殷红，面色晦滞。触诊肝大肋下1.5cm，剑突下5cm，脾可触及，压痛明显。

辨证分析：湿热蕴结，肝胆疏泄失司，迁延日久，进而气滞血瘀，络脉痹阻。

治疗经过：先宜清泄肝胆湿热，以治其标。药用龙胆草、茵陈、苦参、柴胡、生大黄、山栀子、黄芩、当归、生地黄、地骨皮、甘草、虎杖、金钱草、白茅根等出入为方，服药2周，诸症减轻，苔腻已化，脉象弦细，复查肝功基本正常。改投复肝丸，每服3g，每日3次。间或伍以疏肝养肝、化湿和脾方药。治疗6个月，面色红润，诸恙尽除。检查肝大肋下1cm，剑突下3cm，质地偏硬，肝功亦在正常范围。恢复工作，迄今一切良好。

(《朱良春精方治验实录》)

【诠解】　朱老认为，肝硬化证属肝胆湿热者，其病机是湿遏中焦，邪从热化，肝失疏泄，移热于胆。其症肝脾肿大，胁痛脘痞，头眩口苦，纳减腹胀，心烦易怒，溺短而黄，大便秘结或溏滞不爽，并可出现黄疸，苔黄厚腻，脉多弦数。治疗宜清肝利胆，泄热渗湿。方以龙胆泻肝汤、茵陈蒿汤加减。常用药物如龙胆草、茵陈、柴胡、山栀子、当归、黄芩、大黄、玄参、白花蛇舌草、虎杖、金钱草、车前草等。龙胆泻肝汤可泻肝火并清利湿热，且能兼顾滋养阴血，使祛邪不伤正，用于治肝火上炎，湿热下注证；茵陈蒿汤清湿热退黄疸，使湿热之邪从二便而走，对此型之胁痛兼有身目小便发黄者用之。

《诸病源候论·胸胁痛候》中有瘟疫之邪侵袭而致胁痛的论述，如："邪气乘于胸胁，故伤其经脉，邪气之与正气交击，故令胸胁相引而急痛也。"该条文所指的"邪气"即可认为类似于现代医学所指的肝炎病毒。本案朱老投以玄参、白花蛇舌草、虎杖等清热解毒之品，不单纯清湿热，且有解疫毒之意。患者患病日久，气滞血瘀，络脉痹阻，出现肝脾肿大，待症状改善、肝功正常后，朱老予复肝丸缓投，以收益气活血、化瘀消癥之功效。

林鹤和医案

（温肝和营治肝寒，桂枝汤方加附子）

李某，男，50 岁，1982 年 3 月 12 日初诊。

患者 2 年前曾患急性无黄疸型肝炎，去年冬天以来，肝病复发，在某院住院 3 个月，确诊为"乙肝"，早期肝硬化。症见右上腹及季肋下胀痛，头颈强痛，腰背酸痛，两下肢及踝关节疼痛，难以屈伸，身重，四肢发凉，啬啬恶寒，淅淅恶风，口淡而苦，精神倦怠，自汗，面色晦垢，溺黄而不爽，大便稀溏，舌苔白腻，脉沉细弦紧，有朱砂掌及蜘蛛痣。肝肿大 4.5cm，质中，脾稍大。实验室检查：谷丙转氨酶 120U/L，乙型肝炎表面抗原阳性，RPHA 1：4096。

西医诊断："乙肝"合并早期肝硬化。

中医辨证：营血不和，寒湿留滞。

治法：温肝和营。

处方：桂枝附子汤加味。

桂枝 9g	附子 9g	姜厚朴 9g	炒苍术 9g
元胡 9g	川楝子 9g	白芍 9g	丹参 9g
炙甘草 5g	生姜 3 片	大枣 7 枚	

服药 5 剂后，患者自觉住院以来从未有过的舒适感。

二诊：附子加倍，又服 10 剂，表邪已解，精神振作，食欲递增。

上方加减调治 6 个月。检查：肝肿大 3cm，质软，肝功能正常，乙型肝炎表面抗原转阴，RPHA < 1:8。

随访 5 年，疗效巩固。

（《古今名医临证金鉴·黄疸胁痛鼓胀卷》）

【诠解】 本案为肝寒之证，在《伤寒论》中，一指寒邪凝滞于肝脉，一指肝脏阳气不足，而致功能衰退。前者为实寒，宜辛温通阳，后者为虚寒，宜暖肝温阳，治疗除吴茱萸汤证外，还有桂枝加附子汤证。本例患者肢冷恶寒，项背四肢关节疼痛，屈伸困难，一派寒邪滞留经脉之象，但神疲自汗，色晦便溏，又是阳虚不温之征，结合舌脉及赤纹血缕、肝脾肿大，辨证为寒湿留滞，营血不和，以桂枝加附子汤加减，调和营卫，回阳固表；加苍术燥湿散寒，厚朴除湿行气，川楝子苦寒，一则制约诸药温热之性，二则疏肝行气，与元胡合用，气血并调缓解肝区胀痛；"一味丹参，功同四物"，方中加丹参意在活血养血，协同白芍、甘草，共奏养营和血、荣养肝脏之功。本案治疗贵在切中病机，不必拘泥于乙肝清热解毒之治疗常法。

二、肝郁脾虚

朱良春医案

（肝郁脾虚气血滞，疏肝健脾复肝丸）

顾某，男，67 岁，退休职工。

患者于 1972 年患急性黄疸型肝炎后，肝功能长期损伤，血清白蛋白、球蛋白比例倒置，检查确诊为早期肝硬化，频繁经中西药物治疗，效不显著。1974年 3 月来我院门诊。主诉胁痛纳差，脘腹饱胀，肢乏便溏。视其面色晦滞，苔腻，舌质紫，颈左侧有蜘蛛痣1枚，肝掌明显，脉细弦。触诊肝于肋下1.5cm，剑突下4cm，质地偏硬；脾大，肋下1cm，质软，表面润滑。肝功检查：麝香草酚浊度试验10U，硫酸锌浊度试验14U，谷丙转氨酶正常，胆红素20.5μmol/L，碱性磷酸酶18U/L，白蛋白28g/L，球蛋白30g/L。

辨证分析：邪毒久羁，肝郁脾虚，气血痹阻，瘀结为癥癖。

方药：拟用复肝丸，每服3g，每日2次。

煎剂处方：

生黄芪30g	当归10g	潞党参12g	炒白术10g
软柴胡6g	炒白芍10g	炙甘草6g	生鸡内金10g
麸炒枳壳6g	生麦芽30g	石见穿20g	稻根30g

治疗经过：每日1剂。服药半个月，诸恙减轻，精神较振，仍予原法出入为方。调治3个月，复查肝功能已在正常范围：血清总蛋白72g/L，其中，白蛋白42g/L，球蛋白30g/L。停煎剂，继服复肝丸6个月，自觉症状消失，面色转荣。

随访4年，未见复发。

（《朱良春精方治验实录》）

【诠解】 本案中医诊断为胁痛，属肝郁脾虚型。邪毒久羁肝脏，影响其疏泄功能，气血痹阻肝经脉络，出现胁痛、蜘蛛痣、肝掌、肝脾大，舌紫面暗等气血瘀滞之象；时日迁延，肝病及脾，木郁克土，则致脾运不健，生化乏源，出现脘胀便溏，身困疲乏等中焦不运、气虚血弱之象。治疗重在疏肝益脾，活血消癥。朱老临床上多用复肝丸配合逍遥散、异功散、当归补血汤加减。常用药物有柴胡、当归、白芍、党参、黄芪、白术、丹参、炙甘草、广郁金、广陈皮、茯苓等。

朱老经多年临床实践观察到，早期肝硬化肝郁脾虚证最为多见，用复肝丸配合益脾疏肝方药，多数患者在1～2个疗程后，可以改善症状和体征，肝功能亦随之好转。

复肝丸为朱老临证经验方，其组成：紫河车60g，红参须60g，炙土鳖虫60g，炮甲片60g，参三七60g，片姜黄6g克，广郁金60g，生鸡内金60g。共研为极细粉末，水泛为丸。功效：益气活血，化瘀消癥。主治：早期肝硬化肝功损伤，肝脾肿大，或仅肝肿大，胁痛定点不移；伴见脘闷腹胀，消瘦乏力，面色晦滞，红丝血缕或朱砂掌，舌暗红或有瘀斑，脉象弦或弦细等症。用法：每服 3g，一日 3 次，食后开水送下，或以汤药送服。1 个月为一疗程。

张琪医案
（肝郁化热脾气虚，正邪兼顾护肝汤）

谷某，男，46 岁，大庆市某公司负责人，2001 年 5 月 16 日初诊。

患者经西医院诊断为丙型病毒性肝炎，早期肝硬化，经治疗无明显效果，来门诊医治。现两胁痛，连后腰酸痛，脘腹胀，痞满不舒，消化不良，大便溏，伴有不消化样便，面色尚可，肝掌，舌淡胖，脉象沉弦，平时嗜酒。肝功：谷氨酰转肽酶 64U/L，谷丙转氨酶 66U/L；B 超：弥漫性肝病表现，脾厚 4.1cm，胆囊炎。

中医辨证：肝气不疏，郁而化热，邪热内伏，脾气虚而不运。

治法：疏肝柔肝以利肝气条达，清热解毒以除热邪，健脾益气扶正以助消化功能，旨在调理肝脾，清热解毒，正邪兼顾。

处方：

柴胡 20g	白芍 25g	枳实 15g	甘草 15g
白术 25g	云苓 20g	山药 20g	鸡内金 15g
黄芪 20g	太子参 15g	炙鳖甲 20g	郁金 10g
桃仁 15g	败酱草 30g	茵陈 10g	五味子 20g
炮姜 15g	虎杖 20g		

水煎日 2 次服。

6 月 6 日 ~7 月 11 日两次复诊共服药 28 剂，两胁痛、脘腹胀满均减，大便成形，日 1 次，饮食亦佳，精神体力均好转，肝功：谷丙转氨酶 49U/L，继以上方化裁。

处方：

柴胡 20g	白芍 25g	枳壳 15g	甘草 15g
白术 20g	茯苓 20g	黄芪 30g	太子参 15g
炙鳖甲 20g	郁金 15g	败酱草 30g	板蓝根 20g

蒲公英 30g	白花蛇舌草 30g	茵陈 10g	五味子 15g
虎杖 20g	白蔻 15g	砂仁 15g	陈皮 15g

水煎日 2 次服。

7 月 11 日~9 月 19 日连续服上方，胁痛脘腹胀均除，大便日 1 次成形，无消化不良，食欲佳，精神体力均佳，舌润苔薄，脉象弦滑，肝掌亦减轻，体重增 1kg，肝功检查谷丙转氨酶等均正常，惟谷氨酰转肽酶 73U/L，仍高于正常值，脾未查。

拟疏肝益气健脾补肾之剂以扶正，清热解毒活血之品以除邪。

处方：

柴胡 20g	白芍 25g	枳实 15g	甘草 15g
黄芪 30g	白术 20g	云苓 20g	太子参 20g
炙鳖甲 20g	土鳖虫 15g	郁金 15g	丹皮 15g
五味子 15g	败酱草 30g	虎杖 20g	蒲公英 30g
白花蛇舌草 30g	山茱萸 20g	枸杞 20g	女贞子 20g
菟丝子 20g			

水煎服，日 2 次服。

9 月 19 日至 2002 年 1 月 3 日中间复诊 4 次，继服上方症状全除，过劳后右季肋稍不适，其余均正常。肝功：谷丙转氨酶 28U/L，谷氨酰转肽酶 63U/L。1 月 30 日复查谷氨酰转肽酶 50U/L，无明显症状，嘱其继服上方加西洋参 15g，以巩固疗效。

（《中国百年百名中医临床家丛书·国医大师卷·张琪》）

【诠解】 本例以护肝汤加味主治。开始症见两胁痛，脘腹胀满，大便溏，伴有不消化样便，病在肝脾，肝旺脾虚，故以柔肝疏肝之剂，以利肝气疏泄条达；重用白术、云苓、山药、鸡内金、黄芪、太子参益气健脾助运以培土抑木；由于肝脾失调，湿热内蕴与外邪化热互相影响，伍以败酱草、茵陈、虎杖、白花蛇舌草清热利湿解毒以除邪，再用炙鳖甲、郁金、桃仁活血软坚，五味子降酶。病久及肾，后方又增入山茱萸、枸杞、女贞子、菟丝子以补肾。纵观本方，益气健脾与清热解毒合用，扶正除邪，正邪兼顾，故服药后，症状明显改善，肝功亦随之恢复，从而获得良好疗效。

注：护肝汤为张琪教授自拟经验方之一，以四逆散调和肝脾，黄芪四君子汤益气健脾，败酱草、板蓝根、蒲公英、连翘清热解毒，茵陈、虎杖清利湿热，五味子酸甘养阴，益气生津，《金匮要略》谓"夫肝之病，补用酸，助用焦苦，益用甘味之药调之"。现代研究，五味子有降转氨酶的作用，与其保肝作用有关。护肝汤具体药物组成：柴胡20g，白芍30g，枳实15g，甘草15g，白术20g，茯苓20g，黄芪30g，五味子15g，败酱草30g，茵陈20g，板蓝根20g，虎杖20g，蒲公英30g，连翘20g。功效：疏肝理脾、清热解毒。主治：慢性肝炎症见胁肋胀满疼痛、五心烦热、肝掌、舌赤、脉弦或弦数等。

张伯臾医案

（肝阳虚并非少见，辨虚实温阳补气）

王某某，女，49岁。

一诊：1974年11月5日。

患者罹患早期肝硬化，近年来肝区胀痛，神倦纳呆，面色灰黄，月经2个月未转，近来畏寒肢冷，盗汗，脉沉细无力，苔白滑。

中医辨证：肝气虚，脾阳弱，气血不足。

治法：温阳而补气血。

处方：

熟附块9g	生白术9g	桂枝6g	炒白芍9g
炙甘草4.5g	当归12g	鸡血藤15g	青皮4.5g
陈皮4.5g			

二诊：1974年11月19日。

肝区疼痛得减，畏寒肢冷依然，经停已转，寐则多汗，面色萎黄，神疲，纳增，脉细，苔白润。方药合度，仍守前法再进。

前方去青皮、陈皮，加红花6g，炙鳖甲18g。

服上方后，症情又见好转，再守方参入枣仁、牡蛎、党参、川芎等药连服2个月，肝区胀痛得除，形寒肢冷转温，面色灰黄见转，艰寐盗汗亦差。蛋白电泳：γ-球蛋白从125g/L上升至155g/L，血细胞沉降率从35～65mm/h时下降至正常范围，并恢复了工作。

此后，随访年余，证情稳定，未见反复。

（《张伯臾医案》）

【诠解】 本例为早期肝硬化辨证属于肝气肝阳虚者。元·朱丹溪认为"阴常不足，阳常有余"，精血消耗，易损难复，故阴常不足；阳气易亢，虚火妄动，故阳常有余。肝脏"体阴而用阳"，在病理表现上，肝阴肝血可虚，肝气肝阳总显太过。张老以为，此说片面。五脏皆有阴阳，皆可有阴阳之虚，为何惟独肝气肝阳无虚之有？张老多年临床体会，在慢性肝病病例中，肝气虚、肝阳虚并非少见。其症可见：肝区隐痛或胀痛绵绵，劳累则加剧，神疲乏力，腹胀纳呆，面色萎黄或灰滞，怏怏不乐，甚或畏寒肢冷，舌质淡红胖，苔白或腻，脉虚细弦或沉细无力，并常与脾气弱、脾阳虚同见。治疗当以益气、温阳、补肝、健脾为原则，用参、芪、桂枝、附子、白术、茯苓、白芍、枣仁、乌梅、木瓜之类。若对此类患者，不细揣测，按常规辨为肝郁脾虚，反用疏肝泄肝，投以大量理气活血之品，必致戕伐太过，更虚其虚。本例即是用附子、白术合桂枝汤温振肝脾阳气治疗早期肝硬化而获效者，所以治疗慢性肝病，不必畏忌附桂之类，有是证用是药，关键在于辨证明确。

三、正虚瘀阻

朱良春医案

（阴虚热郁肝络阻，柔肝养阴一贯煎）

李某，女，39岁，工人。

病史：患慢性迁延性肝炎已经3年，症情时轻时剧，肝功能检查反复波动。于1年前发现脾大。肝扫描：肝显影尚规则，左叶稍大，放射性分布尚均匀，未见稀疏及缺损区，脾脏显影符合早期肝硬化图像。乃来我院诊治。

主诉：肝区刺痛，腰膝酸软，口燥咽干，夜寐梦多，齿龈渗血，偶见鼻衄。脉弦细，舌红绛。

辨证：肝肾阴虚，郁热瘀阻。

治法：清滋肝肾，柔阴宁络。

处方：

北沙参15g	生白芍10g	大生地黄15g	甘枸杞子12g
地骨皮12g	京玄参15g	生鳖甲30g	天冬10g
麦冬10g	清阿胶(烊化)10g	参三七(研冲)3g	白茅根30g

治疗经过：服药10剂。齿龈出血已止，胁痛腰酸亦减，仍感倦乏少力，少寐。原方去阿胶、地骨皮，加黄芪、当归等治疗2个月，诸恙轻减，精神亦振，苔腻白，舌红转淡，脉弦已平。仍予原法加减，配合复肝丸，每服3g，一日2次。调治半年，3次检查肝功均在正常范围，触诊肝大肋下1.5cm，脾大3cm，恢复工作，至今病情稳定。

(《朱良春精方治验实录》)

【诠解】 朱老认为，肝肾阴虚型肝硬化的基本病机是邪毒久羁，肝血亏耗，肾阴损伤，热郁脉络。其症脾肿明显，肝大不著，面色黧晦，红丝缕缕，胁痛腰酸，鼻衄或牙龈渗血，咽喉干燥，夜寐梦多，舌红绛少苔，或苔腻中剥，脉象弦细而数。治用滋肾柔肝，养阴和络，以一贯煎加减。常用药物如北沙参、生地黄、枸杞子、天冬、麦冬、生白芍、川楝子、绿萼梅、女贞子、墨旱莲、玄参、甘草等。兼心阴虚而心悸心烦者，加西洋参、龟甲、酸枣仁之类。阴虚阳亢，热伤阳络，出血较甚者，加阿胶、水牛角、牡丹皮之属。齿衄不止，可用鲜地骨皮60g煎汤含漱，有止血之效。但肝硬化的形成，基于肝郁血滞，所以肝肾阴虚，尤多夹瘀而络损血溢。本案即是肝肾阴虚、郁热瘀阻之典型。初投清滋宁络，继用扶正化瘀，得获佳效。

临床所见之阴虚夹瘀证型，其机制颇为复杂，往往是趋向恶化之征兆，必须提高警惕，随证施治，阻断病势之发展。

岳美中医案

(慢肝临证需细微，斡旋救误仗古方)

陈某，男性，41岁，1974年3月10日初诊。

病史：自1970年6月14日经某医院检查肝功能，谷丙转氨酶340U/L，麝香草酚浊度试验5U，麝香草酚浊絮状试验（＋），肝大肋下1.5cm，质软。诊断为"肝炎"。连服中西药2月余，8月复查，谷丙转氨酶400U/L以上，麝香草酚浊度试验20U，麝香草酚浊絮状试验（＋＋＋＋）。医生嘱绝对禁止活动，服中药多剂无效。4月份又就诊某某中医院。

自1970年9月1日至1973年春，化验室检查肝功能，谷丙转氨酶一直在600U/L以上不降。1973年10月肝扫描，怀疑初期肝硬化，在长期治疗中，医生因舌苔黄白，认为是湿热久郁，频投清热利湿、活血化瘀之剂，到1974年春，前后服中药达千余剂之多，未获显效。1974年3月9日检查，谷丙转氨酶480U/L，麝香草酚浊度试验13U，麝香草酚浊絮状试验（＋＋＋）。诊其脉左寸关沉紧，舌嫩红有纵横小裂纹，有时渗出稀血水，牙龈亦出少量血，服破血药时更甚，肝掌。自幼有手抖唇颤宿疾。

清化治法既不效，且有副作用，主要矛盾已形成血虚欲脱，气馁无权之候，应以补血益气剂治之。投以东垣圣愈汤。

当归15g　　　　白芍12g　　　　川芎6g　　　　熟地黄15g

黄芪15g　　　　党参9g

二诊：1974年4月25日。脉左关弦细，弦为阴脉，细则血虚，舌嫩红稍好，仍有裂纹，牙龈尚有血，口干，肝仍大。检查：谷丙转氨酶为170U/L，麝香草酚浊度试验8U，麝香草酚浊絮状试验（＋＋）。患者4年以来，首次肝功能好转。仍予原方加丹参以助四物活血祛瘀生新。并每日服大黄蟅虫丸1丸（分2次服下）。

三诊：1974年7月10日。服前方50余剂，除手抖、唇颤痼疾外，症状均减轻，检查肝功能已完全正常，精神旺盛。因左关脉仍稍弦，舌裂处有时出血，仍日服大黄蟅虫丸1丸，继续观察。

（《古今名医临证金鉴·黄疸胁痛鼓胀卷》）

【诠解】　慢性肝炎病的治法一般多采取清热利湿化瘀为主，在初、中期是有效的，若病程过长，甚至多年不愈并有肝硬化倾向者，则应考虑是否久服攻利克伐之剂有伤耗气血、损及阴阳的副作用，则虽有邪，先宜扶正。简言之，即正衰不能敌邪时，则扶正即所以祛邪。在脘闷胁痛（多刺痛）等瘀滞症状与肝功能不正常时，宜考虑是正气虚弱、无力康复，或正虚似邪，宜慎重投药。果有虚象，则以四物养血，大黄蟅虫丸祛瘀生新，可以消除症状，恢复肝功能。

刘树农医案

（虚证阴伤每为主，祛邪化瘀必占先）

邵某，男，48岁。初诊：1982年6月15日。

病史：患者1962年曾患病毒性肝炎，谷丙转氨酶达400U/L以上。以后肝病迁延不愈，转氨酶时有波动。1982年2月复查肝功能正常。HBsAg阳性，食道钡剂造影：符合临床早期肝硬化诊断，轻度食道静脉曲张，就诊时口干咽燥，目糊、腹胀便溏、胁痛隐隐，肝掌，胸部可见蜘蛛痣，按脉弦细沉，口唇紫暗，舌红，舌下筋紫。

西医诊断：早期肝硬化。

中医辨证：阴虚湿热，兼有瘀血。

治法：养阴活血，佐以清解。

处方：

北沙参9g	大麦冬9g	炙鳖甲9g	川石斛(先煎)9g
碧玉散（包）9g	鸡内金6g	海金沙15g	丹参15g
制乳香3g	制没药3g	赤芍12g	生地12g
蒲公英15g			

7剂。

药后自觉甚舒，复诊去鸡内金、海金沙，加生蒲黄（包）6g，枳壳6g，生黄芪15g，连续数诊，大便渐成形，口干咽燥减轻，惟腹胀仍有。

同年12月食道X线复查，食道静脉曲张消失，肝功能正常。

（《古今名医临证金鉴·黄疸胁痛鼓胀卷》）

【诠解】 就肝硬化来说，是由肝脏正气亏虚（主要是肝阴不足），肝炎病毒（湿热之邪）乘虚入侵，留而不去，引起血行不利，脉络瘀阻，导致肝实质逐渐损坏。因此，肝阴虚、湿热留恋及血脉瘀阻，实为肝硬化所共有的三个基本因素。但三者不是平均起作用或一成不变的。刘树农教授认为开始正虚方面都属于阴虚，偶或兼及气虚，至后期，往往阴损及阳，为阴阳两虚。邪实方面，若由久踞湿热兼瘀血所致的病理损害加剧，则可出现络脉阻塞而致的大出血和水液停留而成的鼓胀。在早期肝硬化的治疗中，以祛邪为急，而所祛之邪，主要是瘀血、湿热和热毒，而重点在于活血化瘀，瘀化则血活而气机通顺，气通血活则瘀滞得除而邪气自解，正虚得复，此谓"邪去正自复"。但是在祛邪的同时，必须兼予扶正（益气养阴）。

足厥阴肝经"上贯膈，布胁肋，循喉咙之上……连目系……"，本案胁痛隐隐、口干、咽燥，目糊，所患皆为肝经循行之处，为肝阴不足、荣养不及所致。口唇紫暗，舌下筋紫，赤掌血缕，食道静脉曲张均言血脉瘀滞之象。以上阴虚、血瘀皆因湿热疫毒胶结不解，留恋不去所致。方中以沙参、麦冬、生地、石斛仿"一贯煎"养肝脾胃之阴，炙鳖甲柔肝软坚，养肝肾之阴，丹参、乳香、没药、赤芍活血化瘀，通肝脉之瘀滞，碧玉散、海金沙清利湿热，蒲公英清热解毒，鸡内金消积滞健脾胃，诸药配伍，起到养阴活血；清解湿热的作用。复诊时症状改善，湿热之邪消退，则加入益气活血之品，以扶正祛邪。

第二节　黄　疸

一、湿热蕴结

关幼波医案

（清湿热重用茵陈，利小便邪有出路）

郑某，男，33 岁。

病史：患者于 1958 年 9 月 28 日因黄疸伴有腹水 2 个月而住院治疗。症见唇干口燥，思饮，厌油，纳差，心烦急躁，上腹不适，全腹胀甚，有时体温在 38℃上下，大便正常，小溲短赤，脉弦滑数，舌苔黄厚。查体：发育中等，营养稍差，体质较弱，全身黄疸明显，心（-），两肺下野叩诊稍浊，腹部轻度膨隆，腹围 88cm，有明显腹水征，肝脾未触清，腰部及足踝部有指凹性水肿。化验：黄疸指数 80U，凡登白迅速反应，胆红素 107μmol/L，麝香草酚浊度试验 20U，脑絮（+++），高田反应阳性，血清白蛋白 35.4g/L，球蛋白 25.5g/L。

辨证：肝胆湿热，热重于湿，兼有气郁血滞。

治法：清热利湿化痰，理气活血利水。

处方：

茵陈（另煎兑服）90g	马尾连 4.5g	丹皮 12g
蒲公英 12g　　酒芩 30g	通草 3g	木通 10g
瞿麦 10g　　海金沙 10g	泽泻 12g	杏仁 10g
橘红 10g　　大腹皮 15g	薄荷 4.5g	柴胡 4.5g
鸡内金 12g　　当归 12g	赤芍 15g	白芍 15g
泽兰 15g		

治疗经过：以上方为主，后随病情变化而略有加减，中间发热阶段，并用局方至宝丹每日 1 丸，分 2 次吞服。按此法则调治半年之久，于 1959 年 5 月 23 日临床痊愈出院。出院时患者除食量仍少于平常外，已无任何不适，睡眠二便正常。查体：黄疸（－），腹部平坦，腹围 73.5cm，未有腹水征，肝脾均未触及，下肢不肿。化验：肝功能在正常范围内。后转门诊继续观察。

（《关幼波治鼓胀医案》）

【诠解】 该案方中：茵陈、酒芩、马尾连、蒲公英、通草、木通、瞿麦、海金沙、泽泻清热解毒利湿退黄，其中重用茵陈至90g，且另煎兑服，并配以泽兰、丹皮、赤芍，因此型患者湿热之邪已深伏血分，故用凉血活血才可加速退黄作用。橘红、杏仁、大腹皮、柴胡理气解郁，疏通三焦之气机，薄荷轻清宣散，开郁透邪，患者热郁在里，故仿逍遥散之意，与当归、白芍、柴胡相配，养血柔肝，气血双调。与上述大剂清热化湿相比，虽属辅佐，但因肝硬化患者已有内虚，如不加调理之品，亦难取效，故方中用鸡内金不仅在于消积化瘀，且有健脾开胃作用，其意亦在此。

关老习惯用药：如伴有发热不退者加秦艽 10g、青蒿 10g，或加生石膏 30g；高烧时加紫雪丹（分吞）3g；大便秘结者加川大黄 10g；小便涩痛灼热者，加萹蓄 30g、黄柏 10g、石韦 15g。

张琪医案

（清热利湿解毒法，疏肝健脾退黄疸）

李某，女，60 岁，离休干部，1998 年 4 月 17 日初诊。

病史：患者发病 1 年余，曾在某院住院，用中西药治疗效果不显，来门诊就诊，诊断慢性乙型肝炎、肝炎后肝硬化。患者神疲乏力，巩膜黄染，面色晦暗无光泽，体质消瘦，胃脘及腹胀满，恶心不欲食，大便溏，日 2～3 次，低热，体温 37.8℃ 左右，小便深黄，舌质红，苔滑，脉象濡数。彩超：脾厚 4.8cm，有少量腹水，肝弥漫性改变。肝功：谷丙转氨酶 445U/L，谷草转氨酶 378U/L，总胆红素 251μmol/L，直接胆红素 173μmol/L。

中医诊断：黄疸。

中医辨证：肝胆气郁，湿热蕴结，湿重于热，脾为湿热所困，运化受阻。

治法：化湿利湿，清热解毒退黄。

处方：

苍术 15g	砂仁 15g	白豆蔻 15g	石菖蒲 15g
藿香 15g	紫苏 15g	大腹皮 15g	陈皮 15g
茵陈 20g	五味子 15g	板蓝根 20g	蒲公英 20g
金银花 30g	川连 10g	芦根 30g	甘草 15g

水煎服，日 2 次。

二诊：1998 年 4 月 24 日。服上方 7 剂，食纳好转，乏力稍轻，但仍腹胀满（有少量腹水），大便溏，日 3～4 次，小便少色黄，口干苦，低热不退。治以清热利湿温脾法。

处方：

白术 20g	茯苓 20g	泽泻 15g	猪苓 15g
桂枝 15g	炮姜 10g	白豆蔻 15g	砂仁 15g
大腹皮 15g	川朴 15g	茵陈 25g	大青叶 20g
板蓝根 20g	蒲公英 20g	金银花 30g	虎杖 20g
黄芪 20g	川连 10g		

水煎服，日 2 次。

三诊：1998 年 5 月 15 日。共服中药 28 剂，腹胀大减（B 超检查已无腹水），大便日 2 次，成形不溏，食欲好转，全身较前有力，面色及巩膜黄染亦明显减退，舌苔转薄，脉象缓，下午仍有低热，37.5℃ 左右。肝功：谷丙转氨酶 104U/L，谷草转氨酶 112U/L，总胆红素 154μmol/L，直接胆红素 87μmol/L，总蛋白 57g/L，B 超：脾厚 4.71cm。经前一段治疗，诸症皆明显好转，肝功能亦有明显恢复。中医辨证仍属湿热中阻，脾胃升降失调，肝气郁而不疏，木郁土壅，宜疏肝健脾，清热利湿解毒法治疗。

处方：

柴胡 20g	白芍 20g	枳实 15g	陈皮 15g
青皮 15g	黄芩 15g	川连 10g	砂仁 15g
川朴 15g	泽泻 15g	猪苓 15g	茵陈 50g
白花蛇舌草 30g	大青叶 30g	虎杖 20g	板蓝根 20g
五味子 15g	苍术 15g	甘草 15g	

水煎服，日 2 次。

四诊：1998 年 6 月 5 日。服上方 14 剂，诸症皆除，精神大好，全身有力，黄染已退，面色晦暗但有光泽，腹稍不适，脉象缓而有力，舌红苔薄。肝功除胆红素稍高外，其余均正常，腹中稍痛，考虑为清热解毒药有伤脾阳，上方去白花蛇舌草、枳实、大青叶，加公丁香 10g、干姜 10g、草豆蔻 15g，以温脾阳，继续服之。

五诊：1998 年 6 月 26 日。服上方 14 剂，腹未痛，但口苦时有恶心、纳差、大便稍干，此胃中化热之兆。前方去干姜、公丁香、草豆蔻，加入大黄 10g。

六诊：1998 年 7 月 3 日。服上方 7 剂，大便下行 2 次，口苦恶心及腹胀俱除，食纳转好。

七诊：1998 年 7 月 31 日。继服上方 14 剂，大便通畅，日行 2～3 次，胃脘腹胀均除，食纳增，脉弦滑，舌红，苔白润，生化检查：总胆红素 34μmol/L（正常值：2～25μmol/L），其余均正常。上方去大黄，加赤芍 40g，继续服用。

八诊：1998 年 8 月 28 日。继服上方 28 剂，诸症均除，黄疸消退，面色红润有光泽，脉滑舌润，肝功检查，总胆红素 17μmol/L。

（《中国百年百名中医临床家丛书·国医大师卷·张琪》）

【诠解】 张琪教授认为感受湿热疫邪是黄疸病的一个主要病因。肝旺乘脾，肝脾不和，贯穿于疾病的始终。病始于肝，湿热之邪侵于肝胆，致使肝失疏泄，胆汁外溢，加之湿热内阻中焦，郁而不达，使脾胃运化失常，则见黄疸。因此黄疸的治疗原则为：湿热中阻者，清热利湿退黄，以茵陈五苓散、中满分消丸、甘露消毒丹等方加减化裁；脾虚湿滞者，疏肝柔肝、益气健脾，以四逆散加参芪苓术等方。

本病例按辨证与辨病相结合的治疗原则，辨证为湿热困脾，脾失运化，升降失调，湿热中阻；辨病为邪热侵肝，肝失调达，郁而不疏，形成肝脾不和，土壅木郁之证。凡来中医就诊者，大多用过各种西药效果不明显，如本患者曾经用过较长时间的保肝药物治疗，无明显疗效。在治疗病程中，曾针对病情变化有所增减药物，如患者一度泄泻明显，考虑脾阳不振，于方中加入温脾之炮姜、白豆蔻、砂仁、桂枝，药后泄泻即愈，继服上方一段时间又出现腹胀、大便不爽、口苦、纳差，除去以上温燥之品，加入大黄，服后大便下行通畅，腹胀等症随之消除，经治疗肝功均恢复正常，但胆红素仍高于正常值，于原方加入赤芍 40g，活血开郁以改善胆细胞微循环，服药后总胆红素由 34μmol/L 降至 17μmol/L，趋于正常值。关幼波提出"治黄必治血，血行黄易却"的理论，常用治血法有凉血活血法、养血活血法、温通血脉法三大法则。本案重用赤芍即取此意。

二、脾虚瘀阻

邓铁涛医案

（慢性肝病治从脾胃，扶脾固本贯穿始末）

陈某，男，38 岁，工人。

病史：10 年前患急性肝炎，因久治不愈，遂成肝硬化，入院求治，时 1984年 11 月。观其面色晦暗，目身微黄，形体羸瘦，食欲欠佳，胁肋胀痛，胸前、面颈、双上臂多处有散在性红缕，舌苔薄黄，舌质紫黯，有瘀点，触其肋下有癥块，脉弦细涩。肝功能检查：麝香草酚浊度试验 8U，麝香草酚浊絮状试验（＋＋＋），硫酸锌浊度试验 18U，谷丙转氨酶 470U/L，血清总蛋白 55g/L，其中，白蛋白 28g/L，球蛋白 27g/L，黄疸指数 10U，血清胆红素 23.94μmol/L。B 型超声波示：肝硬化图像。邀邓老会诊。

邓老诊之谓脾虚，气滞血瘀，肝胆湿热未清，治宜扶正祛邪，以四君子汤合黄芪益气健脾，以茜根、丹参、柴胡、枳壳活血理气疏肝，加减选用川草薢、黄皮树叶、田基黄清热化湿，医治2个月，肋下癥块软缩，目身黄疸消失，精神日振，面色转为红润光泽，食欲增加，胁肋胀痛缓解，脉来有力。肝功能复查：麝香草酚浊度试验3U，麝香草酚浊絮状试验（＋），硫酸锌浊度试验10U，谷丙转氨酶100U/L，黄疸指数4U，血清胆红素10.26μmol/L，血清总蛋白64g/L，其中，白蛋白34g/L，球蛋白30g/L。出院之时，红缕消失，体重增加3kg，B型超声波复查示：肝属正常，脾大左肋下1cm（入院时脾大左肋下3cm）。因病邪已去，正气渐复，出院后乃以四君子汤为君，健脾扶正，调理脾胃，佐以理气活血消癥有关药物，以善其后，巩固疗效。出院半年，据来信反映，病情稳定，已参加日常工作。

（《中国百年百名中医临床家丛书·国医大师卷·邓铁涛》）

【诠解】 慢性肝炎肝硬化腹水、黄疸，是临床上的常见病症，治疗有一定难度。邓老治疗肝病，善从脾胃论治，指出本病属脾虚不运，水湿滞留，土壅木郁，影响肝之疏泄功能，气机郁滞，血络不通，瘀而成积；肝失疏泄，胆汁外溢发为黄疸。本案以脾胃亏虚为本，气滞血瘀、湿热残留为标，治疗上应健脾益气，扶正祛邪，疏肝活血，清利湿热。以四君子汤健脾益气为主的基础上，加入清利湿热之川草薢、黄皮树叶、田基黄等药。

第三节 肝 积

阴虚瘀阻

刘渡舟医案

（滋阴软坚治肝积，自拟柴胡鳖甲汤）

李某某，男，35岁。

病史：患慢性肝炎已有两载。肝脾肿大且疼，胃脘发胀，嗳气后稍觉舒适，口干咽燥、饮食日渐减少。自述服中药200余剂，迄无功效。索视其方，厚约1寸，用药皆香燥理气一辙。其脉左弦细，右弦滑，舌光红无苔。

证候分析：服药200余剂不为不多，然无效者，此肝胃不和有阴虚之证。何以知之？舌红而光、脉又弦细、口咽又干，阴虚乏液昭然若揭。且新病在经，久病入络，故见肝脾肿大而疼痛。

治法：软坚活络，柔肝滋胃。

处方：

柴胡 5g	川楝子 10g	鳖甲 20g	生牡蛎 15g
红花 6g	茜草 10g	麦冬 12g	玉竹 12g
生地 15g	丹皮 9g	白芍 9g	土鳖虫 6g

此方加减进退，服至 30 余剂，胃开能食，腹胀与痛皆除，面色转红润，逐渐康复。

（《刘渡舟验案精选》）

【诠解】　本案病症属中医"积证"范畴。《难经·五十六难》曰："肝之积名曰肥气，在右胁下如覆杯，有头足……脾之积名曰痞气，在胃脘，覆大如盘。"所谓"肥气""痞气"，即肝脾肿大之证。综观本案脉症，其肝脾之积为阴虚内热、气血凝滞所致。治当滋阴软坚，活血化瘀，柔肝养胃。所用药物为刘老自拟方"柴胡鳖甲汤"。方用柴胡、川楝子疏肝理气；鳖甲、牡蛎软坚散结；麦冬、玉竹、生地滋养肝胃之阴；丹皮、白芍凉肝柔肝；红花、茜草、土鳖虫活血化瘀。据刘老经验体会，本方治疗慢性肝炎晚期，出现白球蛋白比例倒置，或乙型肝炎"澳抗"阳性者，或亚急性肝坏死而出现上述脉症者，多有较好功效。

第四节　积　　聚

气滞血瘀

张学文医案

（气滞血瘀久伤脾，内外合治守一方）

张某，女，30 岁。1980 年 3 月 28 日初诊。

病史：自述 1975 年曾患急性黄疸型肝炎，于某县医院住院治疗好后，常觉乏困无力，颜面、下肢浮肿，劳则加重，食欲不振，腹部胀满，连及两胁，大便不调，时干时稀，小便量少，月经推后量少。虽经治疗，但症状改变不显。1980年1月以来，两胁下自觉饱胀支撑，隐隐作痛，部位不移，且腹胀日渐加重，时有振水音，饮食明显减少，易动气烦躁，面部发暗青，形体消瘦。查肝功能：黄疸指数正常，丙氨酸氨基转移酶175U/L，麝香草酚浊度试验9U，硫酸锌浊度试验19U，血清总蛋白76g/L，其中，白蛋白35.5g/L，球蛋白40.5g/L，肝大肋下1cm，剑突下2.5cm，脾脏增厚4cm。遂经某县医院诊断为早期肝硬化，因治疗效果不理想，故转中医诊治。诊见患者面色萎黄晦暗，形体消瘦，腹稍膨隆，肝区压痛明显，脾大可及。质硬，触则疼痛，下肢浮肿，舌质紫暗，舌底有瘀丝，苔薄白，脉沉弦无力。

西医诊断：早期肝硬化。

中医诊断：积聚。

中医辨证：肝气郁久，血瘀不行，损及脾气，发为积聚。

治法：健脾益气，疏肝化瘀。

处方一：

炙黄芪15g	白芍12g	三七（冲服）3g	郁金12g
丹参10g	香附10g	白术10g	当归10g
茯苓15g	山药20g	白茅根30g	炙甘草6g

每日1剂，水煎分2次服。

处方二：伤湿止痛膏撒少许七厘散外贴于两胁下。

处方三：丹参注射液50支，每日1次，每次2支。肌内注射。

以上方法，内外合治，坚持用药25日后，自觉诸症减轻，浮肿消失，精神好转，饮食增加，可上半天班。遂于4月25日去某医院复查肝功能：麝香草酚浊度试验3U，硫酸锌浊度试验11U，丙氨酸氨基转移酶76U/L，总蛋白76.5g/L，其中，白蛋白41.5g/L，球蛋白35g/L。超声波复查肝上界由第五肋下降至第六肋，下界肋下未探及，剑突下2cm，脾不肿大。即以前次方药稍作化裁嘱继续服用。

至6月3日复诊，诸症痊愈，肝功能化验正常。5月份已上全天班，嘱停药观察，并注意避免劳累，保持情绪舒畅。

（《张学文医学求索集》）

【诠解】　肝胆湿热之邪清泄不彻底则郁遏肝气，肝气郁结，日久及络，则血瘀不行。又肝病及脾，脾气亏损，则脾运失职，故发为肝脾不调之证。进而瘀结日甚，脾气日耗，遂成顽疾积聚，即所谓"久病多虚多瘀"。据病机，治从益气健脾、理气活血着手，并兼以补母固肾，养子宁心。扶正祛邪，攻补兼施，内外合治，且坚守一法；效不更方，待瘀化正复而积聚告愈。

第五节　泄　泻

脾肾阳虚

关幼波医案

（详辨证温补脾肾，益气血提升蛋白）

刘某，男，49岁，1972年4月4日初诊。

病史：患者自1963年2月患黄疸型肝炎，多次反复。1970年10月以来，肝功能一直明显异常，持续已达1年半之久，最近一次肝功能化验结果：谷丙转氨酶350U/L，麝香草酚浊度试验18U，麝香草酚浊絮状试验（＋＋＋），血小板84×10^9/L。白蛋白：球蛋白为2.86:3.14。诊为早期肝硬化。曾服用中西药，肝功能化验无显著变化。1972年4月4日来我院门诊，当时症见：面色黄白无泽，气短乏力，全身倦怠，纳少，腹胀，便溏，两足发凉。舌苔白、舌质淡。脉沉细无力。

西医诊断：慢性肝炎，早期肝硬化。

中医辨证：脾肾阳虚，气虚血滞。

治法：温补脾肾，益气养血柔肝。

处方：

生黄芪30g	淡附片10g	焦白术10g	党参12g
香附10g	杏仁10g	橘红10g	白芍15g
当归15g	紫河车12g	茵陈15g	

治疗经过：此方服用1个月后，症状有所好转，两足尚温，腹胀轻减，大便

仍稀，食纳渐进。复查白蛋白 34.2g/L，球蛋白 31.2g/L，其后仍服原方，改生黄芪为 45g，继服 2 个月之久，于 7 月复查肝功能：白蛋白 34g/L，球蛋白 31.2g/L，至 1973 年 1 月复查白蛋白 31.6g/L，球蛋白 28.2g/L。后将生黄芪改为每剂 60g，淡附片 15g。服至 1973 年 5 月份复查白蛋白为 33.6g/L，球蛋白为 25.3g/L，至 1973 年 8 月份结束治疗时，查白蛋白为 38.5g/L，球蛋白为 21.38g/L，谷丙转氨酶正常，麝香草酚浊度试验 8U，麝香草酚浊絮状试验（＋），患者食欲好转，二便正常，但易疲劳，睡眠欠安，舌净脉沉。

（《关幼波医案》）

【诠解】　本案西医诊断为肝炎肝硬化代偿期，中医诊断为泄泻，辨证为脾肾阳虚，气虚血滞，治疗以健脾温肾、益气养血柔肝为法。前后调治 1 年余而获痊愈。

患者肝病既久，肝功能损伤严重、白球蛋白比例倒置，就诊时表现腹胀便溏，面白乏力，结合舌脉，此为肝病及脾，脾运失健，脾阳不振，累及肾阳衰弱，故使气血化生不足，脏腑温煦乏力。方中以附子温补脾肾阳气，生黄芪、当归、紫河车益气养血，温肾补精；白术、党参健脾益气；白芍柔肝敛阴；香附、杏仁、橘红辛温微苦，理气燥湿；茵陈清湿热，退黄疸，反佐诸药温热之性，全方共奏健脾温肾、益气养血柔肝之功。对于慢性肝病中白球蛋白比例倒置的问题，关老认为这是肝肾实质性损伤，相当于中医气血亏虚。所以治疗多从补气血、益肝肾入手，同时根据其阴阳病位的不同，酌情配用相应的血肉有情一类药物，如紫河车、阿胶、龟甲、鳖甲等，从而有助于提高和调整血清蛋白。

肝硬化失代偿期

第一节 胁 痛

湿热中阻

沈绍功医案

（湿热痰瘀互结，茵陈五苓加味）

金某，32岁，2003年5月22日初诊。

病史：反复肝区不适、疲乏近10年，肝区疼痛、腹水1年。1年前患乙肝，多方治疗病情未能控制，1年来出现肝区疼痛。

现症：腹部胀满，大便溏薄，日行2次，饮食减少，疲乏无力。检查：舌紫黯，苔黄腻，脉沉细。面色晦暗，右胁触痛。彩色超声检查示肝内不均质改变，胆囊壁息肉样病变，腹水中等。

辨证分析：乙肝之病，位在中焦，常见腹胀食少，便溏乏力，多为湿热困阻、脾胃升降失司所致。日久中土困顿，既生化乏源，又运化失机，气血津液不足且不能周流，凝痰结瘀，极易形成积聚癥瘕，而成痼疾。其病位在中焦。证属湿热壅结，痰瘀阻腹。

西医诊断：慢性乙型肝炎，肝硬化腹水，胆囊息肉。

中医诊断：胁痛。

中医辨证：湿热中阻，痰瘀互结。

治法：清利湿热，祛痰散瘀。

处方：茵陈五苓散加减。

茵陈（后下）15g	泽泻 10g	竹茹 10g	枳壳 10g
云苓 10g	陈皮 10g	石菖蒲 10g	郁金 10g
板蓝根 30g	丹参 30g	车前草 30g	生黄芪 10g
川楝子 10g	元胡 10g	醋鳖甲 15g	生苡仁 10g

结果：上方每日 1 剂，水煎分 2 次服。连服 14 剂后，胁痛已不明显，仍有腹胀，大便成形，纳食渐佳，小便灼热，舌质黯，苔薄黄腻，脉沉细。湿热已分利下趋，故苔腻转薄，大便成形；小便灼热，是热移水道，二诊加入白花蛇舌草、金钱草重利小水，因势利导；胁痛大减，瘀结渐散，不可大意戕伐，故去鳖甲、川楝、元胡、丹参；中土以健运为顺，而加莱菔子、焦三仙、藿香消胀增纳；并加仙鹤草补气兼以养血，增其扶正祛邪之力。再服 30 剂后，腹已不胀，大便成形，日行 3 次，乏力，舌稍黯红，苔转薄白，脉仍沉细。中运仍显不足，三诊调方为茵陈五苓散合香砂六君子汤加减，并合用杞菊地黄胶囊。

处方：

茵陈（后下）15g	泽泻 10g	党参 10g	炒白术 10g
云苓 10g	陈皮 10g	木香 10g	砂仁 10g
金钱草 15g	生苡仁 10g	藿香 10g	白花蛇舌草 30g

口服杞菊地黄胶囊 5 粒，早晚汤药送服。

后以一、三诊方调换使用，痛则以一诊方为主，乏则以三诊方为主。或以赤芍、丹皮、三七粉易鳖甲、川楝、元胡、丹参，或以枸杞子、菊花、生地、当归、黄精、生芪补气养血滋阴；失眠时加龙骨、牡蛎；腰酸痛时加川牛膝、生杜仲、桑寄生，加减用药 2 月余，胀痛全消，食纳正常，体重增加，B 超示腹水消失，两便顺调。改服香砂六君子丸和杞菊地黄胶囊，常服巩固，未再复诊。

（《全国名老中医医案医话医论精选·沈绍功验案精选》）

【诠解】 乙型肝炎最易迁延反复不愈，导致肝硬化甚至肝癌。一般初期常以清热解毒之法，久则活血通络消癥逐水。临证所短，在于只顾西医肝炎病名，不见中医脾胃中焦湿阻，于此仲景早有"实则阳明、虚则太阴"之识。肝炎之初，多为湿热蕴阻中焦，主以茵陈蒿汤清下湿热，久病者易从湿热转为寒湿，主以茵陈五苓散温利寒湿。仲景所治均着眼于分利，给邪以去路，而不刻意顿挫病势以留邪。观沈老此案，重在中焦湿邪，湿邪重浊黏腻，最易裹夹不去。然治病必求于本，遵仲景之法。茵陈五苓散者，适于久疸寒湿，本案虽久，但寒象不彰，故不用桂枝之温而以泽泻、茯苓运湿下走水道；温胆汤者，和胃化浊而理气，畅达中焦，以杜湿邪再生。湿行土健，气血周流，津液正化，则痰瘀解散，复为气血，邪去正自复。至于方药次第，当方随病转，药从证投，审案自可明晰。

沈老治疗鼓胀病，根据辨证酌加金钱草、泽兰、公英、白花蛇舌草、王不留行，重者可用丹参、醋鳖甲、葶苈子，便干用生葶苈，便稀用炒葶苈。同时还要注意采用宣肺以提壶揭盖，用药如桔梗、白菊花、蝉蜕、桑白皮等。腹水多为本虚标实，气足水自行，在利水之际，当注意补气，常用黄芪、仙鹤草等，以助推动。外敷法治腹水也是重要手段，可采用十八反中甘遂、甘草配伍。生甘遂2份，生甘草1份，蝼蛄或蟋蟀3份，研末，醋调或酒调，厚敷神阙、双涌泉穴，晚敷晨去，常有退水奇效。

第二节 黄 疸

湿热蕴结

刘渡舟医案

（治肝当辨阴阳气血，本虚邪实急则治标）

高某某，男，31岁，研究生。1993年4月28日初诊。

病史：患者于1985年患乙型肝炎，1991年病情加重，住某医院，诊断为"慢性乙型肝炎伴肝硬化""肝功能失代偿期"。服用中、西药物，未能控制病情发展。后从书中得知刘老善治肝病，特来求治。初诊时患者面色青暗无华，悲观之情溢于言表。自诉肝区不适、口苦、齿衄、两腿酸软、食少、寐差、小便黄、大便溏泻。血液化验检查：谷丙转氨酶200U/L，总胆红素37.6μmol/L，白蛋白27g/L，球蛋白45g/L，白蛋白:球蛋白为0.6:1，血红蛋白110g/L，白细胞2.9×10^9/L，血小板60×10^9/L，凝血时间延长。B超提示：肝硬化改变，部分肝坏死，脾大，少量腹水。视其舌红、苔白；切其脉弦而无力。此肝肾阴虚与肝胆湿热蕴郁不化之证。阴虚为本，湿热为标。因本案湿热为患较重，当以治标为主。选用刘老自制的治疗肝炎之方。

柴胡 15g	黄芩 15g	茵陈 15g	土茯苓 15g
凤尾草 15g	草河车 10g	炙甘草 4g	土鳖虫 10g
泽兰 10g	茜草 12g	大金钱草 30g	白花蛇舌草 15g
龙胆草 4g			

医嘱：静养，忌食荤腥油腻，甘甜食物及各种补品，并忌房事。

服药 14 剂，饮食增加，大便正常，小便微黄，谷丙转氨酶降至 80U/L，脉来有柔和之象。仍齿衄、两腿酸软、舌红、少寐。此乃湿热渐去，阴血亏虚之本质已露，但毕竟湿热尤盛，不可骤进滋补之品，惟宜清利湿热中兼养阴血。

处方：

柴胡 15g	黄芩 8g	茵陈 15g	土茯苓 15g
凤尾草 15g	草河车 10g	炙甘草 6g	茜草 10g
当归 16g	白芍 15g	土鳖虫 10g	泽兰 10g
红花 10g	海螵蛸 15g	虎杖 14g	丹皮 10g
丹参 16g	酸枣仁 30g		

又服 14 剂，齿衄止、睡眠佳，谷丙转氨酶下降至 50U/L，但仍舌红、乏力，脉来大而无力。此气阴两虚之象，宜清利湿热，益气养阴。

处方：

柴胡 15g	当归 15g	白芍 15g	茵陈 15g
炙甘草 10g	土茯苓 15g	黄芪 10g	党参 10g
白术 10g	凤尾草 15g	草河车 10g	女贞子 12g
旱莲草 12g	土鳖虫 10g	茜草 10g	鳖甲 12g
龟甲 10g	海螵蛸 15g	泽兰 10g	

上方服 2 个月，自觉症状均消失，谷丙转氨酶降至 38U/L，总胆红素 < 17.1μmol/L，白蛋白、球蛋白之比已趋正常。此大邪已去，惟气血两虚，血小板已降至 45×10^9/L，皮肤有出血点，面色黧黑。乃气虚不摄、血虚不荣之象，治宜双补气血。乃疏补中益气汤与人参养荣汤两方交替服用。

共服 40 余剂，皮下无出血点，面色转红润。血液化验检查：谷丙转氨酶正常，白蛋白 45g/L，球蛋白 32g/L，白蛋白：球蛋白为 1.4：1。血常规除血小板略低外余皆正常。B超：肝硬化程度较前明显减轻。自觉症状除时有腿酸困外，余无不适，予以"肝炎舒胶囊"善其后。1995 年初，患者重返工作岗位，身体康健，并喜得一子。

（《刘渡舟验案精选》）

【诠解】 刘老认为，肝炎的主要病因是湿热毒邪。湿热毒邪在一定条件下，如情志内伤、劳倦太过、饮食所伤等，侵犯肝脏及其所属的脏腑经脉，首先导致肝脏气机的条达失畅，疏泄不利，出现气郁的病变。继而气病及血，由经到络，则可导致经络瘀阻的病变。在其发生、发展过程中，湿热毒邪不解，每易伤阴动血，从而夹有阴血方面的病理变化产生。此时虚实夹杂，治疗颇为棘手。气滞血瘀，血瘀则水不利，肝病及脾，脾运化水湿功能受到影响，肝疏泄三焦水道随之失常，终可导致水液停积于体内，致发肝硬化腹水等病。所以，刘老诊治肝病，首先辨出阴阳气血发病阶段。在气者，疏肝解郁，清热利湿解毒；在血者，又当佐以养血凉血之药物。

本案患者素有案牍之劳，肝脏阴血先伤，继而湿热毒邪侵犯肝脏。初诊时，患者有口苦、溲黄、便溏（肝胆湿热伤及脾胃）、舌红，血液化验见转氨酶偏高的现象。此湿热夹毒蕴结气分之征，虽有阴血不足，但仍以祛除湿邪为要。若误用滋补，则必增湿助热，加重病情。刘老自拟的"柴胡解毒汤"为"肝炎气分阶段"而设，加"三草"者，在于加大其清热解毒之力。本方降转氨酶、球蛋白有良效。其湿热渐去，仍见齿衄、舌红等症，为气病及血，阴分不足。可加用养血和血之品，搜解肝脏、经络中之湿热毒邪，并补养肝脏之阴血。临床证明，本方能有效地阻断肝炎向肝硬化方面的发展。待湿热之邪尽去，症状得到改善后，此时又以治本为主，尤其补脾以培土更为重要。故继续使用补中益气汤，则终使沉疴痊愈。

总之，治疗本病切切把握攻邪与扶正的关系。早期正气尚盛，当以攻邪为主；中期正气有虚，宜祛邪之中兼以扶正；后期气血亏虚之时，宜在补益之中佐以祛邪。如此，方至事半而功倍。

姚贞白医案

（审舌脉明辨虚实，据病情方随证变）

刘某，男，43 岁，部队干部。1970 年 6 月初诊。

病史：患者病经半年以上，初起觉身困头眩，食欲不佳，右胁下隐隐作痛，心烦欲呕。小便黄，大便秘。继则周身及面目出现黄疸，口苦烦躁，纳减眠差。入某医院，经多次化验检查，确诊为黄疸型肝炎，已发展为肝硬化。住院治疗数月，黄疸未见消退，反而出现腹水，面足浮肿，胸痞，胁痛，腹胀，饮食日减，小便短涩，大便干燥，夜难入睡。服姜桂术附及理中、四逆汤等药，病未减，反趋急剧，约余会诊。脉滑而数，重按有力，舌苔黄腻且干。

中医诊断：黄疸之湿热证。

辨证：肝胆气滞，病势缠绵。

治法：疏肝利胆，清热化湿。

处方：茵陈温胆汤加减。

绵茵陈18g	败酱草15g	炒枳实（冲）9g	净竹茹9g
木香4.5g	炒柴胡（冲）9g	烧鸡内金6g	鸡骨草30g
醋法夏9g	广陈皮6g	大腹皮15g	连皮茯苓30g
焦栀子9g			

二诊：前方服 5 剂后，大便通顺，小便稍多，色尚黄如浓茶，口苦燥。黄疸未退，胸腹胀满稍减，自觉腹部作鸣，可略进饮食。肢体仍浮肿，入夜烦躁不宁，精神倦息。此肝胆气分渐舒，内伏湿热尚重，脾为湿困，运化不调。脉弦滑而数，重按渐软，舌苔薄黄而润，续用原方加减。

处方：

绵茵陈18g	茯苓30g	猪苓15g	炒泽泻9g
炒柴胡9g	炒枳实（冲）9g	鸡骨草30g	大腹皮15g
广木香4.5g	净竹茹9g	醋郁金6g	车前子(包煨)9g
烧鸡内金6 枚			

三诊：上方连服 15 剂后，小便增多，腹水陆续消退，全身已不浮肿，胸痞、胁痛均较前减轻。渐思饮食，夜能静卧，面目尚有轻度发黄，可单独行走来医院

门诊。脉细弦，舌苔淡黄薄腻，是黄疸湿热将化，脾弱肝胆气分失舒，拟从调达肝脾，清化未尽湿热兼治。方用茵陈四苓汤加味。

绵茵陈 18g	白术 12g	茯苓 18g	猪苓 9g
炒泽泻 9g	广木香 3g	西砂仁（冲）9g	法半夏 9g
广陈皮 6g	苡仁 15g	竹茹 6g	烧鸡内金 2 枚

上方又连服十数剂，黄疸消失，饮食增加，二便正常，睡眠安定，只觉精神体力尚未复。续以归芍香砂六君汤。

苏条参 16g	白术 9g	茯苓 18g	生甘草 3g
法半夏 9g	广陈皮 6g	全当归 15g	炒杭芍 9g
广木香 2.4g	曲砂仁（冲）6g		

服上方调理月余，痊愈出院。

（《古今名医临证金鉴·黄疸胁痛鼓胀卷》）

【诠解】 本例患者在住院治疗期间因出现腹水、面足浮肿、胸痞、腹胀等症，一度考虑脾肾阳虚，寒湿外感等证，而用附、桂、姜等温热之品，但病情未减，反而加剧；结合舌、脉，一派湿热蕴结等实证之象，为真热假寒象，姚老舍症取脉，辨证为肝胆疏泄不利，胆郁痰扰，湿热蕴结之证，以茵陈清湿热、利黄疸为君药，温胆汤祛温热之生姜，理气化痰，清胆和胃，治疗胆胃不和，痰热内扰之心烦呕逆、失眠。佐以败酱草、鸡骨草清利湿热，柴胡、木香疏肝理气，所谓"治湿不利小便，非其治也"，方中以连皮茯苓淡渗利湿而不伤正气，大腹皮下气行水宽中，缓解腹胀尿少、面足浮肿症状，栀子清热除烦，鸡内金健胃消食，共奏疏肝利胆、清热化湿之功。随病程进展，湿热之邪渐消，脾胃之气未复，方随证变，以归芍香砂六君汤调理气血，健运脾胃后天之本。姚老辨证准确，而达药到病除之效。

张瑞霞医案

（湿热熏蒸黄疸盛，重用茵芍和葛根）

刘某，男，56 岁。2009 年 3 月 9 日初诊。

主诉：乙肝系列异常 7 年，反复身目黄染 2 年余，加重 1 个月。

初诊：2002年因疲乏无力，查乙肝系列：HBsAg、HBeAg、HBcAb阳性；肝功能基本正常，未行治疗。2年来反复出现黄疸，诊治无效，遂来求治。

刻下症：身目黄染，黄色鲜明，疲乏无力，纳呆，口干口苦，大便干，小便黄。颈有蜘蛛痣，肝掌明显。肝功：总胆红素271.9μmol/L，结合胆红素193.5μmol/L，谷草转氨酶129U/L，谷丙转氨酶99U/L，白蛋白31.6g/L，球蛋白35.2g/L。腹部B超检查示：肝硬化并腹水，脾大。乙肝系列：HBsAg、HBeAg、HBcAb阳性；HBV-DNA 2.69×10^{6}IU/ml。舌质红，苔黄厚，脉弦。

辨证分析：患者表现为身目黄染，故属中医"黄疸"范畴。结合疲乏无力，纳呆，口干口苦，大便干，小便黄，颈有蜘蛛痣，肝掌明显，舌质红，苔黄厚，脉弦，证属黄疸之阳黄湿热并重。患者平素嗜酒，使湿热蕴结，熏蒸肝胆，肝失疏泄，气机不畅，胆汁横溢，则身目黄染；热为阳邪，热邪重，则黄色鲜明；湿热熏蒸，则口干欲饮；湿邪困阻，则身倦乏力；舌脉均为湿热熏蒸肝胆所致。

处方：茵陈蒿汤加减。

茵陈120g	栀子15g	生大黄30g	清半夏10g
竹茹5g	陈皮10g	川厚朴10g	鸡内金15g
麦芽15g	黄柏10g	金钱草15g	连翘10g
赤芍100g	葛根20g		

7剂，水煎服，日1剂。

二诊：患者身目黄染减轻，但感到右胁胀痛，饮食多后感到胃脘痞满不适，小便黄如浓茶，大便日行2~3次；舌质红，苔黄腻，脉弦。继守前法。

处方：

茵陈60g	栀子10g	生大黄15g	清半夏10g
赤芍60g	陈皮10g	川厚朴10g	鸡内金15g
麦芽15g	葛根60g	金钱草15g	连翘10g

7剂，水煎服，日1剂。

三诊：腹胀、恶心呕吐消除，去半夏、厚朴，继用茵陈蒿汤加味治疗。

处方：

茵陈60g	栀子10g	生大黄15g	赤芍60g
陈皮10g	鸡内金15g	炒白术30g	麦芽15g

葛根 60g　　　　　金钱草 15g　　　　连翘 10g

7 剂，水煎服，日 1 剂。

四诊：症状明显减轻，黄疸减退。复查肝功：总胆红素 25.4μmol/L，谷草转氨酶 41U/L，谷丙转氨酶 51U/L，白蛋白 36g/L，球蛋白 32.5g/L。表示湿热大势已去，故以四逆散甘寒清热化湿，顾护胃气。

处方：

柴胡 10g　　　　　白芍 12g　　　　　枳壳 15g　　　　　炙甘草 6g

茵陈 10g　　　　　生苡仁 30g　　　　白扁豆 30g　　　　黄芪 10g

生白术 10g　　　　连翘 15g　　　　　焦山楂 30g

14 剂，水煎服，日 1 剂。

五诊：诸症全消，复查肝功正常而愈。

随访 3 个月，未见复发。

（《名老中医张瑞霞典型医案选编》）

【诠解】《金匮要略·黄疸病》强调："黄家所得，从湿得之。"黄疸的发病主要是湿邪为患，涉及脏腑主要是脾胃肝胆，多由于湿热内蕴，气化失职，疏泄不利导致湿热无从排泄，胆汁外泄而成。"诸病黄家，但利其小便"，黄疸的治疗大法，当以"清湿热，利小便"为主。代表方茵陈蒿汤中茵陈配栀子，两者相使为用，使湿热从小便而去；茵陈配大黄，使湿热从大便而去，一切治黄之法，莫不宗于此。唐·孙思邈在《备急千金要方》中谓："凡遇时行热病，多必内瘀发黄"，黄疸发病，除与湿（热）邪有关外，毒、瘀为患，亦为重要致病因素，湿、毒为致病之因，瘀为病理产物，两者相互影响，互为因果，以至热毒瘀血胶结，内蕴脏腑，气机失调，腑气不通，浊气上冲，二便不利，恶症丛生。张老治疗湿热黄疸，重用茵陈清湿热利小便，使邪有出路；重用赤芍活血化瘀凉血，取关幼波教授著名的"治黄必治血，血行黄易却"之理论；葛根也用量多至 60g，《别录》记载葛根"无毒。生根汁，大寒"，《本经》云"主消渴，身大热，呕吐，诸痹，起阴气，解诸毒"，《本草拾遗》云"生者破血，合疮，堕胎，解酒毒，身热赤，酒黄，小便赤涩"，可见，取其甘寒生津、清热、解毒、退黄之效。组方貌似简单，实则精炼，可谓胆大心细，值得深思。

第三节 鼓 胀

一、湿邪内阻

常占杰医案

（温阳化气附干姜，健脾利水术茯苓）

王某，男，41 岁。

患者有"慢性乙型肝炎"病史近20年，5年前确诊为"肝硬化"。近3年来反复出现腹水，多次采用西医保肝、利尿及补充白蛋白对症支持治疗，效果均不理想。1个月来病情加重，腹胀难忍，小便短少，下肢水肿，求治于中医。临床症见：腹大胀满，午后、餐后加重，伴下肢水肿，纳差便溏，恶心未吐，乏力畏寒，舌质淡红，体胖，周缘有齿痕，苔白腻，脉细弦，沉取无力。肝功能：谷丙转氨酶89U/L，谷草转氨酶101U/L，白蛋白35g/L，球蛋白39g/L；乙型肝炎抗原抗体检测显示为"小三阳"；B超检查示：肝硬化并腹水（大量）。

西医诊断：肝炎肝硬化失代偿期。

中医诊断：鼓胀。

中医辨证：寒湿困脾。

治法：温中健脾，行气利水。

处方：实脾饮加味。

制附片（先煎）10g	干姜 10g	茯苓 30g	炒白术 30g
木瓜 10g	广木香 10g	厚朴 15g	草果 10g
大腹皮 30g	车前子（包煎）30g	生黄芪 30g	莱菔子 15g
姜半夏 10g	生姜 3 片	大枣 3 枚	

二诊：服上方7剂后，诸症好转，恶心缓解，续以标本兼顾。

处方：上方去掉姜半夏、生姜、大枣，加丹参30g，泽兰10g。

三诊：又服上方14剂，下肢水肿消退，腹胀明显减轻，纳增，大便调，小便增加，舌脉同前。继续上方化裁治疗1个月，诸症基本缓解。复查肝功能基本正常，B超检查示：腹水消退。之后用柴芍六君子汤加味养肝健脾巩固治疗3个月，症状完全消失。

随访至今约半年，再未复发。

（《常占杰临床经验选》）

【诠解】　腹水的出现，说明肝硬化处于失代偿期，其病机复杂，治疗棘手，预后差。中医诊断为"鼓胀"，属"风、痨、鼓、膈"四大疑难症之一。本案结合舌、脉、症，辨证属脾肾虚寒，阳不化水，水湿停留为患，治疗当温阳实脾，行气利水，从而恢复脾肾制水行水之功。方以干姜、附子为君，其中干姜健运中焦，振奋脾阳，温化水湿，附子大辛大热，能温肾助阳，肾阳得温，则能化气行水。以白术、茯苓健脾和中，渗湿利水，方中用量较大，取"培土制水"之意；木瓜性温、味酸，入肝、脾经，能和肝健脾，兼以祛湿利水；气能化水，气滞则水停，气行则湿化，故方中配伍厚朴行气降逆，木香调理脾胃之气滞，大腹子行气之中兼能利水消肿，草果，辛温燥烈，善除寒湿而温燥中焦，为脾胃寒湿主药，善治湿郁伏邪；车前子淡渗利湿，性平微寒，亦可制约诸药温燥之性；生黄芪利水消肿，益气健脾，补肝气肝阳之不足；莱菔子消食导滞，降气除满，助中焦气机运转；方以甘草调和诸药，生姜、大枣以益脾和中。诸药同用，共奏温脾暖肾、行气利水之功。本例病程较长，病情反复，损伤正气，脾肾阳虚，以脾阳虚为主，治疗重点以温阳健脾扶正为主，行气利水为辅，取得了良好的效果。

二、水湿内阻

周仲瑛医案

（温肺化饮小青龙，从痰论治鼓胀案）

沈某，男，50多岁。

患者因"发热，便下紫血月余"入院。检查时脘下触有包块，但不痛，经治发热下血均瘥，而腹部日渐膨胀，渐至脐突，青筋暴露，病属鼓胀无疑，但经用补气、运脾、温肾、逐水诸法俱不效，住院半年有余，反复检查既非肝硬化腹水，也非肾病，难以明确辨病诊断。当时天气日冷，见其伴有明显的咳喘，咯吐多量白色泡沫痰液，苔白，脉弦。经周老会诊，重新辨证，认为起病虽属血瘀气滞，肝脾两伤，水湿内停，但当前的病机主要为寒饮伏肺，肺气不宣，通调失司，乃迳取小青龙汤原方，温肺化饮，开上启下，意图通过开肺以利尿，化饮以消水。药后腹水随咳喘咯痰的改善而日渐消退，经月临床治愈。

(《周仲瑛教授鼓胀临证医案心法》)

【诠解】《灵枢·水胀》篇记述鼓胀的证候特点曰："腹胀，身皆大，大与肤胀等也，色苍黄，腹筋起，此其候也。"本案有"便血、脘下包块、腹胀如鼓，青筋暴露"等症，中医诊断"鼓胀"无疑。可能因当时的检查手段限制，故未能明确诊断为肝硬化腹水。一般而言，鼓胀多如喻氏所言"胀病亦不外水裹、气结、血瘀"，但于本案，采取治气、治血、治水，或补脾、益肾治疗半年有余，均未能见效。周老抓住鼓胀伴有喘咳这一特点，改从痰饮论治，方选小青龙汤加减，温肺化饮，解表散寒，以令肺气宣和，使水湿之邪或散之于体表，或下达于膀胱，或出之于大肠，迅速取得良好效果。前人有"病痰饮者当以温药和之""治饮不在利小便，而在通阳化气"，周老对鼓胀从痰饮论治，善用经方，开发肺气以通利膀胱之气，从而使鼓胀顽疾随咳喘症状缓解而消退。

张琪医案

(峻逐水饮舟车丸，体盛耐攻正当时)

于某，男，27 岁。1980 年 5 月 23 日初诊。

患者腹胀 6 个月，1979 年曾诊断为肝硬化，2 周前因呕血、便血住于某院，被确诊为肝硬化癌变，癌性腹膜炎，住院 1 周，转回原单位护肝抗癌治疗，患者来所求治。在某医院 5 月 19～22 日理化检查，同位素诊断报告肝位置正常，外形缩小，失去常态，肝边缘欠整齐，肝内放射性分布欠均匀，左叶稍大，脾区可见大量放射性浓聚，结论（提示）：肝弥漫性病变。超声波检查：肝上界在锁骨中线 4 肋间，肝最大长径 17cm，肝区波型：较密微小、复波、迟钝。脾厚 7cm，下界不清，腹水（侧卧位）大量。提示：肝硬化癌变可能性大。肝功能：碘试验（-），麝香草酚浊度试验 4U，硫酸锌浊度试验 11U，丙氨酸氨基转移酶 115U/L。某医院 6 月 9 日至 7 月 1 日化验单：血红蛋白 60g/L，红细胞 2×10^{12}/L，白细胞

$3.9 \times 10^9/L$。腹水化验：未发现癌细胞。血沉：第一小时 32mm，第二小时 63mm。

5月23日一诊：面色晦暗微黄，巩膜无黄染，腹部高度膨隆，腹皮绷紧，腹壁脉络显露，脐突起，肌肤干燥，形体消瘦，胁下胀满，少食即胀满难忍，口干苦，大便秘结，4~5日1次，小便短少，舌少津，苔白腻，脉弦数。肝肋下1cm，剑突下摸不清，脾肋下4cm，高度腹水，下肢不肿。

西医诊断：肝硬化。

中医诊断：单腹胀。

辨证论治：患者虽见少食消瘦，邪实仍属重要，肝郁日久，疏泄失司，气血瘀滞，水道不通，俗云"胀属肝，肿属脾"。今见肿胀俱甚，诸经之湿郁而不行，水与热互结于阳明，独盛于腹中，阳明腑实，故有腹部膨隆，胀满难忍等症，其势之急非一般攻泄阳明所能胜任，法以急则治标，当以大剂攻下泻热逐水为急务，拟舟车汤化裁。

处方：

牵牛子 30g	大黄 15g	炙甘遂 2.5g	广木香 7.5g
橘皮 15g	茯苓 30g	白术 20g	槟榔 20g

水煎服，每日2次。

上方服2剂，大便每日2次，小便量稍增，腹皮见松。药虽中病，仍嫌力薄，欲斩将夺关，用药莫嫌其峻，仍以前方增加药量，并加入大戟。

处方：

牵牛子 30g	大黄 10g	炙甘遂 5g	广木香 7.5g
橘皮 15g	茯苓 40g	白术 30g	槟榔 30g
炙大戟 2.5g			

水煎服，每日2次。

又服6剂，腹部见松，大便下泻，小溲增多，胀满略减，稍能进食，但下午低热，此病已见效机，为郁热外露之象，仍以前方加茯苓、茵陈各30g，清利湿热。

服上方6剂，小便日量1500ml，大便溏，每日1次，胀满大减，腹膨大消，脉沉弦，再拟行气逐水，少佐扶正之剂。

处方：

炙甘遂 10g	炙大戟 5g	白术 30g	茯苓 40g
海藻 30g	牵牛子 40g	槟榔 30g	广木香 10g
党参 30g	大黄 10g	泽泻 30g	茵陈 30g
生姜 15g			

水煎服。

上方加减服 12 剂，尿量在 1500ml 左右，腹部明显缩小，已不觉胀，日餐 300g，大便正常，下午体温 36.8~38℃，自觉乏力、脉数，邪去十之七八，已显正虚、气虚发热，拟益气、健脾、逐水之剂。

处方：

生黄芪 30g	党参 30g	茯苓 30g	白术 20g
柴胡 20g	槟榔 20g	泽泻 15g	海藻 30g
牵牛子 30g	麦门冬 15g	炙甘遂 10g	炙大戟 5g
大黄 10g			

水煎服。

前方稍出入共服 12 剂，小便日量 2000ml，大便正常，仅有少量腹水，不胀，每日食量 500g。下午体温 37.5℃ 左右，舌苔润，脉弦数，湿热本易伤阴，又屡行攻伐，故拟方重用清热、滋阴、逐水之品。

处方：

银柴胡 20g	胡黄连 20g	大秦艽 15g	炙鳖甲 20g
青蒿 20g	知母 15g	甘遂 10g	海藻 30g
大黄 10g	麦门冬 20g	茯苓 30g	广木香 10g

水煎服。

服上方 3 剂，下午体温 37.2~37.3℃，腹水全消，小便 2000ml，大便每日 1 次，手心热，脾肋下 4cm，脉弦数，舌尖红，苔白，仍以前方加减，再服 6 剂。

7 月 31 日前药尽剂，体温正常，腹水全消，腹不胀，食欲增至每日 600g，精神初振，身体见丰，脉沉滑。脾肋下 3cm，本着"大毒治病，十去其六"的原则，停服中药，令其糜粥自养，以利康复。

8 月 2 日查：脾肋下 3cm，肝肋下 1cm，血红蛋白 90g/L，白细胞 6×10^9/L，

红细胞 3.7×10^{12}/L。

随访：患者已正常工作 1 年，病情稳定。

（《张琪临证经验荟要》）

【诠解】　本案为肝硬化失代偿期，腹水形成。某医院确诊为"癌变"，以后虽未检出癌细胞，但肝硬化之诊断则已明确。当时已属病重至极，有急转直下之势。据其肿胀俱急、口干便秘等体征，而未出现形脱便血，认定尚在可攻之时，急则治标，良机莫失，因而一再峻剂猛攻，非但牵牛子、大黄之辈，就连大戟、甘遂也用至 5g、10g 之多。因所用之药皆为峻猛之剂，当中病即止，切勿追求"逐邪勿尽"之效，以免伤耗正气，此谓"大毒治病，十去其六"。标实去后，续以攻补兼施，使如是之重症，稳定向愈。本案成功之关键，在于抓住了有利时机，果断用药，若见重而不敢用猛，见危而畏缩不前，必然不能胜病。

陈建杰医案

（病初邪实利水先，后期固本补脾气）

朱某，男，52 岁，退休工人。2003 年 3 月 25 日初诊。

主诉：反复腹胀、双下肢浮肿 3 年，加重伴乏力 2 个月。

病史：患者 HbsAg 阳性史 20 余年，肝功能基本正常，无明显自觉症状，1999 年下半年始出现腹胀大，双下肢肿，当地医院诊为"肝硬化腹水"，予利尿剂治疗后腹胀肢肿有所减轻，但病情时有反复。此次于春节劳累后上症再发，外院予双氢克尿噻、螺内酯片（安体舒通）治疗后上症未解且伴乏力而来诊，B 超示：肝硬化，脾大，腹水（中量）；肝功能示：谷丙转氨酶 123U/L，谷草转氨酶 89U/L，白蛋白 28.1g/L，球蛋白 37.4g/L，血清总胆红素 23.5μmol/L，直接胆红素 9.7μmol/L。

现症：腹胀，食后尤甚，双下肢肿，乏力，纳差，便溏，日行 2~3 次，小便量少。舌质淡，苔白滑，脉沉缓。

体检：巩膜轻度黄染，皮肤无黄染，可见蜘蛛痣及肝掌，腹隆起，无压痛及反跳痛，肝肋下未及，脾于肋下 2cm 处触及，肝区叩痛（＋），移动性浊音（＋），双下肢水肿（＋）。

中医辨证：水湿内阻。

治法：健脾化湿，行气利水。

处方：

苍术 12g	白术 12g	柴胡 9g	猪苓 30g
茯苓 30g	玉米须 30g	车前子（包煎）18g	陈葫芦壳 30g
丹参 15g	木香 9g	生薏苡仁 20g	鸡内金 12g
怀山药 30g	郁金 9g	大腹皮 15g	

10 剂。

二诊：2003 年 4 月 4 日。尿量增多，腹膨肢肿减轻，大便偏溏，每日 1～2 次，仍觉乏力，纳差。移动性浊音（±），舌脉同前，拟方仍宗前法，佐以益气活血前方中加生黄芪 30g，当归 12g。继服 10 剂。

三诊：2003 年 4 月 13 日。腹胀乏力明显减轻，食欲增进，大便已成形，下肢浮肿消，诉夜寐欠安。舌质淡，舌尖稍红，苔薄白，脉沉弦。B 超示：肝硬化，脾大。肝功能示：谷丙转氨酶 63U/L，谷草转氨酶 72U/L，白蛋白32.1g/L，球蛋白 35.2g/L，血清总胆红素 22.5μmol/L，直接胆红素 8.4μmol/L。拟滋肾养肝，健脾益气为主，佐以疏肝利湿。

处方：

党参 15g	黄精 30g	郁金 12g	鸡内金 9g
黄芪 30g	细生地黄 15g	苍术 9g	白术 9g
鳖甲（先煎）9g	丹参 15g	夜交藤 30g	牡蛎（先煎）30g
当归 12g	桑寄生 18g	柴胡 12g	大腹皮 9g

14 剂。

四诊：2003 年 4 月 26 日。病情稳定，劳后时觉乏力，余无明显不适主诉，继以上方化裁以巩固疗效。

随访半年，腹水未再复发。

（《上海中医药大学曙光临床医学院教学医案选集：临证传薪》）

【诠解】 肝硬化腹水病程缠绵，不同阶段，治则各异，初期气机郁滞，湿热内盛，治疗上当通利下气，肝病日久，气滞血瘀，需要辅以活血化瘀，后期正气虚弱，本虚标实，治为扶正健脾。治标则为利水攻逐，用药当以平缓为主，中病即可，且不可一味见水治水，徒伤正气。

本案为水湿停留而正气不虚，前期以健脾化湿、行气利水为法施治，药取二术、二苓、生薏仁燥湿健脾、淡渗利湿；玉米须、车前子、陈葫芦、大腹皮利尿消胀；并辅以柴胡、木香、郁金、丹参等行气活血之品，以祛水湿实邪。后期以滋肾养肝、健脾益气为主，佐以疏肝利湿，以培本固元，调理善后。《素问·至真要大论》云："诸湿肿满，皆属于脾。"此案病本在脾，后期治疗以培补先天巩固后天，先后天相互资生，脾肾之阴阳相互补充，脾之阳气必须借助肾阳的温煦，肾中精气又赖脾运化的水谷精微不断补充。脾肾之气旺盛，共同完成津液生成、输布、代谢，从而水湿得化，胀满得消。

三、湿热内蕴

刘渡舟医案

（消水丹逐水导滞祛实邪，桂枝汤顾护阴液防伤正）

赵某，男，46岁。患肝硬化腹水，腹胀如瓮、大便秘结不畅、小便点滴不利。中西医屡治无效，痛苦万分，自谓必死无救。切其脉沉弦有力，舌苔白腻而润。观其人神完气足，病虽重而体力未衰。刘老辨为肝硬化腹水之实证。邪气有余，正气不衰。治当祛邪以匡正。如果迟迟坐视不救，挽留水毒而不敢攻下之，医之所误也。

处以桂枝汤减甘草合消水丹方：

甘遂10g、沉香10g、琥珀10g、枳实5g、麝香0.15g，上药共研细末，装入胶囊中，每粒重0.4g，每次服4粒，晨起空腹用桂枝10g、芍药10g、生姜10g、肥大枣20枚煎汤送服。

服药后，患者感觉胃肠翻腾，腹痛欲吐，心中懊恼不宁。未几则大便开始泻下，至两三次之时，小便亦随之增加。此时腹胀减轻，如释重负，随后能睡卧休息。时隔两日，切脉验舌，知其腹水犹未尽，照方又进1剂，大便作泻3次，比上次药更为畅快，腹围减少，肚胀乃安。此时患者惟觉疲乏无力，食后腹中不适，切其脉沉弦而软，舌苔白腻变薄。改用补中益气汤加砂仁、木香补脾醒胃。或五补一攻，或七补一攻，小心谨慎治疗，终于化险为夷，死里逃生。

（《刘渡舟验案精选》）

【诠解】 肝硬化腹水是历代中医"风、痨、鼓、膈"四大疑难症之一，治疗棘手。若仅为消除腹胀，用峻药利尿，虽可暂时减轻痛苦，但时间一长，则利尿无效，疾病加重，甚至导致死亡。刘老治疗此病，不急于利水消胀，而是先辨清寒热虚实然后为之。本案患者肝硬化腹水出现大便秘结不通、小便点滴不利、腹胀如鼓、神色不衰、脉沉弦有力、苔白腻而润，乃是湿热积滞，肝不疏泄，气机不利，正气不衰的反映。此时以攻水消胀祛实邪为主，用桂枝汤去甘草合消水丹。消水丹中甘遂、枳实，逐水破气，以祛邪气，沉香、琥珀行气利尿，以助消胀。然攻逐之药，利之过猛，恐伤正气，故此合桂枝汤。用桂枝护其阳，芍药以护其阴，生姜健胃以防呕吐，肥大枣用至20枚之多，以监甘遂之峻驱，又预防脾气胃液之创伤，具有"十枣汤"之义。去甘草者，以甘草与甘遂相反之故也。本方祛邪而不伤正，保存了正气，则立于不败之地。

关幼波医案
（正未衰攻邪用遂草，畅三焦利水需活血）

郑某，男，67岁。

患者腹胀已4个月，初起下肢肿胀，而后腹胀，腹部膨隆，饭后腹胀加重，夜间不能平卧，夜间呛咳，睡眠不安，尿短赤，下肢肿胀日益加重，经检查确诊为肝硬化腹水。检查：发育中等，营养较差，无明显黄疸，心肺（-），腹部膨隆、脐突，无明显静脉曲张，腹壁紧张坚硬，腹围96cm，有明显腹水征，肝脾未触清，下肢高度浮肿，按之有凹陷，足心肿平，阴囊稍肿。化验检查：凡登白试验（-），胆红素8.55μmol/L，黄疸指数8U，麝香草酚浊度试验6U，脑絮（++），高田反应（+），白蛋白35g/L，球蛋白17g/L。舌苔薄白。脉弦滑稍数。

西医诊断：肝硬化腹水。

中医辨证：肝郁血滞，脾失健运，水湿内停。

治法：活血化瘀，利湿清热，养血柔肝逐水。

处方：

茵陈 30g	赤苓 30g	萹蓄 15g	木通 10g
通草 4.5g	半边莲 15g	车前子 12g	大腹皮 10g
大腹子 10g	冬瓜皮 12g	冬瓜子 12g	杏仁 10g
橘红 10g	延胡索 10g	杭芍 10g	当归 10g
丹皮 6g	郁金 6g	桃仁 10g	麻仁 10g
木香 4.5g	厚朴 10g	抽葫芦 24g	牵牛子 15g

另服分水丹 30 粒，晨起空腹 2 次服，白水送下。

治疗经过：以上方主方，稍作加减，并配合使用分水丹，每次 30 粒，白水送下，服药 90 余剂后，患者精神、眠食、二便均正常，体力已恢复。检查：腹部平坦，脐突消失，腹水消失，腹围 78cm，脾（－），肝可触及在剑突下二指半，质中等，无压痛，下肢浮肿消失，门诊继续观察。

（《关幼波临床经验选》）

【诠解】 本例患者病程尚短，一般情况尚好，正气尚支，而且第一次出现腹水，肝功能尚属正常，虽有腹水，下肢浮肿，邪实而正未衰，是使用攻水逐邪的良好时机。所以，除利湿清热、活血化瘀、养血柔肝外，使用牵牛子和分水丹攻邪逐水。

分水丹是关老用于逐水的峻剂。药物组成为：甘遂 3g，甘草 15g，共为细末，醋糊为丸如黄豆大，每晨空腹服 15～30 粒，白水送下。一般患者药后 1 小时开始感到腹部隐痛，第一次大便较多，第二次开始泻下水样便，每日数次，疗效理想者腹围开始缩小，如患者情况较好可以连续服用数日，腹水消退大半后渐次停药。继以健脾理气、柔肝养血以调善后，以巩固疗效，服药期间应该注意忌盐、发物，一以及生冷油腻。泻水后尿量渐增者效果较好。若尿量依然很少，应佐以利尿、疏利三焦之剂。左药性十八反中，甘遂、甘草本是反药，但临床上二药并用并无毒性反应，惟制法上须要注意的是甘遂与甘草用量的比例是 1：5，并注意用醋打面糊为丸。若用药过程中患者出现恶心、呕吐绿水时，则应停药。本药多用于肝硬化第一次出现腹水体质尚未衰败者。若反复出现腹水，正气虚衰，用时则应慎重。关老除用上法逐水外，有时还用牵牛子 3g，空腹白水送服，每日

1 次，其泻水作用比上述力小，副反应亦小。若入煎剂可用炒牵牛子，一般可用到 15～24g，多用于体虚而在扶正的基础上逐水时较为相宜。

关老认为，鼓证多为久病，正虚之体，而水蓄邪实、体虚是矛盾主要方面，所以关老一直遵循以补为常法，攻水为权变。见"水"不能单纯利水，必须根据正虚的情况或补气、健脾、养阴以扶正，佐以利水，并注意疏利三焦，重视活血行气化瘀，或值正气未衰时在扶正的基础上抓紧时机适当逐水。

颜德馨医案

（湿热瘀交织为患，重茵陈扶正达邪）

周某，男，26 岁。

患者始患急性黄疸型肝炎，经治疗缓解。4 个月后，发现脾脏肿大，自感腰酸乏力，腹胀纳差，尿少色黄。检查：两巩膜深度黄染，心肺正常，腹隆起，青筋暴露，有移动性浊音，肝肋下 2cm，剑突下 1.2cm，脾平脐，两下肢凹陷性浮肿，1 分钟胆红素 328.32μmol/L，总胆红素为 415.53μmol/L，麝香草酚浊絮状试验（＋＋＋），黄疸指数 >100U，丙氨酸氨基转移酶 280U/L。

西医诊断：坏死后肝硬化；脾功能亢进症。

中医诊断：鼓胀。

中医辨证：黄疸日久，屡经攻伐，气血两衰，神疲低热，大腹膨胀，延及胸脘，呕恶纳差，两胫肿胀，小便不利，脉细弦，重取无力，舌红边紫，苔黄腻，久病入络为瘀，与湿热交蒸为患，运化失司，正虚邪实。

治法：攻补兼施。

处方：

党参 12g	茵陈 90g	丹参 30g	红花 9g
赤芍 12g	川芎 9g	泽兰 12g	苍术 9g
黄芩 9g	枳实 9g	平地木 30g	腹水草 30g

水煎服。

二诊：服药 15 剂，低热已退，二便通利，腹胀见宽，黄疸略有消退，纳食亦有小增，脉细弦，舌红苔薄，病久不愈则补脾，再取健脾化瘀，扶正达邪。

处方：

党参 12g	白术 9g	黄芪 12g	鳖甲 12g
泽兰 9g	茵陈 30g	丹参 30g	红花 9g
赤芍 12g	川芎 12g	山楂 15g	茯苓 12g
大腹皮 9g			

水煎服。

上方连服 20 余剂，精神食欲转佳，巩膜轻度黄染，二便正常，复查 1 分钟胆红素 0.5μmol/L，总胆红素 15μmol/L，麝香草酚浊度试验 7U，麝香草酚浊絮状试验（＋），黄疸指数 15U，丙氨酸氨基转移酶 40U/L，病情稳定出院。

（《中华名医治病囊秘·颜德馨卷》）

【诠解】 叶天士在《临证指南医案》中曰："凡经主气，络主血，久病血瘀"，肝硬化患者病程较久，多有血瘀症状，本案患者肝病 10 余年，有高黄疸与腹水，肝脾肿大，内科拟诊为"坏死后肝硬化"，病情危笃，经中药以祛瘀为主，佐以健脾化浊而获效，证实活血化瘀法对肝硬化的治疗确有疗效。处方以丹参、红花、赤芍、川芎、泽兰、平地木等大量化瘀药为主，以枳实、腹水草利水，苍术、黄芩、茵陈利湿热退黄疸。二次处方以活血化瘀为主配以黄芪四君子汤，贯穿扶正达邪的中心思想。但应注意：应用活血祛瘀药时，宜配伍滋阴清热或淡渗利水之品，切忌辛香温燥，恐伤阴耗血，动血生风。活血可选用丹参、赤芍、泽兰、桃仁；行气以活血，可选用大腹皮、路路通、枳壳；疏肝用柴胡、郁金；益气用黄芪、党参、白术等。

本案中茵陈的用量高达 90g，用以清湿热、退黄疸、利小便，辅以黄芩、枳实、平地木，治疗湿郁发热，均为辨证论治的关键所在，应细心体会。

张镜人医案

（理气行水渐缓顽疾，峻下攻逐徒耗正气）

薛某，男，24 岁。1981 年 2 月 9 日初诊。

主诉：脘腹胀满，黄疸进行性加深半个月。

病史：患者患慢性肝炎、肝硬化多年，近半个月来出现腹水，黄疸进行性加深，腹部胀满，进一步出现肝昏迷而入院，经抢救，现神志虽清，面目全身发黄，脘腹胀满疼痛，小溲欠利，腹部膨隆，形体消瘦，口唇干燥。舌质红，苔黄，脉弦数。检查：巩膜肌肤黄染，腹部膨满，有移动性浊音。

西医诊断：肝硬化腹水，黄疸，脾功能亢进症。

中医诊断：鼓胀，黄疸。

中医辨证：肝经湿热壅阻，气机失调，疏泄失司。

治法：清肝泄热，理气行水。

处方：

茵陈 15g	金钱草 30g	鸡骨草 30g	炒赤芍 15g
炒丹皮 9g	大腹皮 9g	炒枳壳 9g	赤苓 9g
猪苓 9g	广郁金 9g	炙远志 5g	八月札 15g
腹水草 15g			

10 剂。

另：陈葫芦 30g、陈麦柴 30g、冬瓜皮 15g，三味煎汤代水煎药。

二诊：1981 年 2 月 19 日。黄疸未见加深，左胁疼痛，面色晦暗，腹胀溲少，大便泄泻稀水，脉细滑数，苔薄黄腻。肝肾阴虚，三焦气化失调，仍拟清泄调肝，而化水湿。

处方：

茵陈 30g	金钱草 30g	海金沙藤 30g	八月札 15g
生牡蛎(先煎)30g	广郁金 9g	平地木 15g	大腹皮 9g
广木香 9g	生白术 9g	赤苓 9g	猪苓 9g
泽泻 15g	炒山楂 9g	炒神曲 9g	香谷芽 12g

20 剂。

另：陈葫芦 30g、陈麦柴 30g、萱草根 30g，三味煎汤代水煎药。

三诊：1981 年 3 月 12 日。神志尚清，鼻衄较少，但黄疸未见减退，萎靡无力，上肢震颤，腹胀膨满，两胁隐痛，溲便均少，脉弦滑数，苔黄腻，边红。为湿热熏蒸，肝胆络脉瘀滞，三焦气化不利，正虚邪实，再拟清泄湿热，利水退黄，仍防昏迷之变。

处方：

茵陈 30g	金钱草 30g	八月札 15g	炒赤芍 15g
炒丹皮 9g	赤苓 9g	猪苓 9g	葶苈子（包）9g
大腹皮 9g	大腹子 9g	广木香 9g	广郁金 9g
炒黄芩 9g	水炙远志 3g	泽泻 15g	干荷叶 9g
生蒲黄（包）9g	绛矾丸（包）9g	牛黄清心丸（吞）1粒	

7 剂。

另：陈葫芦 30g、陈麦柴 30g、半枝莲 15g，三味煎汤代水煎药。

随访：住院治疗 1 月余，病情好转，神志清晰，黄疸、腹水有所改善，但尚未稳定，3 月下旬自动出院。

（《中国百年百名中医临床家丛书·国医大师卷·张镜人》）

【诠解】 鼓胀属中医内科"风、痨、鼓、膈"四大难治痼疾之一。此时湿、热、毒、气、血、水胶结在一起，而肝、脾、肾俱损。本虚标实，症情错杂。治疗时宜参照病因，结合症情、病程以及体质之异而分别对待之。本案已是肝脏损伤晚期，随时有生命之虞。从理气行水化瘀解毒着手，使病情暂时获得缓解，而非一见腹大如鼓、肤皮绷紧之鼓胀实证，均以大戟、甘遂、牵牛子、泽泻类逐水攻下，伤耗正气。本案另一特色是以较为平和之剂煎汤代水煎药，避免一剂药量过大煎煮困难，又可集中药效，充分发挥治疗作用。

印会河医案

（疏肝开肺通利三焦，重用白术以补开塞）

周某，男，48 岁。1987 年 8 月 14 日初诊。

患者 1980 年春染病毒性肝炎，屡经中西药治疗，其效不显。1987 年 7 月 B 超检查示：肝脾肿大，可疑腹水。诊断为早期肝硬化。诊见：面色晦滞，胁痛纳差，大便不通，精神委顿，舌苔白腻，脉弦细。触诊腹膨而软，肝脾肋下扪及一指，有少量腹水。肝功能：麝香草酚浊度试验 10U，丙氨酸氨基转移酶 60U/L，白蛋白 24g/L，球蛋白 28g/L。

西医诊断：早期肝硬化。

中医诊断：鼓胀。

中医辨证：湿毒久羁，气血瘀滞，肝脾损伤。

治法：开肺气，利三焦，化瘀通气。

处方：疏肝开肺汤加味。

柴胡 10g	郁金 10g	川楝子 10g	栀子 10g
䗪虫 10g	椒目 10g	当归 15g	葶苈子 15g
赤芍 30g	丹参 30g	茵陈 30g	大叶金钱草 30g
白术 30g	紫菀 9g	桔梗 9g	

每日 1 剂，水煎服。

二诊：上药服 14 剂，小便量多，腹部已松，足肿渐消，纳可眠佳。

处方：

柴胡 10g	当归 10g	郁金 10g	川楝子 10g
栀子 10g	䗪虫 10g	赤芍 15g	丹参 15g
茵陈 15g	葶苈子 15g	生牡蛎(先下)30g	大叶金钱草 30g
白术 30g	椒目 3g	紫菀 9g	桔梗 9g

水煎服。

三诊：上药服 14 剂，腹水已消，胁痛亦除，面部淡黄而润，口唇变红，精神佳，肝功能：麝香草酚浊度试验 5U，丙氨酸氨基转移酶 20U/L，白蛋白 40g/L，球蛋白 30g/L。

处方：上方减去茵陈、栀子、大叶金钱草、椒目，改白术为炒白术 50g。

10 剂，间日水煎服。连续 2 个月，自觉无不适，肝功能结果亦正常。

随访 3 年，已如常。

(2004 年《山西中医》)

【诠解】 疏肝开肺汤中柴胡、赤芍、当归、丹参、郁金以治肝血之本，补肝体；柴胡、川楝子泄肝气、调肝用；茵陈、栀子、大叶金钱草清肝退黄；䗪虫、生牡蛎化瘀软坚散结；葶苈子、椒目通利水道；紫菀、桔梗开利肺气是本方之特点，在治肝治血的基础上，使三焦通利，利水消胀。此案肝病多年，易致脾虚，加之肝硬化腹水，水湿之邪充斥，损伤中土，故方中重用白术。因白术一药，不仅具有健脾燥湿之功，还有利小便、退水肿、化血结之效，而且白术用量宜重 (30~90g)，大剂量白术以补开塞，培中伐邪，既具坤静之德，又有乾健之运，配合诸药，升清阳，泄浊阴，散血结而鼓胀自消。

杨继荪医案

（清热化浊蒲公英，健脾利湿薏苡仁）

王某，男，60岁。1992年4月23日会诊。

主诉：肝硬化、肝脾肿大、脾功能亢进症，行脾切除术后50日。

因患乙型肝炎、肝硬化、脾肿大、脾功能亢进行脾切除术后，伴腹胀、乏力、纳差，住院治疗。入院后检查：血小板 $23 \times 10^9/L$，白细胞计数 $3.2 \times 10^9/L$，中性粒细胞0.70，血红蛋白84g/L，黄疸指数8U，硫酸锌浊度试验10U，白蛋白29g/L，球蛋白25g/L，癌胚抗原6.2U。B超：腹水少量。西药用能量合剂、氨基酸、诺氟沙星，中药用清热疏理、益气养阴之剂。适逢杨老查房，即请杨老会诊。

诊查：少气乏力，腹大，胀满，纳呆，口苦而干，面色萎黄，舌质红，苔黄厚腻而糙，脉弦。

西医诊断：乙型肝炎，肝硬化腹水，脾切除术后。

中医诊断：鼓胀。

辨证：肝脾不和，气滞作胀，血行不畅，术后气血仍郁滞不行，故水停湿阻。脾虚湿胜，精微无以化生，故面色不华，少气疲怠，舌红，苔黄腻，脉弦为湿热内蕴、邪浊壅阻之象。

治法：清热化浊，理气活血。

处方：

黄连4g	蒲公英30g	厚朴12g	佩兰12g
丹参30g	丝通草6g	炒橘皮9g	炒山楂12g
神曲12g	鸡内金12g	鲜芦根30g	炒谷芽30g

水煎服。

6剂药后苔净，精神好转，脉细。上方去通草、蒲公英、鸡内金、炒山楂，加鲜石斛、生薏苡仁、夜交藤各30g，淡竹叶12g。

7剂药后腹胀减轻，口已不干，尚有嗳气反酸，大便正常，苔黄腻而厚，脉细弦。

处方：

厚朴 12g	黄连 4g	鸡内金 9g	炒枳壳 12g
佩兰 9g	炒陈皮 9g	炒谷芽 30g	蒲公英 30g
茯苓 15g	姜半夏 9g	炒薏苡仁 30g	

水煎服。

7剂药后腹胀明显减轻，纳食见增，且有馨味，病情稳定。舌苔黄糙，脉细弦。复查血糖 4.9mmol/L、血红蛋白 84g/L，血小板 9.1×10^9/L，血白细胞 3.2×10^9/L，白蛋白 28g/L，球蛋白 28g/L，甲胎蛋白 3.0μg/ml。上方去茯苓、鸡内金、薏苡仁，加煅白螺蛳壳 30g，藿香 9g，炒杜仲 15g 善后。

（《杨继荪临证精华》）

【诠解】 患者乙型肝炎、肝硬化、脾功能亢进、脾切除术后 50 日，伴有少量腹水。术后气血瘀滞，故水湿停留；脾虚不运，精微不布，则面色不华，少气疲怠；舌红，苔黄腻，脉弦为湿瘀化热、邪浊壅阻之象。杨老以清热化浊、理气活血法治疗，以大剂蒲公英清热化浊，生、炒薏米健脾利湿，辅以利湿行气活血之品，针对"湿、热、瘀、毒、虚"之病理因素，使病情稳定好转，精神转佳，纳增而食有馨味。再用健脾益肾调治善后。

万文谟医案

（清热利湿兼健脾，活血利水益母草）

田某，男，34 岁，工人。1973 年 12 月 13 日初诊。

患者 1971 年发现患急性黄疸型肝炎，住院 3 个月好转，出院后又见肝功能反复异常。1973 年 12 月 13 日因黄疸、腹水、肝功能损伤收住医院。望其面目一身尽黄，皮肤黄如橘色，腹部胀大如鼓（腹水），腹壁青筋显露（静脉曲张），苔黄腻，舌红边紫，舌体略胖。闻其呻吟痛苦，无特殊臭味。问其胁肋（肝区）隐隐刺痛，头晕目眩，疲乏无力，腹胀纳差，口苦微干，小便黄而短少，大便通而不畅。切其六脉弦滑，下肢指压凹陷，腹部叩诊明显移动浊音。肝功能：黄疸指数 35U，碘试验（＋＋＋），麝香草酚浊度试验 20U，硫酸锌浊度试验 20U，丙氨酸氨基转移酶（谷丙转氨酶）300U/L（金氏法），白蛋白 22.9g/L，白蛋白∶球蛋白为 0.88∶1。超声波检查：肝上界 6 肋间，右肋下 3cm，剑突下 4cm，厚 9cm，密集微小波，进肝波呈齿状，脾大 3cm，厚 4cm，仰卧腹水液平 3~4cm。

西医诊断：肝炎后肝硬化并腹水，肝细胞性黄疸。

中医诊断：鼓胀，黄疸。

中医辨证：湿热久蕴，肝脾损伤，气血阻滞，络脉瘀滞，水液停聚中州，胆汁外溢周身。

治法：清利湿热，活血化瘀，健脾行水。

处方：

党参 30g	虎杖 30g	茵陈 30g	白花蛇舌草 30g
金钱草 30g	白茅根 30g	益母草 30g	茯苓皮 30g
大腹皮 15g	苍术 15g	白术 15g	马鞭草 15g
大黄 9g			

另以牵牛子 30g，炒黄为末；蝼蛄 15g，陶器上烤黄为末。共同拌匀，分 6 次口服，每日 1 次。

上药服 58 剂，目黄明显减退，腹水减少，腹胀减轻，纳食好转，苔薄黄，舌边瘀紫，脉弦细，拟法如前。

处方：

党参 30g	虎杖 30g	茵陈 30g	白花蛇舌草 30g
茯苓 30g	益母草 30g	白术 9g	昆布 9g
海藻 9g	郁金 9g	大黄 9g	

上药服 8 剂，目黄身黄退净，腹水尚有少许，纳食，精神日渐好转。拟法以健脾利湿、活血软坚为主。

处方：

黄芪 30g	党参 30g	桑寄生 30g	茯苓 30g
鳖甲 30g	益母草 30g	桃仁 9g	红花 9g
陈皮 9g	昆布 9g	海藻 9g	大黄 9g

上药服 30 剂，复查肝功能：黄疸指数 7U，碘试验（＋＋），麝香草酚浊度

试验20U，硫酸锌浊度试验18U，丙氨酸氨基转移酶正常，白蛋白为30.5g/L，白蛋白:球蛋白为0.97:1。4月27日出院。共住院135日，服药106剂，输血浆2次，每次200ml。出院时腹水不显，肝脾肿大未见消退。5月18日又见少量腹水，下肢微肿，大便日行1~2次，坚。佐以清利。

处方：

黄芪30g	党参30g	茯苓30g	金钱草30g
白花蛇舌草30g	半边莲30g	丹参30g	鳖甲30g
益母草60g	白术15g	泽兰15g	阿胶9g
香附9g	炮姜6g	桂枝6g	

上药服30剂，以后服药略有增损，至1975年年初，肝功能逐渐恢复正常，腹水未见再起，并恢复工作。1976年春季肝功能异常，丙氨酸氨基转移酶56U/L（赖氏法），还发现乙型肝炎表面抗原及乙型肝炎表面抗体阳性1次，仍坚持以上中药治疗，至1980年以后未见肝功能异常。发现乙型肝炎表面抗原阳性，始渐停药。1990年6月26日，B超提示为肝硬化恢复（肝内光点稍粗，边缘整齐，血管走向清晰。囊壁光滑，胆囊内未见异常回声。脾厚4cm）。肝功能：黄疸指数4U，麝香草酚浊度试验5U，丙氨酸氨基转移酶正常，白蛋白44.2g/L，白蛋白:球蛋白为2.1:1，自觉纳食、精神如常。

（《肝病相关证治》）

【诠解】 本案病邪虽盛，但正当壮年，脾气未绝，故初以清热解毒、利水活血为主，待黄疸、腹水好转以后，又以健脾益气为主，活血化瘀贯彻始终，前后服药近千剂。《杂病源流犀烛·肿胀源流》认为："鼓胀病根在脾"，《灵枢·经脉》认为足太阴"虚则鼓胀"，《医门法律》言："凡癥瘕、积块、痞块，即是胀病之根。"均说明了鼓胀的发生与脾虚和血瘀关系密切，故而对本案患者治疗中，以健脾益气、活血化瘀之品应用更久，而收效较佳，且颇稳定。另一方面，患者秉性恬淡，饮食有节，起居有常，对大夫信心较大，也是长达18年之久的疾病得以临床症状稳定的重要因素。

四、气滞血瘀水停

关幼波医案

（补气促血行，血行水自利）

刘某，男，51岁。初诊日期：1958年5月5日。

患者1年多来，自觉腹胀，阴囊及下肢肿胀，曾经医院检查确诊为肝硬化腹水。

现症：胃脘胀满，精神不振，食纳不佳，睡眠不安，小便黄少色如浓茶。检查有明显腹水征，腹围83cm，肝脾未触及，下肢有明显指凹性水肿，化验检查：麝香草酚浊度试验20U，白蛋白19g/L，球蛋白29g/L。舌苔白，舌质暗淡，脉沉弦细。

西医诊断：肝硬化腹水。

中医辨证：肝郁血滞，水湿内停。

治法：活血化瘀，利湿行水消胀。

处方：

茵陈12g	赤苓15g	通草3g	泽泻10g
杏仁10g	橘红10g	当归12g	牛膝6g
生姜皮3g	杭白芍15g	丹皮12g	生芪30g

治疗经过：5月22日，服上方15剂后，小便量逐渐增多，精神好转，睡眠、食纳好转，检查腹围75cm，移动性浊音不明显，下肢浮肿消失，查血：麝香草酚浊度试验5U，凡登白试验阴性，血胆红素1.71μmol/L，白蛋白35g/L，球蛋白26g/L，继服上方门诊观察。

（《关幼波临床经验选》）

【诠解】　本案诊断为肝郁血滞，水湿内停之鼓胀，病因肝失疏泄，气机不利，血液瘀滞，木郁克土，脾失健运，水湿内停所致。关老治疗时，首先重视生芪、当归养血益气，方取补血汤之意，使之气充血行，且以牛膝、白芍合当归养血柔肝，又以杏仁、橘红化痰通络，继以赤苓、通草、茵陈、生姜皮、泽泻利湿行水，佐丹皮凉血活血，旨在活血行气，化痰以助水行。符合"治水先治气、气行水自制"的原则，所谓治气，也是广义的治气概念，如若气虚，必须补气，气足才能催动血行，否则单纯行气反而伤气，一味活血反而耗血，更不利于血行，所以方中虽无行气之品，但是以补气为治，仿王清任补阳还五汤之要旨，补气促血行，血行水自利，即所谓"血不利则为水"，故虽无峻逐水湿之剂，但于服药后小便量增多，腹水减少，下肢浮肿消失，非但症状改善，肝功能也趋于恢复。

张镜人医案

（肝脾失和湿浊留，健脾清利泄浊阴）

王某，女，36 岁。初诊日期：1982 年 4 月 20 日。

主诉：腹胀，纳差，腹部渐大七八个月。

病史：素有慢性肝病史。近七八个月，腹部渐渐膨隆，腹胀，纳食少馨，时有泛恶，头晕，口燥，胸闷，有时右胁少舒，小溲少利，下肢可见凹陷性水肿，腰酸。舌苔薄腻少润，脉细滑。查体：腹部有移动性浊音，肝未及，脾胁下 2～3cm，腹围 76cm。

检查：超声波示：肝进波前见液平 1.5cm，肝区前较密微小波，腹侧见液平波 3cm。肝功：麝香草酚浊度试验 6.8U，白蛋白 37g/L，球蛋白 20g/L，血蛋白电泳：α：46.0%，γ：28.9%。尿常规：蛋白（＋），红细胞（＋＋＋），红细胞（2～3）。血小板 75×10^9/L。凝血酶原时间 71%。食道钡透：轻度食道静脉曲张。

西医诊断：肝硬化腹水，脾功能亢进症，血尿待查。

中医诊断：鼓胀。

中医辨证：肝脾失和，水湿滞留。

治法：健脾利水，养血柔肝，清热益肾。

处方：

炒白术 9g	茯苓皮 15g	丹参 12g	赤芍 9g
白芍 9g	炒山药 9g	薏苡仁 30g	石韦 15g
大蓟 30g	小蓟 30g	八月札 15g	青皮 5g

陈皮 5g　　　　　制半夏 5g　　　　陈葫芦 15g　　　　川椒目 5g

旱莲草 15g

14 剂。

二诊：1982 年 5 月 4 日。小溲增加，腹胀肢肿减轻，低热，头晕，右胁胀满，脉细滑，苔薄腻，上法再进。

处方：上方加水炙银柴胡 5g、炒蒿梗 9g、仙鹤草 30g、生蒲黄 9g（包）。（14 剂）

随访前后服药 2 月余，症情减轻。超声波检查未见明显液平段。腹围缩至 70cm。血白蛋白 47g/L，球蛋白 28g/L，血小板 93×10^9/L。凝血酶原时间 100%。尿常规：蛋白（＋），红细胞（＋＋）。以后转门诊治疗。

（《中国百年百名中医临床家丛书·国医大师卷·张镜人》）

【诠解】 本案慢性肝病既久，终至肝失疏泄，脾失运化，肾失气化，气机不利，气滞、水湿、瘀血蕴结腹中，形成鼓胀。张老抓住中州，健脾利水，清热凉血，兼顾肝肾，从而使病证获得转机。方中术、苓、山药、薏苡仁健脾利湿，丹参、赤白芍、石韦、大蓟、小蓟清热活血凉血，陈葫芦、川椒目温肾阳、利小便，反佐寒凉药性，八月札疏肝解郁，制半夏降逆止呕，旱莲草滋补肝肾，凉血止血。全方共奏健脾利水、清热益肾之功。二诊时出现低热、头晕，考虑为阴血不足，虚热内生，加入仙鹤草止血解毒，兼治脱力劳伤，银柴胡、炒蒿梗清虚热，生蒲黄活血祛瘀、凉血、利小便。

印会河医案

（开肺气通利三焦，利水湿化瘀软坚）

谢某，女，成年。1976 年 6 月 2 日初诊。

患者患肝病 10 余年，1976 年 3 月出现腹水，在某院住院治疗 40 余天，腹水一直未消，症见肝区隐痛，尿少便结，头晕乏力，心悸气短，厌油纳差，面色萎黄，腹胀如鼓，脐突，舌质青紫，苔少，脉弦细。

西医诊断：肝硬化腹水。

中医诊断：水鼓。

治法：化瘀软坚，开利三焦。

处方：化瘀通气排水方加减。

柴胡9g	红花9g	蟅虫9g	赤芍12g
当归10g	桃仁10g	川楝子10g	丹参15g
葶苈子15g	生牡蛎24g	桔梗6g	椒目6g

服5剂后，小便增多，腹胀减轻，大便未解。前方减红花，加紫菀、大黄各9g。服10剂后大便通，小便利，诸症明显减轻。前方略有增减，继服以求痊愈。

（1990年《国医论坛》）

【诠解】　肺为水之上源，能通调水道、下输膀胱，主一身之气，肺的宣发肃降功能对于体内水液的输布、运行和排泄起着疏通和调节的作用，根据"上窍开则下窍自通"的道理，治疗鼓胀，开宣肺气，犹如提壶揭盖，常加桔梗、杏仁、紫菀等，有助于水道之通畅；小便通利，则鼓胀得消。张仲景《金匮要略·水气病》谓："经为血，血不利则为水"，以及喻嘉言在《医门法律》中所说的"胀病不外水裹、气结、血瘀"，均明确指出血瘀与水胀关系密切。印老在治疗气鼓时，常喜用开肺气利三焦的药，如桔梗、紫菀、枇杷叶等。治疗水鼓时，常喜用利水道通三焦的药，如椒目、葶苈子、大腹皮等。并与理气活血、软坚散结药合用，标本兼治，常明显提高疗效。

章真如医案

（行气化湿利水法，方选宽中达郁汤）

李某，男，46岁，工人。1984年5月11日初诊。

患者腹胀如鼓，下肢浮肿半月余，1983年4月因胃溃疡到市某医院手术治疗，术中发现肝脾肿大，即做肝组织取样病检，诊断为"肝硬化"。手术后胃痛消失，以后逐步发生腹胀，食欲不振，四肢乏力，肝功能：谷丙转氨酶42U/L，碘试验（＋＋），总蛋白64g/L，其中，白蛋白26g/L，球蛋白38g/L。B超检查为肝硬化腹水。诊见形体瘦，面色不华，腹胀膨隆，下肢轻度水肿，脉弦细，舌暗红，苔薄黄，巩膜无黄染，腹围83cm，质硬，脾左胁下5cm，叩出移动浊音。

西医诊断：肝硬化腹水；鼓胀。

辨证：肝郁气滞，血瘀水聚。

治法：疏肝解郁，行气利水。

处方：宽中达郁汤。

广木香 10g	当归 10g	赤芍 10g	蚕沙 10g
香橼皮 10g	柴胡 10g	鸡内金 10g	白茅根 10g
厚朴 10g	大腹皮 10g	枳壳 10g	鲜葱 5 根

5 剂。

服药后下肢浮肿消退，腹胀稍减，食欲增加，小便尚多，舌脉同前，再守上方加白术 10g。服上方 10 剂后，小便明显增多，腹胀大减，大便秘结，B 超检查侧腹可见 1.0cm 液性暗区，腹围 78cm，药已有效，再守上方加牵牛子 10g。服上方 15 剂，腹胀消失，食欲、精神好转，腹围 74cm，肝功能检查：谷丙转氨酶恢复正常，总蛋白 62.0 g/L，球蛋白 25 g/L。B 超检查未见腹水，脾在肋下 3.5cm，脉弦细，舌质暗红，苔薄白，再拟疏肝扶脾。

处方：

广木香 10g	柴胡 8g	香橼皮 10g	蚕沙 10g
白术 10g	茯苓 10g	鸡内金 10g	厚朴 10g
当归 10g	郁金 10g		

水煎服。

服上方 30 多剂，饮食正常，工作、学习如常人，嘱其用逍遥散和鳖甲煎丸，调理善后。

（《中医临床家章真如》）

【诠解】　鼓胀虽病因繁多，病位各异，而其病机关键在于肝、脾、肾三脏的功能障碍。肝气郁结，气滞血瘀，遂致脉络壅塞，这是形成鼓胀的一个基本因素。本案系肝郁气滞，肝脾不和，气滞湿阻，升降失司，浊气充塞，脉络痹阻，水气内停所致，故拟疏肝解郁、行气利水为法，选用何廉臣先生所拟宽中达郁汤化裁，加牵牛子逐水利湿，腹水渐消，后期则以补脾为主，调治后天之本，可望康复。本案患者体质条件尚可，发生腹水较早，治疗及时，疗效才佳。对体质差、病程长者，疗效差。章老历来以宽中达郁汤为主，随症加减，治疗不少病例，皆收预期效果。必须指出，本病容易复发，患者必须注意劳累、饮食、情绪的影响，病后常以调肝脾为法，以冀巩固，防止复发。

胡建华医案

（气郁血滞腹水停，效法己椒苈黄丸）

秦某，女，39 岁，1976 年 2 月 12 日初诊。

患者发现患肝病已有 3 年，去年 11 月浮肿加剧，并出现腹水，在山东省某县诊治，诊断为"肝硬化腹水"。当时曾用双氢克尿噻等西药治疗，腹水一度消退。现胸脘痞塞不舒，腹胀满疼痛，胁痛，嗳气，纳食甚少，烦躁，下肢浮肿，按之凹陷，小便短赤，大便干燥，月经量多，晚上肌肤灼热，脉沉细带弦，舌麻痛，质青紫。昨日在某医院做超声波检查：腹部侧卧位见液平面，最宽 2.5 格。

中医辨证：情志怫逆，以致肝失条达，气血郁滞，络脉瘀阻，水气停聚。

治法：化瘀利尿，清热通腑。

处方：

| 防己 9g | 椒目 6g | 葶苈子 15g | 制川军 9g |
| 莪术 9g | 枳实 9g | 失笑散（包煎）15g | 丹参 12g |

6 剂。

二诊：1976 年 2 月 19 日。服上方后腹泻 2 天，腹部松动，胀痛减轻，尿量增多，浮肿亦退。仍有轻度胸闷，晚上自觉发热。舌质紫已减，脉沉细，再守原法治疗。

处方：

| 防己 9g | 椒目 9g | 葶苈子 15g | 制川军 12g |
| 莪术 9g | 枳实 9g | 失笑散（包煎）15g | 延胡索 12g |

7 剂。

三诊：1976 年 2 月 26 日。每天排出两次黑色大便，颇觉舒适，腹胀续减，胸胁偏右隐痛，月经来临且量多，精神较前振作。守上方制川军改为 9g，加郁金 9g。7 剂。

四诊：1976 年 3 月 4 日。尿量续增，浮肿全退，大便每天 1 次，色黄不黑，胸胁仍觉隐痛，嗳气则舒。胃纳明显增加，初诊时每日仅食 3 两，最近每日食 1

斤2两，脉沉细，舌质青紫，苔根腻。今日本院做超声波检查：肝肋下及剑突下均2.5cm，脾肋下刚触及，肝较密微小波，无腹水。单用中药治疗20余天，气血流行渐畅，水气得以下行，病势已有起色。再予疏肝理气化瘀法。

处方：

防己9g	葶苈子15g	制川军9g	延胡索12g
川楝子9g	丹参9g	煅瓦楞30g	制香附9g
失笑散（包煎）12g			

7剂。

医嘱：胃纳虽增，但需控制食量，每天以不超过9两为宜。

（《古今名医临证金鉴·黄疸胁痛鼓胀卷》）

【诠解】 胡建华教授治疗肝硬化腹水时，在腹大胀满，二便不利，邪势壅盛，正气尚未大衰之际，常以逐水祛邪为主。但腹水形成，多与肝郁气滞，血瘀络阻有关，因此逐水利尿，必须与活血化瘀之剂同用，则隧道通利，水液始得下行。否则，单纯利尿，其效不大。

本病例患肝病已3年，再度出现腹水，中医属"鼓胀"范畴。所见各症，均为血瘀阻络，水气停聚，兼有气郁化火之象。治疗以化瘀利水、清热通腑为主，用《金匮要略》己椒苈黄丸加味。方用防己、椒目、葶苈子利尿，制川军逐瘀通腑，莪术、枳实、丹参、失笑散化瘀消癥，使气血畅行，脉络疏通，则水道得以通利。治疗本病时，如单纯用利尿剂，初则尚有小效，久则作用不大。只有从化瘀着眼，才能充分发挥利尿剂的作用，利尿剂还需与通腑药配合，使水分从二便下行，则腹部痞满之症，自能渐渐消退。由于本例患者月经过多，不用桃仁、红花之类，而选用既化瘀又止血的失笑散、活血养血的丹参，取其祛邪而不伤正，因而获得满意的疗效。

五、脾虚水停

邓铁涛医案

（肝郁脾虚瘀水停，补气利水四君子）

刘某，女，50岁，外籍华人。1983年年初就诊。

　　患者自述患肝炎多年，由于失治，病情发展，遂成肝硬化，在广州某医院住院治疗。虽经西药护肝、静脉注射血清白蛋白时达2周之久，但病情未见明显好转，反而日渐加重，出现腹水。肝功能：麝香草酚浊度试验6U，麝香草酚浊絮状试验（＋＋＋），硫酸锌浊度试验16U，丙氨酸氨基转移酶400U/L，总蛋白46g/L，白蛋白20g/L，球蛋白26g/L。B超：肝脾肿大，肝硬化。病情有急转直下之势，乃邀邓老会诊。患者症见精神不振，神疲气短，说话有气无力，纳差，形体瘦弱，胁肋胀痛，肋下癥块，舌质淡，苔白，脉沉弦细无力。

　　西医诊断：肝硬化。

　　中医诊断：鼓胀。

　　中医辨证：脾虚肝木克土，血瘀邪实。

　　治法：健脾为主，佐以理气活血利水。

　　处方：四君子汤加减。

　　医治1个月，精神日振，胃纳渐进，胁肋胀痛大减，腹水消退，临床诸症好转。后转来本院治疗。邓老重用党参、白术、云苓、黄芪，加强实脾，继守前法，佐以补益肝肾，用楮实子、女贞子等，再进药2个月，面色红润且有光泽，体重增加，肝脾回缩至常态，肝功能复查：麝香草酚浊度试验2U，麝香草酚浊絮状试验（＋），硫酸锌浊度试验9U，丙氨酸氨基转移酶在正常范围，血清总蛋白60g/L，其中，白蛋白36g/L，球蛋白24g/L。B超：肝脾无肿大。

　　出院后随访1年余，病情稳定，肝功能多次复查均属正常范围，能自理家务，参加工作。

（《邓铁涛临床经验辑要》）

　　【诠解】 邓老治疗肝病，善从脾胃论治，临床用药既有东垣之法，又有他本人的独特见解，其原则有四：肝木克土，治当实脾；理气活血，病从脾治；清利湿热，扶脾固本；滋水涵木，补益肝肾。本案肝硬化腹水，以四君子汤为主以补其正气，益其脾胃，随证配用补益肝肾、活血化瘀的有关药物，补气促血行，肝肾同源，补先天以养后天，如黄芪、当归、楮实子、女贞子。

周仲瑛医案

（脾虚不运病鼓胀，健脾利水药平和）

陈某某，女，43 岁。2005 年 3 月 10 日初诊。

患者于 2003 年 10 月被诊断为"肝硬化腹水，脾功能亢进症"，脾已手术切除。刻下：肝区时痛，晨起手指中间关节僵痛，腹胀有气，食纳平平，白带量中等，有异味，大便偏烂，月经后期，面色晦黯，尿黄，苔黄质暗红，脉小弦滑。近日检查：谷草转氨酶 54U/L，白蛋白 33.4g/L，球蛋白 45g/L，HBsAg（+）。

中医辨证：肝郁脾虚，湿热瘀滞。

处方：

太子参 10g	生白术 12g	茯苓 15g	黑料豆 10g
路路通 10g	泽兰 15g	泽泻 15g	冬瓜子 10g
冬瓜皮 10g	生苡仁 15g	怀山药 12g	大腹皮 10g
炙鸡内金 10g	炒谷芽 10g	炒麦芽 10g	

二诊：2005 年 3 月 25 日。肝区时胀，腹部亦胀，矢气为舒，下肢浮肿稍退，带下减少，食纳平平，大便偏烂，日 1~2 次，尿量尚可，苔薄白腻罩黄，舌质暗红隐紫，脉小弦。

处方：上方加潞党参 10g，砂仁（后下）3g，楮实子 10g，蒲公英 15g，玉米须 15g。

以后在此基础上再加鳖甲、丹参，调治到 2005 年 6 月 17 日复诊时，腹已不胀，下肢不肿，大便已正常，肝区偶痛，食纳尚可，苔黄薄腻质红，脉小弦滑。继续按前述思路治疗，以资巩固。

（《周仲瑛教授鼓胀临证医案心法》）

【诠解】 本案鼓胀，胀势稍缓，表现为胁痛、腹胀有气，矢气则舒，伴有下肢浮肿，同时出现纳谷不香、大便偏烂，病属气胀为主，但属脾虚失运，肝郁气滞，乃土壅木郁之证。故治疗采取治脾为中心，太子参、党参、白术、茯苓、怀山药、鸡内金、砂仁、炒谷麦芽等益气健脾，黑料豆、路路通、泽兰、泽泻、冬瓜子、冬瓜皮、生苡仁、大腹皮、玉米须等行气渗湿利水，后用鳖甲、丹参滋阴软坚化瘀，整个用药过程颇为平和，也取得了良好效果。重在健脾者，盖因

"诸湿肿满，皆属于脾"，《灵枢·经脉》认为足太阴"虚则鼓胀"故也。

张琪医案

（健脾行气促利水，加味茯苓导水汤）

1994 年 1 月治一冯某，肝炎后肝硬化腹水（中等量），症见腹胀满，尿少，大便稍溏薄，不欲食，脾于肋下三横指，肝功改变明显，血浆总蛋白低，白球蛋白比例倒置，总胆红素高，谷丙、谷草转氨酶高，巩膜轻度黄染，脉沉弦，舌淡紫，苔腻。给予自拟方"加味茯苓导水汤" 15 剂，尿量增多，一昼夜 2500 ~ 3000ml，腹水全消，腹胀满消除。后继以软肝消坚、益气血、健脾之剂调治 5 个月，肝功能全部恢复正常，脾回缩至正常，已上班工作多年。

（《中国百年百名中医临床家丛书·国医大师卷·张琪》）

【诠解】 肝硬化失代偿期，小至中量腹水时，若患者表现面色萎黄，腹部胀满，便次增多，量少或溏泻，尿少，手不温，舌苔白腻或舌质淡，脉弦细等，多按脾虚气滞水蓄辨证，治疗用加味茯苓导水汤健脾行气利水。药物组成：白术25g，茯苓30g，猪苓20g，泽泻20g，广木香10g，木瓜15g，槟榔20g，砂仁10g，紫苏15g，陈皮15g，枳壳15g，党参20g，甘草10g。

本方以四苓利水除湿，槟榔、紫苏、枳壳、木香、砂仁、陈皮等行气消胀，气行则水行，尤以重用参、术、苓益气健脾，助其运化，对脾虚气滞水蓄，此方甚效。如见手足寒或畏寒肢冷，可加附子、桂枝以助脾肾阳气。

肝硬化腹水，临床虽以湿热中阻偏多，但在腹水量小或中等量时，亦有因脾虚气滞水停者，因此临证中，张琪教授审视病情，明辨寒证及热证，抓住病证的主要矛盾，在虚实夹杂的复杂病情中，果敢用药，药中病机，故能取得佳效。

王祖贤医案

（脾虚瘀水停，善用徐长卿）

曹某，男，55 岁。1988 年 9 月 27 日初诊。

患者脘胁胀满隐痛 2 年，加重 1 个月，伴腹部胀大，纳谷减少，尿少肢肿，面色晦黯，倦怠乏力。舌淡红，有瘀斑，苔白，脉沉细。查：腹围 92cm，肝肋下 3cm，剑突下 3.5cm，质中，腹水征（＋）。肝功能：麝香草酚浊度试验 16U，谷丙转氨酶 106U/L；白蛋白 36g/L，球蛋白 30g/L。B 超示腹水中等量。

西医诊断：肝硬化，腹水。

中医辨证：肝郁脾虚，血脉瘀阻，水湿内停。

治法：行气活血，利尿消肿，健脾扶正。

处方：

徐长卿 25g	柴胡 10g	三棱 10g	当归 15g
牵牛子（研）15g	车前子（包）18g	大腹皮 24g	茯苓皮 30g
黄芪 30g	白术 18g	郁金 18g	甘草 6g

3 剂后，胀痛减轻，小便增多，腹围 88cm。上方徐长卿、白术各改为 30g，牵牛子改为 20g，续服 16 剂，脘胁胀痛锐减，精神转佳。B 超复查，未见腹水。原方去牵牛子、车前子、茯苓皮、大腹皮，加党参 24g，莪术、桃仁各 10g，炙鳖甲（先煎）15g，调治月余，肝回缩至肋下 0.5cm，剑突下 1.5cm，肝功能复查正常。

（《名医经典医案导读》）

【诠解】　水鼓病机，多为久病脾虚，运化乏力，肝郁血瘀，脉络壅塞，水湿内停。行气活血，利水消肿，健脾扶正乃其治疗大法。徐长卿、柴胡、三棱、郁金行气活血；牵牛子、车前子、大腹皮、茯苓皮利水消肿；生黄芪、白术补气健脾利水，以补药之体，奏攻药之用，培中伐邪，两恰其宜；当归、莪术、桃仁、炙鳖甲活血补血、软坚散结，治疗肝脾肿大。本病病程缠绵，病情复杂，虚实夹杂，宜正虚邪实二者兼顾。徐长卿通经活血，《吉林中草药》谓其"利尿"，盖集行气活血、利水消肿、益气扶正等功效于一身，故为治水鼓不可多得之良药。

郑荪谋医案

（升麻泽泻升清降浊，归芍甲类柔肝软坚）

陈某，女，60 岁。1973 年 11 月 7 日初诊。

患者既往有"迁延性肝炎史"。近 5 个月来，心悸、疲乏无力，食欲不振等症状加剧，并出现脘胀胁痛，腹部逐日膨隆，齿龈出血，经检查肝肋下3cm，脾肋下6cm，腹部有移动性浊音。谷丙转氨酶30U/L，麝香草酚浊絮状试验（＋＋），硫酸锌浊度试验15U，麝香草酚浊度试验11U。超声波见较密微波伴有低小波，腹水中未找到癌细胞，某医院给予保肝、止血、利尿等对症处理，并配合中药治疗。口服螺内酯片，肌内注射水解蛋白等药，腹围曾一度缩小，但停药复发，再服上药无效，因病情未能控制，腹部逐日膨隆，始来本院门诊求治。

症见：面色晦暗，精神萎靡，骨瘦如柴，腹胀气促，腹大如鼓（腹围87cm），青筋露绽，纳呆乏味，胁痛便溏，溲赤，舌暗紫，苔根浊，脉细缓。

中医辨证：脾虚气滞，湿浊内阻，肝失条达，血瘀络脉。

治法：疏肝健脾，升清降浊，益气通瘀。

处方：

川升麻2.5g	光泽泻9g	漂白术6g	穿山甲(先煎)9g
醋鳖甲(先煎)18g	潞党参15g	赤芍药9g	当归6g
醋青皮5g	云苓9g	软毛柴5g	咸海藻9g

加减：食不消化加山楂炭9g，川朴5g；胁痛加川楝子9g，延胡索5g。

患者服方20余剂，诸症锐减，于1974年1月19日复查腹部，叩诊移动性浊音消失，腹围缩小至76cm。食欲倍增，腹胀减轻，精神转佳，体重增加，小便清利，已能下地活动，只觉偶有胁部隐痛，苔质转红，脉缓，拟养肝健脾善其后。

当归9g	漂白术6g	软毛柴5g	云苓9g
苏薄荷3g	北沙参9g	寸麦冬9g	生地黄18g
甘枸杞9g	川楝子6g		

嘱经常服用。随访已14年，未再复发。

（《古今名医临证金鉴·黄疸胁痛鼓胀论》）

【诠解】 脾主运化，升清降浊。肝病迁延不愈，日久损伤脾胃，脾运失健，则清不升而浊不降，清浊相混，湿浊内生，瘀血与湿浊相互搏结，胶结难解，致肾脏开合不利，形成顽固性腹水，常病情反复，缠绵难愈。本病与肝、脾、肾三脏有关，但重点在肝、脾二脏。

治疗此病，需先采用升清降浊，健脾益气之法，待精微得以转输而杜绝腹水之根。再配合养血柔肝，软坚散结法以消癥积，收效颇佳。

针对蓄水，立升清降浊、健脾助运之法。本病患者之所苦莫过于腹胀如鼓，既然鼓胀之作源于精微不得转输，清浊相混，则分清泌浊当为治疗之首务。取升麻入阳明，其性主升，可助脾气升清，再佐以泽泻补脾利前阴以降浊。然一升一降必赖于脾胃健运功能为枢，故以党参、白术、茯苓以振脾阳，使精微得以转输，达到水消胀减的目的。但本病既久难求速效，切勿操之过急。

针对气滞血瘀，立柔肝软坚法。本病常见面色黧黑，腹部青筋毕露，肌肤甲错，蜘蛛痣，瘀斑，肝掌，鼻衄，齿衄，甚则吐血、便血等一系列瘀血症状。病虽始于肝郁气滞，然"肝体阴而用阳"，忌刚宜柔，肝体受损，阴血已亏，只宜柔肝养血，软坚散结，切忌疏肝攻伐之品。取当归、白芍、生熟地养血柔肝，柔而不滞，取鳖甲之咸寒软坚，牡蛎、山甲、土鳖虫皆为鳖甲之助，以缓和肝脏急迫之苦。

升清降浊法与柔肝软坚法，在使用过程中，应当相辅相成。因为鼓胀病肝脾俱虚，只是在不同阶段所表现的症状有所侧重而已。一般而言，腹水胀甚，当以升清降浊、健脾助运为主，柔肝软坚为辅；腹水消后，还当辨别其舌苔，苔浊者提示脾气未升，输运未健，仍宜升清降浊，健脾益气，不宜骤转柔肝，苔净者，提示湿浊已化，肝体失用，可以柔肝软坚为主，佐以健脾升清。

临床观察本法用于女性疗效较好，用于男性疗效不甚满意，可能是男子少阴用事，女子厥阴用事，因禀性不同而有所差异耳，志之以俟贤达教正。

陈建杰医案

（血水本同源，活血助利水）

彭某，男性，48 岁，工人。2003 年 10 月 20 日因"反复腹部膨胀 3 年，复发加剧 1 个月"来院就诊。

患者 3 年前出现腹水，经外院一系列检查后诊断为"慢性肝炎，肝硬化腹水，脾肿大"。经用西医保肝利尿等药治疗，效不明显，病情反复，故要求中医中药治疗。体检：慢性肝病面容，形体消瘦，皮肤干枯，贫血貌，颈部、上胸部可见 3 枚蜘蛛痣。腹部膨隆，移动性浊音（＋），肝脾触及不满意，双下肢浮肿。

现症：腹大胀满，按之如囊裹水，脉络怒张，伴下肢浮肿，脘腹痞胀，全身乏力，食欲不振，面色黧黑，形体消瘦，小便短少，舌质暗红，舌边紫斑，舌下青筋迂曲怒张，脉弦涩。

西医诊断：肝硬化腹水。

中医诊断：鼓胀。

中医辨证：肝脾血瘀，脾虚气滞，水湿内停。

治法：活血化瘀，行气利水，益气健脾。

处方：加味下瘀血汤。

黄芪 30g	白术 10g	桃仁 10g	鳖甲（先煎）10g
茯苓皮 10g	丹参 10g	生大黄 6g	枳实 10g
大腹皮 10g	白茅根 10g	槟榔 10g	黑大豆 15g

上方连续服用 60 剂，诸症消失，随访 1 年，未见复发。

（《上海中医药大学曙光临床医学院教学医案选集：临证传薪》）

【诠解】肝主疏泄，脾得肝助，则升降协调，运化功能健旺，所以说："木能疏土而脾滞以行。"脾气健运，则水谷精微充足，肝得以发挥正常功能。所谓"木赖土以培之"。另一方面，肝主藏血，脾主生血统血，脾之运化，赖肝之疏泄，而肝藏之血，又赖脾之化生。二者功能失调，则疾病生焉。

《金匮要略》曰："血不利则为水，血水本同源"，提示"血与水"在生理上相互化生且功用相近，病理上"瘀水关联"。故《血证论》提出"凡调血，必先治水，治水即以治血，治血即以治水"。肝失疏泄，脾不健运，对气、血、水的运化发生障碍，脾气虚行血无力则为瘀滞，脾阳虚温化不足则水湿停留，治疗上活血化瘀，行气利水以治标实，益气健脾以固本虚。本案顾护脾胃，健脾利湿始终贯穿始终。

六、脾虚湿阻

关幼波医案

（久病扶正当为先，活血利水疗鼓胀）

程某，男，35 岁。

患者 3 年前开始腹胀，身倦乏力，消瘦，下肢浮肿，当地医院检查肝脾肿大，有腹水，来京前曾大吐血 1 次，诊断为肝硬化腹水伴有上消化道出血。来京后确诊同上。肝功能：谷丙转氨酶 540U/L，麝香草酚浊度试验 15U，脑絮（＋＋），麝香草酚浊絮状试验（＋＋），钡剂透视未见食道静脉曲张。1962 年 1 月 10 日来我院就诊。当时症见：腹胀胸闷，两胁胀满，睡眠不佳，精神不振，食纳不佳，头痛易怒。检查：外貌消瘦，巩膜皮肤无黄染，蜘蛛痣（－），心肺（－），肝在剑突下三指，质中偏硬，腹围 92cm，有明显腹水征。腹壁静脉怒张。血红蛋白 120g/L，红细胞 4.66×10^{12}/L，白细胞 6.25×10^{9}/L，血沉 40mm（第 1 小时），血小板 192×10^{9}/L。舌苔稍白。脉沉滑。

西医诊断：肝硬化腹水。

中医辨证：脾虚失运，气虚血滞，水湿内停。

治法：健脾益气，活血化痰，行气清热利水。

处方：

焦白术 10g	党参 15g	生芪 15g	当归 10g
茵陈 15g	酒芩 10g	杏仁 10g	橘红 10g
泽兰 10g	王不留行 10g	牛膝 6g	红花 12g
赤芍 12g	白芍 12g	香附 10g	青皮 6g
陈皮 6g	木瓜 12g	大腹皮 12g	蒲公英 15g
败酱草 15g	生姜 3g	厚朴 10g	车前子（包）10g

治疗经过：1 月 17 日，服药 7 剂后腹胀减轻，右胁痛，精神不佳如前。按上方继服 1 个月后，腹围减为 80cm，腹水征已不明显，移动性浊音消失，精神好转，身倦仍在。1963 年 2 月 8 日在我院复查肝功能，谷丙转氨酶 28U/L，谷草转氨酶 10U/L，胆红素 6.84μmol/L，黄疸指数 6U，麝香草酚浊度试验 17U，脑絮（＋＋），高田反应（＋＋）。按上方略加减服药 3 个月后肝功复查，转氨酶已趋于正常，麝香草酚浊度试验 12U，脑絮（＋＋），麝香草酚浊絮状试验（＋＋），白蛋白 38g/L，球蛋白 29.5g/L。

加减用药：党参、白术、山药、红花、何首乌、泽兰、王不留行、当归、牛膝、青皮、陈皮、川续断、女贞子、桑寄生、鳖甲等药，共服 74 剂，带常服方继服，前后共治疗 14 个月。1963 年 4 月 24 日复查时称病情一直稳定，目前仅觉饭后腹稍胀，腰背微酸，其他无任何不适。谷丙转氨酶10U/L，麝香草酚浊度试验7U，脑絮（－），麝香草酚浊絮状试验（＋），白蛋白46.5g/L，球蛋白25g/L，腹水消失，临床症状基本消失，又观察半年情况稳定。

（《关幼波临床经验选》）

【诠解】　本例系因脾虚，脾失健运，输转失职，水湿内阻，水邪泛溢，升降失职，气道壅阻，故腹胀胸闷，纳差，消瘦，腹水如鼓；血瘀络阻则青筋暴露；肝气郁滞，则胁胀善怒。治以健脾益气为主，药用党参、白术、生芪、当归、杭芍健脾养血柔肝，杏仁、橘红、泽兰、王不留行、牛膝、红花、赤芍活血化瘀，香附、木瓜、青皮、陈皮理气开郁，厚朴、大腹皮宽中消胀，生姜、车前子温脾行水，佐以茵陈、酒芩、蒲公英、败酱草清热利湿解毒。健脾与利水并用，以扶正为主，利水为辅，活血化瘀贯穿始终。

吉良晨医案

（治腹水论从中焦，鸡胚汤健脾助运）

李某，女，32岁。

患者病已4年，腹胀如鼓，如怀孕7~8个月，时感重坠疼痛，纳食多则胀甚，矢气得舒，小便短少，经行正常，脉沉细弱，服保肝药、维生素B_1、维生素B_{12}、三磷酸腺苷等药治疗无效。

西医诊断：迁延性肝炎，腹水。

中医诊断：鼓胀。

中医辨证：脾虚气滞，中焦失运。

治法：健脾理气，运化中焦。

处方：

炒白术18g	生黄芪15g	鸡内金9g	制厚朴12g
炒陈皮9g	生姜片6g	炒莱菔子（打）15g	炒谷芽9g
炒麦芽9g			

药服7剂，腹胀略消，病者舒适，纳食亦好转，继服至30剂，小便增多，腹胀大减，余症若失，因其脉沉细弱，以前方黄芪加倍又进7剂，腹胀又觉轻

减，小便量亦显多。因患者不能在京久留，嘱按方继续服用，后来京告知方药未变，又连进数十剂，腹胀全消，患者纳佳寐安，体力有增，二便如常，4 年鼓胀竟然痊愈。

（《临证治验录》）

【诠解】 本案患者腹胀如鼓，重坠疼痛，矢气得舒，当属气滞作胀之"气鼓"，其纳食不佳，脉沉细弱，则因脾虚失运所致。用方系张锡纯"鸡胵汤"加减，张氏认为："是鼓胀者，当以理脾胃为主也。"吉老认为其病已 4 年，故治此病以白术、黄芪为主，本方所用均系健脾和胃、运化理气之品。以生黄芪补脾益气；白术、鸡内金、炒陈皮健脾醒脾；炒莱菔子降气行滞；炒谷芽、炒麦芽、生姜片、制厚朴和胃理气，以资中焦运化之能。

刘志明医案

（脾虚湿阻鼓胀病，四君子汤平胃散）

何某，女，66 岁，家庭妇女，1973 年 6 月 14 日初诊。

患者自觉腹胀已经 2 个月有余，逐日加重，形体消瘦，疲乏无力，面浮肢肿，食欲减退，泛恶不吐，两胁胀满，嗳气不舒，小便短少，大便秘结。在某医院诊断为肝硬化合并腹水，给予保肝和利尿剂，效果不佳，求治于中医。

现症：患者肝大可及，腹部移动性浊音（＋），肝功能异常，白蛋白 28g/L，球蛋白 30g/L，凡登白试验直接反应阳性。脉迟细，苔薄白。

西医诊断：肝硬化。

中医诊断：鼓胀。

中医辨证：脾虚为本，水湿为标。

治法：补益脾胃，运化水湿。

处方：

党参 24g	苍术 9g	白术 9g	茯苓 12g
桑白皮 9g	泽泻 9g	陈皮 9g	神曲 9g
大腹皮 9g	草豆蔻 3g		

水煎服，每日 1 剂。

二诊：服本方加减 20 余剂，患者腹水消除，腹胀除，以平胃散合四君子汤调理。

三诊：服药 30 余剂，患者病症痊愈，身体健康，停服所有中西药物。

（《中国中医研究院广安门医院专家医案精选》）

【诠解】 肝硬化腹水属于中医鼓胀之范畴，因其胀多在腹部，而四肢无恙，故又称为"单腹胀"。肝硬化腹水的形成，是因为肝之气血郁结不疏，横犯脾土，脾土受克，运化失常，清阳不升，浊阴不降，水谷之精微不能奉养脏腑，水湿之浊阴不能转输排泄，清浊相混，胀乃成，其本为脾虚不运，标为水湿之实。治宜标本兼顾，关键在于健运脾气，而不在分利水湿，脾气一振，水湿自化。朱丹溪云："单鼓胀乃脾虚之甚，正气虚而不能运行，浊气滞塞其中，今扶助正气使之自然健运，邪无所留而胀消矣。"治疗时需要用"大剂量人参、白术，佐以陈皮、云苓、苍术等药"。此患者虽苦于胀急，但是不可用利药以图一快，破气活血，攻下逐水诸法，最易伤脾胃，用之不当不仅腹胀不能消除，反而伤耗正气而犯虚虚之戒，然病初起，尚有可救之机，倘若日久病深，虽竭尽全力亦难图功。

常占杰医案

（脾虚湿阻鼓胀成，健脾利水四君子）

张某，男，45 岁。

患者有慢性乙型肝炎病史 5 年，肝硬化病史 3 年，每于肝功能异常时，用中西医药物治疗，肝功能正常后停药，就诊时肝功能显示：谷丙转氨酶 79U/L，谷草转氨酶 277U/L，γ - 谷氨酰转肽酶 128U/L，碱性磷酸酶 142U/L，血清总蛋白 63.4g/L，其中，白蛋白 31.0g/L，球蛋白 32.4g/L，白球蛋白比为 0.9，总胆红素 34.0μmol/L，结合胆红素 16.1μmol/L，直接胆红素 17.9μmol/L，HBV - DNA < 10^3IU/ml，B 超提示大量腹水形成。胃镜示：食管胃底静脉曲张（重度），可见患者面色苍黄，形体消瘦，腹部膨隆，双下肢轻度浮肿，患者自感腹胀、乏力、纳差、食后胀甚、小便量少、大便稀薄，日行 3 次。

中医诊断：鼓胀。

中医辨证：脾虚湿阻。

处方：

党参 15g	苍术 20g	白术 20g	茯苓 30g
陈皮 12g	牛膝 15g	猪苓 15g	大腹皮 30g
炒薏苡仁 30g	炒山药 20g	川芎 10g	桂枝 8g
汉防己 15g			

配合螺内酯片治疗半个月。腹胀减，小便量增多，大便日 1 次。停用螺内酯片后以该方为主方，随症加减服药 3 个月，肝功能示：谷丙转氨酶 45U/L，谷草转氨酶 68U/L，γ-谷氨酰转肽酶 48U/L，碱性磷酸酶 106U/L，血清总蛋白 59.7g/L，其中，白蛋白 33.0g/L，球蛋白 26.7g/L，白球蛋白比为 1.2，总胆红素 17.9μmol/L，其中，结合胆红素 6.4μmol/L，直接胆红素 11.5μmol/L，胃镜示：食管胃底静脉曲张（中度），B 超示腹腔未见积液，继续用上方加减治疗 2 年，病情平稳。

(2012 年《光明中医》)

【诠解】 常老认为顾护脾胃在肝病的治疗过程中是永恒的主题，以益脾养肝为基本治疗原则，以达到肝脾同治为目的。这一提法是对"实脾"理论的继承与发展：一为补脾，即在患者出现脾虚的情况下，采用甘味之药补脾气、温脾阳、滋脾阴、养脾血，加强脾胃生化气血功能，《金匮要略心典》曰："盖脏病惟虚者受之，而实者不受；脏邪惟实者能传，而虚者不传。"二为调脾，即用调和之法，如清脾热、化脾湿之法使脾气健运起来，以防脾土壅滞，维持脾正常的运化功能。三为缩脾，脾为气血生化之源，木旺乘脾，在补脾与调脾的基础上，加少量活血行血之品以缓解脾功能亢进及食管胃底静脉曲张症状。

常老以四君子汤为主方辨证加减用药，益气养脾、化湿健脾、活血缩脾的同时疏肝养肝以维护支持肝脏功能正常运转。而不是一味见转氨酶高即清热解毒，见鼓胀水肿即攻逐利水，见肝脾肿大即活血破血。

七、肝肾阴虚

周仲瑛医案

（阴虚血瘀腹水留，一味鳖甲帅先行）

黄某，女，58 岁。2006 年 9 月 8 日初诊。

患者于 1992 年因子宫肌瘤手术输血，感染丙型肝炎，1997 年始感胃部不舒，检查发现肝功已有损伤，西医予注射干扰素 3 个月，未见效果。目前患者肝区胁肋胀痛，脾区亦有胀感，腹胀不和，食纳尚可，口稍干，尿黄，大便尚调。苔薄黄腻，舌质暗红，脉小弦滑。近查肝功：谷丙转氨酶 48U/L，谷草转氨酶 66U/L，总胆红素 19.2μmol/L，球蛋白 32.8g/L；HCV – RNA：1.6×10^6 拷贝/毫升。B 超示："肝硬化，胆囊炎，胆囊息肉，脾肿大，腹水"。

中医辨证：肝肾阴虚，湿热瘀阻。

处方：

炙鳖甲（先煎）12g	北沙参 10g	大麦冬 10g	枸杞子 10g
大生地 12g	丹参 12g	茵陈 12g	老鹳草 15g
炙女贞 10g	旱莲草 10g	太子参 10g	焦白术 10g
茯苓 10g	炙草 3g	制香附 10g	广郁金 10g
青皮 6g	陈皮 6g	白茅根 15g	楮实子 10g
炙鸡内金 10g			

7 剂。

二诊：肝区隐疼，胃胀隐疼，平卧后腹中气体走窜，矢气不多，小便不畅，大便尚调，晨起咯痰有血丝，苔黄质暗，口唇暗，脉小弦滑。原方加地锦草 15g，猪苓 15g，泽泻 15g，路路通 10g，沉香（后下）3g，7 剂。

三诊：脘腹痛胀未发，肝区稍胀，时来潮热，烘热阵发，出汗，入睡难，大便偶溏，小便已畅，苔黄质暗红，脉细弦。复查 B 超报告："肝硬化，胆囊炎，脾肿大，未见腹水"。9 月 8 日方加功劳叶 10g，地骨皮 10g，地锦草 12g，夜交藤 20g，路路通 10g，泽泻 12g，7 剂。以后在此基础上调治半年余，诸症不显，病情稳定。

（《周仲瑛教授鼓胀临证医案心法》）

【诠解】 本例患者感染丙型肝炎 10 多年，反复发作，目前黄疸、癥积、鼓胀并见，实属难治之疾。从证候表现特点可知，患者除超声证实有腹水外，尤以脘腹、胁肋胀痛为特征，表明气滞、水湿、瘀毒互结；肝、脾、肾功能俱损，但以肝肾阴虚为主，偏向于"阴虚鼓胀"为主。周老采用滋养肝肾为主，理气、清利湿热、化瘀、软坚诸法并用。方宗一贯煎、四君子汤、二至丸等加鳖甲、茵陈、老鹳草、郁金、丹参、楮实子等组成。二诊症状即见减轻，加用猪苓、泽泻利湿，并配路路通、沉香行气除湿，利水消肿。三诊患者脘腹痛胀基本消失，潮热、烘热等阴虚内热证候显现，故加功劳叶、地骨皮、地锦草等清虚热之品善后。纵观整个治疗经过，紧紧把握阴虚血瘀病机以治其本，兼顾标实加减用药，注意活血贯穿始终，权衡养阴利水，须养阴为主以治其本，利水为辅以治其标，使真水得滋，邪水得祛。炙鳖甲为方中君药，滋肾阴潜肝阳，活血化瘀，软坚散结。常佐使配伍白茅根，该药性味甘寒，具有凉血止血、清热生津、利尿通淋的作用，补利并重。

朱良春医案

（甘淡补脾养肝肾，慢功缓图祛顽疾）

张某，女，32岁。

患者患肝腹水已久，曾有慢性肝炎病史，面色晦滞如蒙尘，因妊娠后期发现两下肢肿未予觉察，分娩后6日，腹仍鼓大如箕，两下肢高度水肿，呼吸短促，纳呆腹胀，小溲赤少，形体消瘦，两颧鼻准部显见血缕，舌红少苔，舌边有瘀斑，脉细弦，查肝功能，麝香草酚浊度试验11U，麝香草酚浊絮状试验（＋＋＋），硫酸锌浊度试验28U，谷丙转氨酶100U/L，B超查肝内光点回声增强增粗，血管网络欠清，触诊肝、脾肋下均扪及3cm，B超诊为肝硬化腹水。

辨证分析：鼓胀隐伏已久，证属肝肾阴虚，肝脾血瘀癖积，水湿凝聚，运化失司。正虚邪实，补正则壅中，攻邪则伤正，法拟攻补兼施，补中祛水，徐图效机。

处方：

庵闾子15g	楮实子15g	怀山药15g	生黄芪12g
党参12g	茯苓12g	炒白术12g	干蟾皮3g
赤小豆30g	葫芦瓢30g		

另嘱每日鲤鱼500g，或鲫鱼500g（去肠杂），加赤小豆100g，清炖（少放盐）佐餐。

治疗经过：服药8剂后，复诊询知，药后尿量增多，腹水逐日消退，胃纳亦增，精神较振，效不更方，原方再进5剂，腹水全消，自觉颇安，嘱服复肝胶囊合"二至丸"气阴双调而收全功。

(《中医临床家朱良春》)

【诠解】 鼓胀已久，又值产后，气血肝肾亏虚更甚，纯补无益，峻攻不耐，故用此方攻补兼施，补中祛水。方中庵䕡子能"化五脏瘀血，行腹中水气"，且入厥阴肝经，微辛微开，微苦微降，行水散血，朱老实践证明治疗肝硬化腹水最为合拍。楮实子益气利水消浮肿，甘寒养阴，补虚养肾，得庵䕡子有温平和调、散结消肿、补中祛水之特点，虽有久服滑肠之说，但有怀山药为伍，则减轻其甘寒滑肠副作用；怀山药甘平，为气阴两补之品，有补脾益肺、固肾涩精、敛带止泻之功，合参、苓、术补脾健中以助运化。生黄芪、茯苓、赤小豆、葫芦瓢均健脾利水消胀，又妙以《千金方》鲤鱼赤小豆汤佐膳，既可补正利水，又能健脾醒胃。更值得一提的是蟾皮用治肝腹水，蟾皮辛凉，颇能消积散毒，利水消胀，其特殊成分和蟾酥相似，通行十二经脉并脏腑、膜原、溪谷、关节诸处。《本草汇言》谓："能化解一切瘀郁壅滞诸疾，疗痞积，消鼓胀。"民间单方有用一味鲜蟾皮治肝腹水，朱老将其合于辨证施治方中，更能发挥其利水消胀之功。方中用庵䕡子、楮实子配伍四君子汤，加生黄芪、怀山药、赤小豆、葫芦瓢，寓有甘淡补脾之意，甘淡补脾是治疗脾阴虚之基本法则，肝病日久，常服苦寒香燥之品，多脾阴亏损，盖脾阴亏虚则肝木失养，运化失司，水湿内停或虚热内扰，血络受损。故治疗肝肾阴虚型腹水，用甘淡补脾之法，乃是仲景"治肝先实脾"之变法，此乃用药之妙所在也。腹水消失后，续以复肝胶囊合二至丸调理巩固，寓攻于补，保肝治本，温养疏导，直至痊愈。

参考资料：复肝丸组成：红参、紫河车、鸡内金、参三七、郁金、姜黄、土鳖虫。朱老曾于1959~1962年拟定"复肝散"，治疗早期肝硬化肝功能损伤的患者60余例，对于改善症状和体征，促使肝功能好转，取得一定疗效。处方在《中医杂志》1963年第8期发表后，各地重复验证，证明其对慢性肝炎之癥瘕癖积及早期肝硬化，确有改善症状与体征，促进肝功能好转之疗效。因此，朱老在此基础上加以修改，制成丸剂，定名为"复肝丸"，结合辨证用药，疗效十分显著。

臧堃堂医案

（柔肝健脾以扶正，活血利水为祛邪）

患者，男，61 岁。1997 年 9 月 22 日初诊。

患者患肝病多年，腹胀膨隆，下肢浮肿，已历数月，经住院诊治，诊断为肝炎后肝硬化腹水（失代偿期），应用西药治疗，腹水未得消退，双下肢浮肿依然，求治于中医。刻诊腹部胀隆，脉络显露，叩触之有移动性浊音，腹水征明显，面色萎黄，形体消瘦，神疲乏力，纳差食少，大便溏泻，日行数次，小便清而量少，双下肢浮肿，按之凹陷不起，舌质瘀暗，舌苔黄腻，脉来弦细。化验检查：红细胞、白细胞均偏低，血清白蛋白下降，球蛋白升高，白球蛋白比为 0.5。HBsAg（＋），甲胎蛋白＞97μg/L，癌胚抗原＜5μg/L。B 超：脾肿大，腹水，肝内未见占位性病变。

西医诊断：肝硬化腹水。

中医诊断：鼓胀。

中医辨证：肝肾阴亏，脾虚血瘀。

治法：柔肝健脾，活血利水。

处方：

生黄芪 30g	党参 15g	莪术 10g	白术 10g
旱莲草 30g	枸杞子 20g	猪苓 30g	茯苓 30g
汉防己 10g	制何首乌 20g	丹参 30g	槟榔 10g
槟榔皮 10g	生薏苡仁 30g	广郁金 10g	白花蛇舌草 30g
生甘草 10g			

7 剂，每日 1 剂，水煎 2 次，饭后分服。

服药后尿量增加，腹胀减轻，纳食稍增；惟大便溏泻，舌质瘀暗，苔腻，脉弦细。前方小效，守方续服 14 剂。药后腹胀大减，尿量增多，双下肢浮肿消失，纳食可，大便溏软，每日 1 次，苔薄腻，脉弦细。诊治有效，仍守原方，续服 14 剂。

服药后，诸症基本消失，病情得以控制，精神食欲均可，二便正常。嘱其暂停中药调治，以饮食及情志调理为主。饮食应控制食盐的摄入量，禁烟酒、辛辣、肥腻、煎炸食品，虾、蟹海鲜亦忌，切勿 1 次进食大量蛋白质食物，平时饮食宜清淡，须易消化而富营养之食品。情志宜畅达，消除紧张、忧郁心理，处事须坦然，切忌暴怒，适当进行户外散步及室内娱乐活动。

（《臧堃堂治则精华》）

【诠解】 鼓胀初病在肝，久及脾肾，虚实夹杂，迁延难解。本案从病史、症状、舌脉分析，辨证为肝肾阴虚，肝络瘀阻，脾气虚弱，运化乏力，水湿停留。治疗以柔肝敛阴，健脾利湿，活血利水为法施治。方以党参、生黄芪、枸杞子、旱莲草、制何首乌健脾柔肝以扶正，白术、猪苓、茯苓、生薏苡仁助之；丹参、广郁金、连皮槟榔、莪术理气消胀，活血行瘀，以助渗湿行水消肿；汉防己、白花蛇舌草、薏苡仁渗湿利水以消肿胀，更以旱莲草、枸杞子补阴养营，使利水而不伤阴。诸药相伍，既扶正调理肝脾肾之功能，又注重了气血水液的平衡，使祛邪而不伤正，扶正而不留邪，疗效显著。

张瑞霞医案

（阴虚水停鼓胀病，育阴利水猪苓汤）

刘某，男，30岁。2009年2月23日初诊。

主诉：反复腹胀大，尿少5年余，加重1个月。

初诊：患者于1993年曾患"急性黄疸型乙型肝炎"，经治疗后痊愈，此后未行任何检查和治疗。5年来反复腹胀、尿少，诊断为"肝硬化失代偿期"，口服利尿剂后腹水消失。此后病情反复发作，每年至少3~4次，口服利尿剂后腹胀减轻。近1个月因劳累，腹胀明显加重，纳呆，心烦失眠，求治于中医。

刻下症：腹胀大，面色晦暗，腰膝酸困，五心烦热，口干但不欲饮，牙鼻衄血，午后发热，夜寐不安，肝掌、蜘蛛痣色鲜红。血压180/110mmHg。肝病面容，颜面毛细血管扩张，有肝掌及蜘蛛痣，腹水征（+）。B超：肝硬化并腹水，脾大。肝功：总胆红素19.4μmol/L，谷草转氨酶99U/L，谷丙转氨酶127U/L，白蛋白31.4g/L，球蛋白35.2g/L。舌质红，少津，无苔，脉弦细。

辨证分析：患者表现为腹胀大，尿少，故属中医"鼓胀"范畴。结合面色晦暗，腰膝酸困，五心烦热，口干但不欲饮，肝掌、蜘蛛痣色鲜红，舌质红，少津，无苔，脉弦细，证属肝肾阴虚，水湿内停。患者病久，肝肾阴虚，津液不能输布，水液停聚中焦，血瘀不行，故腹胀大，小便黄少。阴虚内热，热伤血络则牙鼻衄血。阴虚火旺，则五心烦热，夜间烦躁不安，不易入睡。舌脉均为肝肾阴虚，水湿内停之象。

处方：猪苓汤加味。

猪苓 30g	茯苓 20g	滑石 10g	阿胶（烊化）10g
泽泻 10g	麦冬 12g	玄参 15g	仙鹤草 15g
莱菔子 30g	麦芽 15g	生地 10g	

7剂，水煎服，日1剂。

二诊：患者腹胀及口干减轻，舌质红，少津，苔薄白，脉弦细。继守前法。

处方：

猪苓 20g	茯苓 20g	滑石 10g	阿胶（烊化）10g
泽泻 10g	麦冬 10g	莱菔子 15g	生地 20g
麦芽 10g	鳖甲（先煎）6g		

7剂，水煎服，日1剂。

三诊：患者腹胀及口干基本消失，舌质红，苔薄白，脉弦细。继守前（二诊）方，加玄参10g。

7剂，水煎服，日1剂。

四诊：患者腹水消失。复查肝功：总胆红素 20.1μmol/L，谷草转氨酶 51U/L，白蛋白 38.4g/L，球蛋白 33.7g/L。应用六味地黄丸善后调理，以巩固疗效。

（《名老中医张瑞霞典型医案选编》）

【诠解】 猪苓汤出自《伤寒论》，用于治疗伤寒之邪传入阳明或少阴，化而为热，与水相搏，以致水热互结，邪热伤阴而致小便不利。张老以之治疗肝硬化腹水阴液已伤，水湿内停之证。方以猪苓、茯苓为君，渗湿利小便而不伤阴，不易引起电解质紊乱；滑石、泽泻通利小便，泄热于下；阿胶、麦冬、玄参、生地滋养阴液，避免利水伤正；二诊加入鳖甲滋阴软肝散结，即久病入络，肝肾阴亏。肝肾阴虚证多见于慢性活动性肝炎、肝硬化、肝癌者，一般均为病程较长、病情危重。肝病见肝肾阴虚者预后多不良，所谓"阳气易复，阴液难求"是也。

八、脾肾阳虚

刘渡舟医案

（辨腹胀部位选方，明经典寓意施治）

丁某，男，43岁。

患者胁痛3年，腹鼓胀而满3个月，经检查诊为"肝硬化腹水"，屡用利水诸法不效。就诊时见：腹大如鼓，短气撑急，肠鸣辘辘，肢冷便溏，小便短少。舌质淡，苔薄白，脉沉细。

中医辨证：阳虚气滞，血瘀水停。

处方：

桂枝10g	生麻黄6g	生姜10g	甘草6g
大枣6枚	细辛6g	熟附子10g	丹参30g
白术10g	三棱6g		

服药30剂，腹水消退，诸症随之而减，后以疏肝健脾之法，做丸善后。

（《刘渡舟临证验案精选》）

【诠解】 鼓胀形成的基本病机：肝、脾、肾三脏功能失调，导致气滞、血瘀、水裹积于腹内而成。早在《内经》中就已论述了本病的证候及治疗方药，《素问·腹中论》说："有病心腹满，旦食则不能暮食，……名为鼓胀。……治之以鸡矢醴，一剂知，二剂已。"鼓胀是以心腹大满为主要临床表现，其治疗方法繁多，本案所用方药为张仲景"桂枝去芍药加麻辛附子汤"加味。《金匮要略·水气病脉证并治篇》说："气分，心下坚大如盘，边如旋杯，水饮所作，桂枝去芍药加麻辛附子汤主之。"所谓"气分"病，巢元方认为是"由水饮搏于气，结聚所成"。陈修园则潜心临证，颇有所悟，认为此证"略露出其鼓胀机倪，令人寻译其旨于言外"。刘老治疗腹水，凡是大便溏薄下利，脉弦或沉，腹满以"心下"为界的，则用本方，每用必验；刘老临证中凡是腹胀而两胁痞坚的，则用柴胡桂枝干姜汤，其效为捷；腹胀居中而且利下甚者，用理中汤，服至腹中热时，则胀立消；若小腹胀甚，尿少而欲出不能者，则用真武汤。附子可制大其服，则尿出胀消。此上、中、下消胀之法为刘老治肝硬化腹水独到之经验。

朱良春医案

（阳气振奋阴水消，补脾活血善其功）

刘某，女，54 岁，职工。

患者患病毒性肝炎，迁延 2 年不愈。在某医院确诊为早期肝硬化，迭经中西药物治疗，效不显著。症情日趋严重，遂来求治。胁痛纳减，腹胀溲少，便溏不实，精神委顿。诊脉沉弦而细，苔白腻，舌质紫，触诊腹膨而软，肝脾未扪及，两下肢轻度压陷性水肿。肝功能：麝香草酚浊度试验 11U，硫酸锌浊度试验 18U，丙氨酸氨基转移酶 56U/L，白蛋白 23g/L，球蛋白 28.8g/L，黄疸指数 9U。超声波：密集微小波，并见分隔波，有可疑腹水平段。

西医诊断：早期肝硬化。

中医诊断：鼓胀。

中医辨证：湿毒久羁，气血瘀滞，肝脾损伤，肾阳虚衰。

治法：温补脾肾，益气化瘀。

处方：

| 生黄芪 30g | 当归 10g | 熟附片 6g | 茯苓 12g |
| 淡干姜 2g | 生白术 10g | 熟地黄 15g | 庵闾子 15g |

另用益母草 100g，泽兰叶 30g，煎汤代水煎上药。

连服 5 剂，小便畅行，腹胀已松，足肿消退，眠食俱安。继用原方去益母草、泽兰叶，加炙鳖甲、怀山药等，配合复肝丸。治疗 2 个月，患者食欲增加，自觉症状不著，复查肝功能正常，白蛋白 38.8g/L，球蛋白 30g/L，停服煎剂，继予复肝丸巩固疗效。

半年后恢复工作，随访至今，一切正常。

（《中医临床家朱良春》）

【诠解】　本案例出现纳减腹胀，倦怠便溏等症，貌似脾虚表现，实系命门不足。盖肾为先天之本，藏真阴而寓元阳，脾胃之健运，肝胆之疏泄，均有赖于肾气之鼓动、肾阳之温煦。肝病损及脾肾，三脏阳气偏衰，互相影响，互为因果。本案病由肝起，累及脾肾，三脏阳虚，温煦不及，血脉运行迟缓，气血瘀滞，鼓胀已成。故重用生黄芪升补肝脾之阳气，熟附片、淡干姜温煦脾肾之阳，当归补血活血，与生黄芪合用取气血相生之意，既补肝体又补肝用，又以大量益母草、泽兰叶活血化瘀而利水通淋，更加生白术健脾，熟地黄益肾。药后小便畅行，胀消肿退，终以复肝丸扶正消癥而获根治。

颜德馨医案

（阳虚水停肾为本，附桂八味温命门）

陈某，男，27 岁。

患者多次大量呕血，并伴有腹水而住院，检查发现脾大二指，食道下端静脉曲张，诊断为门脉性肝硬化，经治疗一般情况好转出院。后因大量呕血而入院行脾切除及胃左右静脉结扎术，术后不久又有腹水出现，乃转院行门腔静脉吻合及肝管结扎术，术后出现腹水加剧，为此转至本院治疗。入院检查：腹部膨隆，腹围 87.5cm，腹部可见静脉曲张，有移动性浊音及波动感，肝脾未扪及。食道钡餐检查：食道静脉全部曲张。肝功能：总蛋白 55.5g/L，其中，白蛋白 20.2g/L，球蛋白 35.3g/L，白蛋白：球蛋白为 0.57:1，麝香草酚浊度试验 9U，麝香草酚浊絮状试验（+++），脑絮（+++）；根据患者曾前往日本血吸虫病流行地区，有河水接触史，故拟诊为血吸虫引起门脉性肝硬化并发手术后腹水。病膨已久，屡经药物、手术治疗，俱不为功，大肉日削，腹水膨隆，脉沉细，舌光少苔。

西医诊断：肝硬化失代偿期。

中医诊断：鼓胀。

中医辨证：脏腑藏津液，气化则能出，所谓气化者，即命门之真火，火衰则不能蒸发，肾之开合失司而水聚焉。

治法：通阳固本。

处方：附桂八味丸加减。

淡附片 4.5g	熟地黄 18g	山萸肉 9g	茯苓 12g
桂枝 4.5g	山药 9g	牡丹皮 4.5g	泽泻 6g

水煎服。

药后小便增加，每日尿量达 1000ml 以上，腹水渐消，腹围缩小至 80cm 左右，一般情况好转，肝功能也见好转，总蛋白 76g/L，其中，白蛋白 40.8g/L，球蛋白35.2g/L，白蛋白：球蛋白为1.75：1，麝香草酚浊度试验4U，麝香草酚浊絮状试验（±），脑絮（±），为肃清余邪，原方再加黄芪15g，牛膝、车前子各9g，蟋蟀1.5g，小便量日趋增多，腹水消失，腹围缩小至74～75cm，肝功能正常，精神食欲恢复而出院，总疗程1年有余。

出院后仍以附桂八味丸善后，随访多年，疗效巩固，多次复查肝功能均正常。

（《中华名医治病囊秘·颜德馨卷》）

【诠解】　本案患者曾两度手术，再度腹水，腹围增至87.5cm，食道静脉全部曲张，且具有中医所谓"五不治"之病重身体虚弱者不治，经遍各种方法无效。该病主要与肺、脾、肾三脏有关，如《素问·生气通天论》所云："因于气为肿，四维相代，阳气乃竭"，首先提出肿胀由于阳气虚，而引致外邪，致使运化阻滞，阳气衰竭，明代张景岳论治法颇为精确："水肿为肺、脾、肾三脏相干之病……三脏各有所主，然合而言之，则总由阴胜之害，而病本皆归于肾，肾为胃关，关门不利，故聚水而从其类也。"《医门法律》亦指出："肾者，胃之关也。肾司开合，肾气从阳则开，阳太盛则关门大开，水直下为消；肾从阴则合，阴太盛则关门常合，水不通而为肿。"本案患者虽是青年，但病已经年，曾两度手术，并屡经攻伐，则肺、脾、肾三者俱虚，气化不及州都，治节不行。故经攻伐、逐水等治法俱无疗效。只有壮命门之火，滋肾中之火，使下焦之正气化，关门利，水道自通。盖肾为先天生气之源，补命门则元气复，胃气有所本，土旺能生金，水安则火熄，而肺气亦得舒矣。此方双补肾中真阴、真阳，阴盛可以治外来阳水有余之肿胀；阳盛可以治阴水内发过盛之肿胀，复以肉桂化脏气，茯苓、泽泻行水道，肾气充沛，阴阳得其和平，肿胀自消，所以称此方为治肿胀之正治。对久病肿胀，慎勿贪恋于攻伐，而应从本治为宜。为加强利水效果，可加入蟋蟀、琥珀冲服。

周仲瑛医案

（辨舌脉明寒热真假，补脾肾正阳虚之本）

姚某某，男，48岁。

患者于2月份自觉脘腹作胀，纳后较显，体倦神疲。5月份因劳累过度，致使病情加重，腹胀尤甚，入院前经某医院诊治，查肝功能异常，上消化道钡餐透视：食道下段静脉曲张，诊断为"肝硬化腹水"，该院建议中药治疗，曾服攻下剂舟车丸，腹大不减，乃于9月29日住本院治疗。当时，病者面黄瘦削，神倦无力，颜面及四肢轻度浮肿，腹胀肠鸣，青筋横绊，腹围76cm，纳谷则胀甚，纳后即有便意，大便溏而不实，溲少色黄，口干微苦，舌苔薄腻、罩有微黄，脉象沉细。综合脉症，属脾虚气滞，水湿内留，病及于肾。治以温阳行水，健脾理气。拟方实脾饮、附子理中汤加减。药用：红参、白术、茯苓、草果、木香、大腹皮、附片、干姜、猪苓、泽泻、椒目等，另吞禹余粮丸。

服药数日，小溲由原来每天300ml增至500ml，腹围由76cm减至73cm。原方连服1个月，腹胀全消，饮食渐增，大便转实，精神转振，小便每日增至1500ml，腹围减至66cm，自觉症状不著，原方加当归以养血，黄芪以益气，面色转润，体力增强，继续服药巩固疗效至12月25日，鼓胀病瘥，出院继续巩固。

（《周仲瑛教授鼓胀临证医案心法》）

【诠解】 鼓胀虽涉及肝、脾、肾三脏，但古今医家从脾论治者十居六七。《内经》有谓："浊气在上，则生䐜胀"，指出脾胃阳气虚弱，湿浊内积于腹中而成鼓胀。本证水鼓兼有血瘀，标实客观存在，但前医予进舟车丸攻逐水湿，腹大不减。究其原因，盖其病起半年有余，复因过劳，面黄瘦削、神倦无力、纳谷则胀甚、便溏、脉沉细等症日甚，可知脾胃阳气虚弱为本，水湿内停为标。湿胜阳微，虚不受攻。治疗宜宗"正本清源"之旨，故选取实脾饮、附子理中汤化裁，实乃本病正治之法。首诊虽见有尿黄，口干微苦，舌苔薄腻、罩有微黄，乃属假热之象。药用参、附、姜、草果、苓、术等温化水湿，以治其本，木香、腹皮、猪苓、泽泻、椒目等理气、渗湿，消腹胀满，兼顾其标。服药1个月，即得病减，胀消、纳增、便实。二诊加归、芪以补益气血，且黄芪益气利水，意在使患者之正气渐强，而既退之邪不再复起也，调治2个月，果见病瘥。

九、气阴不足

关幼波医案

（补气养血扶正气，理气活血利水邪）

许某，男，27岁。

主诉：1年来腹渐胀大，下肢浮肿，尿少，尿色茶红，经常鼻衄。化验：黄疸指数5U，胆红素6.84μmol/L，麝香草酚浊度试验5U，麝香草酚浊絮状试验（+），高田反应（+），血浆蛋白34.1g/L，球蛋白18.9g/L。

诊查：气短乏力，食欲不振，左胁下端时有疼痛，腹胀，肢浮肿，溲黄尿少。舌质暗淡，苔白，脉象沉细。

西医诊断：肝硬化腹水。

中医辨证：气血两虚，肝郁血瘀，水湿内停。

治法：气养血，理气活血，佐以利水。

处方：

黄芪30g	丹参15g	醋柴胡4.5g	当归12g
杭白芍15g	杏仁10g	橘红10g	香附10g
郁金7.5g	丹皮10g	红花6g	泽兰15g
牡蛎15g	木瓜12g	牛膝10g	木香3g
砂仁3g	生姜皮3g	大腹皮12g	大腹子12g
通草3g	薏苡仁12g	葫芦15g	冬瓜12g
冬瓜子12g	车前子（包）12g		

以上方为主，后随症略有加减，共服药3个月。

药后除偶有齿龈出血外，已无任何不适，食睡二便均正常。查体：腹水征消失，腹围80cm，脾大如前，肝未触及，下肢不肿。化验：黄疸指数4U，胆红素13.68μmol/L，麝香草酚浊度试验3U，麝香草酚浊絮状试验（-），高田反应（-），血浆蛋白35.4g/L，球蛋白21.6g/L。出院门诊观察，继续治疗。

（《关幼波临床经验选》）

【诠解】　鼓胀腹水之病多是久病迁延而成，虽有实邪，正气必虚，虚实夹杂，难求近功。本案病者患病1年，腹水之外且有气短乏力、食欲不振、舌淡脉细等症，其虚象显著，故不可遽用攻伐，而当扶正与祛邪兼顾。且肝病日久，常兼气滞血瘀之变，故治疗以固本为主，兼顾疏利通导，不可操之过急，过用克伐，亦不可过用温补，壅滞气机。本案关老以补气养血、理气活血、佐以利水为法，深得标本兼治之旨。方中用黄芪、当归、白芍之类，补气养血，扶其正气；柴胡、丹参、香附、郁金之类，理气活血，调其脏腑；佐以大腹皮子、冬瓜皮子、车前子之类，逐其水邪。关老辨证准确，经调治3个月，顽疾得以攻克。

顾丕荣医案

（肝病达药推白术，任以为君酌生熟）

柳某，男，50岁，1980年6月5日初诊。

患者于1972年起患肝病，肝功能反复异常。近日肝功能检查：谷丙转氨酶59U，麝香草酚浊度试验8U，硫酸锌浊度试验16U，γ-球蛋白0.33，腹围83.5cm。超声波检查：腹水液平1格，侧卧2格，肝波前段密集高波，见肝前液平2格。自觉腹胀，夜晚尤甚，右胁痛，纳谷难化，大便溏，小便短。舌红苔少，脉弦细。

中医辨证：肝脾肾三阴亏损，脾虚不能制水，肾虚关门不利。

治法：三阴同治，攻补兼施。

处方：

生白术50g	炒党参15g	当归20g	炒白术15g
炙鳖甲15g	石见穿30g	滋肾通关丸（包煎）12g	
地骷髅30g	生地20g	山药15g	山萸肉6g
川牛膝20g	怀牛膝20g	车前草15g	车前子15g
泽泻20g	木通10g	甘遂5g	椒目9g
陈葫芦30g	虫笋30g		

经四次复诊，以上方增损共服药22剂。腹围减至72cm，超声波检查未见移动性液平。纳佳，二便正常，舌质红有薄苔，精神渐振，后以调补肝胃之阴而

善后。

（《古今名医临证金鉴·黄疸胁痛鼓胀论》）

【诠解】 本案白术生、炒并用，且以生白术量大为君，突现健运中焦脾胃、补脾利水为主的思想。生白术以补气、利水为主，炒白术以健脾、燥湿为主，二者于一方中同时出现，其中用意之深，当细心体会。

注：虫笋为淡竹的笋被虫蛀枯萎后的带虫笋干，具有利水、消肿之功效，用治小便不利，腹水肿胀。常与陈葫芦、冬瓜皮等配伍使用。

方药中医案

（苍白术清养并用，祛腹水攻补兼顾）

陈某，男，48 岁。1976 年 11 月 23 日初诊。

患者 1 年多来腹胀尿少，近 1 个月来加重。就诊时，腹胀尿少。检查：面色灰暗，腹部膨隆如鼓，腹壁静脉隐约可见，肝肋下 3cm，质硬，脉数，舌稍红，苔薄白而润。食道静脉造影提示食道静脉曲张。

西医诊断：肝硬化腹水。

中医诊断：水鼓。

中医辨证：病在肝脾肾，证属气虚血瘀水停。

治法：健脾疏肝，活血行水。

处方：苍牛防己汤。

6 剂，每日 1 剂，早晚空腹服下，并严格控制盐、碱摄入。

服用上方 6 剂后，腹胀明显减轻，小便增多，饮食渐增。检查：腹部转平软，腹水征（＋＋），脉沉细，苔黄腻。予丹鸡黄精汤合苍牛防己汤 6 剂。

服上方 6 剂后，小便继续增多，腹胀消失，精神、饮食、睡眠均转佳，已无明显自觉症状。检查：腹部平软，腹水征（＋），舌仍稍赤，苔白腻，脉弦细，拟方仍宗前法。12 月 14 日，情况良好，已无任何症状。

检查：腹水征（＋），再予前方 12 剂。情况良好，无不适。检查：腹水征（－），舌质转正常，苔薄白，脉沉细小弦，嘱停药观察。

1977 年 8 月 15 日，家属告停药后情况良好，精神、饮食、睡眠、大小便均正常，无任何自觉症状，已正常参加劳动。

随访至 1987 年年底仍健在，并正常参加劳动。

（《医学承启集》）

【诠解】 鼓胀的形成主要是肝、脾、肾三脏相互受病，导致气、血、水瘀积腹中而成，而三脏中尤以脾脏为形成鼓胀腹水之枢纽。肝脏疏泄失职，气机郁结不畅，木郁克土，脾虚失运，则水湿内停。水湿阻滞气机，气机不利，必气滞血瘀，加重腹水形成。脾虚日久，累及于肾，致肾阳虚，肾失气化，水液疏泄无力，则小便不利。本案属脾虚血瘀水停证，治宜健脾疏肝、活血行水，方用自拟苍牛防己汤。方中白术为君药，健脾益气，燥湿利尿，为"脾脏补气健脾第一要药"；苍术为臣，燥湿健脾；牛膝滋补肝肾、活血祛瘀，关于防己的使用，有"治风须用木防己，治水须用汉防己"之说，《得配本草》载防己："足太阳本药。行十二经络，泻上焦血分湿热"，有利水消肿、活血化瘀之功，大腹皮宽中行气利水，三者共同起到佐使药的作用。待诸症好转，改予丹鸡黄精汤合苍牛防己汤调补善后。

注：

丹鸡黄精汤的组成：丹参、鸡血藤、黄精、生地、夜交藤、当归、苍术、白术、柴胡、郁金、青皮、陈皮、甘草、薄荷。

苍牛防己汤的组成：苍术、白术、牛膝、防己、大腹皮。

张志秋医案
（大剂石膏直折火势，重用白芍平肝敛阴）

刘某，男，59 岁。1986 年 8 月 18 日初诊。

患者有肝硬化史近 10 年。腹水已半年余。近周来情志呆钝，日夜倒错。诊时，神萎，意识欠清。面容晦黑，形体羸瘦，腹鼓如箕。家属代诉乏力，脘腹膨胀，尿少，胃呆不思饮食，口渴欲饮，手足心热，齿鼻衄血，夜不安寐。舌红绛无津，脉弦数。

张老认为此鼓胀重症乃肝阴不足，气滞络瘀化火，心神为扰而失其明也。当此阴竭火燔之时，急拟养阴清火，佐以益气生津。

处方：

党参 30g　　　　生石膏(先煎)90g　麦冬 15g　　　　五味子 9g

| 生地黄 30g | 白芍 60g | 朱灯心 3g | 鲜石斛 15g |
| 鲜茅根 30g | 六一散 30g | 怀山药 15g | 鸡内金 6g |

5 剂。

二诊：患者精神明显好转，神志清晰，口渴略减，思进流质，小便见爽。效不更方，原方生石膏改为 45g，生白芍改为 90g，加威灵仙 15g。6 剂药后症情稳定，口中渐有津液，夜寐稍安，仍腹胀，尿量较少，舌鲜红。乃增柔肝利水之品，加车前子 30g，生白芍改为 120g，生鸡内金改为 10g。

（1987 年《上海中医药杂志》）

【诠解】 刘河间《素问玄机原病式·六气为病》曰："诸水肿，湿热相兼也。""湿热相搏，则怫郁痞隔，小便不利而水肿也。"又谓"积湿成热"。此即为湿热致鼓胀论。因此刘氏治水肿腹胀，主张"辛苦寒药为君"。《素问玄机原病式·热类》："以其辛苦寒药，能除湿热怫郁痞隔故也。"张老深得刘氏之传。临床尤喜用石膏，无论虚热、实热、湿热，配伍变化，但见其功。本例即以大剂石膏，配伍益气养阴之品。先重用石膏直折火势，后重用白芍以敛阴平肝，又以白茅根、六一散清热利水，山药、鸡内金护脾胃、助运化。二诊用威灵仙，亦张老经验，谓其能行气利水，治腹水颇效。《开宝本草》载："主诸风，宣通五脏，去腹内冷滞、心膈痰水、久积癥瘕、痃癖气块……"是以学有渊源也。初见该案，本人窃思，此鼓胀晚期，神志欠清，饮食不进，恐药石难胜，殊不知张老果敢用药，三诊而已，挽沉疴而见转机，虽其预后不容乐观，亦足见张老用药之宝贵经验也。

第四节 积 聚

一、湿热瘀阻

万文谟医案
（湿热久蕴成瘀，善后调治防变）

金某，男，38 岁，工人。1974 年 7 月 23 日初诊。

患者于 1973 年 6 月初发现患急性黄疸型肝炎，住某医院 3 个月，好转出院。1974 年夏又见病情复发，于 7 月 23 日来医院门诊。症见两目微黄，小便黄赤，脘腹胀气，纳食不振，胁肋隐隐刺痛，大便通而不畅。苔黄腻，脉弦细。肝大 2cm，质硬。胸颈手背可见蜘蛛痣。肝功能：黄疸指数 22U，丙氨酸氨基转移酶 396U/L（金氏法）。

西医诊断：肝硬化。

中医诊断：黄疸，积聚。

辨证：湿热久蕴，肝血瘀阻，脾运失常，胆流不畅。

治法：清利湿热，活血化瘀，疏泄肝胆，调理脾运。

处方：

虎杖 30g	茵陈 30g	白花蛇舌草 30g	连翘 15g
益母草 15g	小蓟 15g	郁金 9g	黄芩 9g
茯苓 9g	大黄 6g	藿香 6g	

服 12 剂以后，黄疸明显消退，纳食、精神见好，8 月 20 日复查肝功能：黄疸指数及丙氨酸氨基转移酶正常，麝香草酚浊度试验 16U，硫酸锌浊度试验 18U，碘试验（＋＋＋），γ-蛋白电泳：0.417。超声波：肝上界于第 5 肋间，肝在肋下 2cm，剑突下 3.5cm，密集微小波，进肝波呈齿状。脾大 1cm，厚 4cm。仍宗原法。

处方：

茵陈 30g	白花蛇舌草 30g	半枝莲 30g	丹参 30g
鳖甲 30g	虎杖 15g	茯苓 15g	夏枯草 15g
党参 15g	枸杞子 15g	桃仁 6g	甘草 6g

服 18 剂以后精神、纳食更见好转，目黄、身黄不显。原方加减继续调治，1975 年 7 月 8 日复查肝功能及血清蛋白正常，并恢复正常工作。此后偶有不适或肝功能小见异常，原法调治则效。

（《肝病相关证治》）

【诠解】 本案诊断为乙型肝炎后肝硬化恶变无疑，属于中医学的癥瘕积聚等病范畴，乃因湿热疫毒久蕴，肝脾两伤，痰瘀交阻而成，初以清热利湿、活血化瘀、软坚散结、调理脾胃为治，且疗效较为稳定。之后近 10 年患者未再重视，病情缓慢进展终至恶变。现代研究证实，虎杖、白花蛇舌草、半枝莲等清热解毒利湿之剂有抗病毒、抗肿瘤等功效。

二、正虚邪实

张琪医案

（软肝化癥煎，清消补兼施）

1994 年初，张琪教授治一王某，肝硬化脾大，脾大平脐，面色黧黑，身体消瘦，虚赢，气短乏力，手足心热，齿龈出血，鼻衄，食纳少，脘腹胀，无腹水，大便日 1 行，小便色黄，肝掌，蜘蛛痣，脾大，肝功能明显改变，血小板 $30 \times 10^9/L$，白细胞 $1.2 \times 10^9/L$，红细胞 $2.5 \times 10^{12}/L$。

辨证：正虚邪实，相互交织。

治法：消补兼施，兼以清热解毒。

处方：

红参 15g	黄芪 30g	炙鳖甲 30g	白芍 25g
柴胡 15g	郁金 10g	佛手 15g	白术 20g
茯苓 20g	砂仁 10g	枳实 15g	山萸肉 15g
枸杞子 15g	女贞子 20g	虎杖 15g	黄连 10g
丹皮 15g	焦栀 15g	茵陈 30g	甘草 10g

水煎服，每日 1 剂。

以上方化裁连续服药 80 余剂，脾已回缩至正常，B 超示脾厚 3.8cm，血小板 $130 \times 10^9/L$，红细胞 $3.5 \times 10^{12}/L$，白细胞 $3 \times 10^9/L$。肝功除黄疸指数稍高外，余皆恢复正常，已上班年余，远期观察疗效巩固。本案益气柔肝补肾，与消坚疏肝、清热利湿等多种治法熔于一炉，刚柔相济，相互拮抗又相互协同，故能久服无弊，取得良好疗效。

（《中国百年百名中医临床家丛书·国医大师卷·张琪》）

【诠解】 对于肝炎后肝硬化，表现脾大、腹胀满、胁肋胀痛、食少纳差、面色黧黑或晦暗者，张琪教授常用消补兼施与清热解毒相配伍，获效良好，自拟"软肝化癥煎"。药物组成：柴胡 15g，白芍 20g，青皮 15g，郁金 10g，人参 15g，白术20g，茯苓20g，黄芪30g，山茱萸15g，枸杞15g，炙鳖甲30g，茵陈30g，虎杖15g，黄连10g，蒲公英30g。

方中补药用参、芪益气，苍术健脾，白芍养阴，山萸、枸杞子补肾；消法中重用炙鳖甲软坚散结，辅以青皮、郁金、丹皮、柴胡疏肝活血化瘀。鳖甲既有软坚散结之功，又有滋阴清热之作用，脾大型肝硬化多出现五心烦热、舌红、脉细数等阴虚证候，故以鳖甲为首选药。除此之外，在肝硬化辨证时又多见其有邪热内蕴证候，如口苦咽干、五心烦热、尿黄赤、巩膜黄染等，故在拟方中加用一些清热解毒之品，如茵陈、虎杖、黄连、栀子、蒲公英、大青叶、丹皮等。

此方药味虽多，但配伍严谨。张琪教授多年来治疗本病，总结其病理机制乃正虚邪实，正虚即肝虚、脾虚、肾虚，邪实即气滞、瘀血、痰浊、蓄水，湿热毒邪内蕴，正与邪相互交织，错综复杂，非一方一药所能奏效，尤其来请中医治疗者多是经用各种药物治疗不效，其难度之大可想而知。所以张琪教授治疗本病多用大方复方，对恢复肝功能、消除脾肿大、软肝护肝以及改善体征、消除腹水等皆有良好效果。

肝硬化失代偿期并肝性胸水

一、脾虚湿阻

关幼波医案

（宣肺气疏利三焦，补脾虚行气活血）

顾某，女，64岁。

患者半年来食欲不振，1个月前发烧后，尿量减少，腹部胀大，下肢浮肿。现症：口干口苦，食欲不振，胃脘作胀，食后更甚，轻度咳喘，气短，胸满而闷，两胁肋胀痛引腋窝，时或胸腹掣痛，少腹满，尿少而黄，下肢浮肿，大便如常。检查：发育营养较差，体瘦，心（－），呼吸音弱，腹部膨隆，腹壁水肿，腹围82cm，有明显移动性浊音，肝脾未触清，腰及下肢有指凹性水肿。胸透：左侧胸腔中等量积液，心脏向右移位。化验检查：血胆红素17.1μmol/L，麝香草酚浊度试验12U，脑絮（＋＋），白蛋白29.8g/L，球蛋白32.7g/L。舌苔白腻，脉弦滑。

西医诊断：肝硬化腹水，伴有左侧胸腔积液。

中医辨证：脾虚气弱，气滞血瘀，三焦气化不利，水湿泛溢。

治法：健脾益气，疏利三焦，佐以活血化瘀软坚。

处方：

生芪30g	云苓60g	炒白术24g	大枣4枚
茵陈30g	麻黄1.8g	杏仁10g	葶苈子7.5g
防风12g	防己12g	薏苡仁24g	冬瓜皮12g
冬瓜子12g	川朴10g	大腹皮12g	肉桂1.5g

车前子（包）30g　木通 10g　　猪苓 12g　　　赤小豆 30g

王不留行 12g　　穿山甲 3g　　炙鳖甲 12g　　桃仁 10g

治疗经过：以上方为主，随症略有加减，服药 80 剂，咳喘已平，胸腹已不胀痛，食睡均佳，二便正常，惟下午及晚间下肢仍有轻度浮肿。检查：呼吸音正常，胸水征及腹水征均已消失，腹围 73cm，肝脾均未触及，下肢不肿。复查化验：血胆红素 3.42μmol/L，黄疸指数 4U，麝香草酚浊度试验 4U，脑絮（-），高田反应（-），白蛋白 30.62g/L，球蛋白 20.31g/L，继续观察。

（《关幼波临床经验选》）

【诠解】 鼓胀虽病因繁多，病位各异，而其病机关键在于肝、脾、肾三脏的功能障碍。肝气郁结，气滞血瘀，遂致脉络壅塞，这是形成鼓胀的一个基本因素。其次是脾脏功能受损，运化失职，遂致水湿停聚；再者肾脏的气化功能受损，不能蒸化水液而使水湿停滞，也是形成鼓胀的重要因素。另外，水液的代谢与三焦气化、肺主治节功能正常与否亦有关。三焦能正常发挥其"上焦如雾，中焦如沤，下焦如渎"之决渎作用，肺气正常行使宣发肃降之职能，才能通调水道，下输膀胱，排泄水液。本案上有胸水，中有腹水，下肢浮肿，属于水湿弥漫三焦，所以法当疏利三焦，方中麻黄、杏仁、葶苈子、防风宣通肺气，以开发上焦。白术、茯苓、薏苡仁、川朴、大腹皮健运脾气，以理中焦。肉桂、防己、木通、车前、茵陈、猪苓、赤小豆等为温肾通关，以利下焦。冬瓜皮、冬瓜子并用，兼有通利上下作用，综合上述各药共起疏利三焦作用，本方还配合使用生芪、大枣以养气血，王不留行、穿山甲、鳖甲、桃仁等活血化瘀软坚，标本兼顾。关老曾强调在疏利三焦的同时，仍应注意补气，以加强和巩固疗效，使之"气化则能出焉"，绝非一味疏利，否则亦可戕伤正气，而且难以收效。

二、脾阳不振

张瑞霞医案

（宣肺利水善用麻黄，振奋脾阳不离苓术）

张某，女，50 岁。2008 年 9 月 30 日初诊。

主诉：反复咳嗽气短，不能平卧 5 年，加重 1 个月。

病史：患者 5 年来常出现胸闷气短，咳嗽，不能左侧卧位，伴腹胀，双下肢水肿，在西医医院被诊断为肝硬化并肝性胸水（右侧）。入院前 1 个月，检查腹水少量，右侧大量胸水。给予利尿、排放胸水治疗，均不能达到治疗效果，遂特求治于中医。

症见：胸闷气短，被迫右侧卧位，不能平卧，咳嗽，咳少量白痰，双下肢水肿，按之凹陷不起。检查：肝病面容，颜面毛细血管扩张，有肝掌，右肺肩胛线第 3 肋下呼吸音消失，腹水征（＋）。肝功：总胆红素 44.5μmol/L，谷丙转氨酶 59U/L，谷草转氨酶 29U/L，碱性磷酸酶 57U/L，γ－谷氨酰转肽酶 96U/L，白蛋白：球蛋白为 29.2:29.7；乙肝系列：HbsAg、HBeAb、HBcAb 阳性；HBV－DNA 3.214×10^4 IU/mL。B 超：肝硬化腹水少量，胆囊继发改变并胆结石。胸透：右侧胸腔大量积液。舌质淡，苔薄白，脉沉。

辨证分析：患者表现为胸闷气短，被迫右侧卧位，不能平卧，故属中医"悬饮"范畴。结合咳嗽、咳少量白痰，双下肢水肿且按之凹陷不起，舌质淡，苔薄白，脉沉，证属脾肾阳虚。脾肾阳虚，不能温化水湿，水湿停聚，上凌心肺，则咳嗽，气短不能平卧；脾阳不振，运化失健，则纳少；津不上承，则口干不欲饮；脾阳虚，则乏力；阳虚膀胱气化不利，则尿少。舌脉均为脾阳不振之征。

处方：苓桂术甘汤加味。

| 茯苓 60g | 桂枝 20g | 炒白术 60g | 生麻黄 20g |
| 炙甘草 10g | | | |

7 剂，水煎服，日 1 剂。

二诊：患者胸闷、气短减轻，胸水由肩胛线第 3 肋降至第 7 肋。但服药后汗出较多，前方加五味子 15g，以敛汗益气。

处方：

| 茯苓 60g | 桂枝 20g | 炒白术 60g | 生麻黄 20g |
| 炙甘草 10g | 白芍 20g | 五味子 15g | |

3 剂，水煎服，日 1 剂。

三诊：汗出减少，检查胸水已降至第 9 肋，自觉症状消失。继守前法。

处方：

| 茯苓 60g | 桂枝 20g | 炒白术 60g | 生麻黄 20g |
| 炙甘草 10g | 白芍 20g | 五味子 15g | |

5 剂，水煎服，日 1 剂。

四诊：胸水完全消失。停药观察。

（《名老中医张瑞霞典型医案选编》）

【诠解】 本例患者属于中医"饮证"之"悬饮"。张老应用苓桂术甘汤加生麻黄治之，从温阳、宣肺、利水角度治疗，特别是麻黄配桂枝，其一是开宣肺气、通调水道，其二是通阳利水、解表合营，使水湿之邪从表而解。清代·邹澍《本经疏证》记载桂枝："其用之之道有六，曰和营，曰通阳，曰利水，曰下气，曰行瘀，曰补中""肺为水之上源"，张老治疗肝硬化胸水，辨证基础上多配以宣肺之品，喜用麻黄，用之甚验。"诸湿肿满，皆属于脾"，水湿痰饮的产生之因在脾阳不振，脾虚不运，故以大剂茯苓、白术健脾利湿，辅以桂枝通阳化气，以使水湿之邪从小便而去，此即"通阳不在温，而在利小便"之意。汗出较多配五味子、白芍，敛汗益气。生麻黄可用至30g，出现心慌、心率加快，常配普萘洛尔（心得安）服用。

常占杰医案

（苓桂术甘汤振奋脾阳，大量生黄芪补气利水）

董某，男，52 岁。

患者有肝硬化病史 4 年余。病情一直相对稳定，未作特殊治疗。定期门诊常规检查，肝功能以谷氨酰转肽酶、碱性磷酸酶升高为主，白、球蛋白比值在 1.0 ~ 1.2 之间。B 超检查示：肝硬化，脾大，少量腹水。近半年来，患者出现食欲不振，劳累后乏力明显，未予重视。1 个月前发热后，尿量减少，腹部胀大，下肢浮肿，口服"利尿药"治疗（具体用药不详），诸症无改善，并出现气短喘促，不能平卧。胸片提示：右侧胸腔大量积液。即往某医院求助中医诊治，予大量泻水逐饮之剂，患者自觉症状不减反增，后经熟人介绍于本院名医馆常占杰门诊处就诊。临床症见：腹满胀大，尿少，双下肢轻度水肿，不能平卧，气短喘促，动则更甚，畏寒乏力，大便正常；舌淡，体胖边有齿痕，苔白，脉细弱。

西医诊断：肝炎肝硬化（肝功能 B 级）并肝性胸水（右侧）。

中医诊断：饮证。

辨证：脾阳不振，水饮凌心。

治法：振奋脾阳，化饮消水。

处方：苓桂术甘汤加味。

茯苓 30g	桂枝 15g	生白术 30g	炙甘草 10g
生黄芪 60g	桑白皮 15g	杏仁 10g	防风 10g
大腹皮 30g	车前子 30g		

并嘱患者服用利尿剂为螺内酯 180mg/d，详细记录尿量。

三诊：3 剂后，患者尿量明显增加，每日 3000ml 左右。患者觉尿量过多来复诊。嘱患者螺内酯减量至 120mg/d，记录尿量。中药原方加防己 10g。续服 7 剂。

四诊：患者服药后自觉症状基本消失，咳喘已平，胸腹胀满已消，食睡均佳，二便正常。嘱螺内酯减量至 60mg/d，中药原方继用 10 剂。

五诊：患者一切正常，肝功能检查正常，胸片、B 超检查均提示无胸腹水。停用西药利尿剂，中药以六君子汤加味调理。

（《常占杰临床经验选》）

【诠解】　该患者病程较长，长期服用西药利尿剂，胸腹水不减反增，且尿量越来越少，求治于中医，予泻水逐饮治疗，反而加重病情。常师详查病情，细观舌脉，辨证为脾阳不振，应用振奋脾阳，疏利三焦之法，方中重用生黄芪，取其补气、利水之功；生白术、茯苓用量亦较大，辅助黄芪、桂枝共同起到鼓舞脾气、振奋脾阳作用，又能补土制水，增强逐水之力；桑白皮、大腹皮、车前子分别从上中下三焦出发，宣肺、畅中、利尿，使水邪有出处。患者痛苦全消，说明了中医辨证施治的神奇效果。

乙肝相关性肾炎

脾肾阳虚

张瑞霞医案

（温阳利水真武汤，补土制水数白术）

吴某，男，38岁。2008年9月23日初诊，以"反复腹胀大，尿少11月余，加重10余天"为主诉。

初诊：有肝硬化、乙肝相关性肾病史，蛋白尿明显，白蛋白下降。多家医院中西医治疗乏效，遂来求中医治疗。

刻下症：腹部胀大，脉络怒张，脘闷纳呆，怯寒肢冷，下肢水肿，小便短少，大便溏。查：血压116/70mmHg，肝病面容，腹水征（＋），双下肢压陷性水肿（＋）。肝功：谷丙转氨酶50U/L，谷草转氨酶31U/L，白蛋白：球蛋白为16.8：14.8；乙肝系列HBsAg、HBeAb、HBcAb阳性；HBV－DNA定量正常；尿常规：尿蛋白（＋＋＋）。腹部B超：肝硬化，腹水。舌质暗淡，脉沉迟无力。

辨证分析：患者久病，脾肾阳虚，不能温化水湿，水湿浊邪停积腹中，则腹胀；阳虚，膀胱气化不利，则尿少；水湿之邪泛溢肌肤，则下肢水肿；脾肾阳虚，则畏寒乏力；脾虚，水谷不化，则大便溏。舌脉均为脾肾阳虚之征。

处方：真武汤加减。

制附子10g	干姜10g	茯苓15g	猪苓20g
生黄芪30g	泽泻10g	桂枝10g	砂仁6g
大腹皮30g	车前子（包煎）15g		

7剂，开水煎服，日1剂。

二诊：腹胀感减轻，双下肢水肿消失，纳可，精神好转，舌质淡红，脉沉。效不更方，继守前法。

处方：

制附子 10g	生姜 10g	茯苓 40g	生黄芪 30g
生白术 60g	车前子(包煎)30g	大腹皮 20g	厚朴 10g
白芍 15g	鸡内金 15g	丹参 30g	水牛角 10g

7 剂，开水煎服，日 1 剂。

三诊：腹胀及双下肢水肿消失，纳可，精神好转，舌质淡红，脉沉。效不更方，继守前法。

处方：

制附子 10g	茯苓 40g	生白术 60g	白芍 15g
车前子(包煎)30g	生姜 10g	大腹皮 20g	厚朴 10g
生黄芪 30g	鸡内金 15g	赤小豆 30g	益母草 15g

7 剂，开水煎服，日 1 剂。

四诊：诸症皆消，但感乏力，舌淡，苔薄白，脉沉。复查肝功基本正常，白蛋白升至 22.3g/L，尿蛋白（＋），腹水消退。给予金匮肾气丸善后调理。

（《名老中医张瑞霞典型医案选编》）

【诠解】 患者腹部胀大，脉络怒张，故辨属"鼓胀"。本病的病位在肝，涉及脾肾，证属本虚标实，以肝脾肾亏虚为本，水瘀互结为标，治疗宜温补脾肾，活血利水。

张老认为，对于病情较重、病程较长及疾病晚期患者，病变中心则在肾，以肾阳虚为主。如肝病既久，子病及母，累及肾阴、肾阳虚衰。肝肾精血同源，肾阴亏虚，肝阴亦相对不足，易表现为肝失濡润，虚火亢盛之象；肾阳不足，气化无权，失去主水之功，则下焦水寒之邪不得外排，或上或下，或表或里，泛溢为肿。本案以附子温补肾阳为主，大剂白术健脾燥湿，补土制水，辅以行气、活血、利水之品。张老予真武汤加减，另加大腹皮、厚朴、车前子、生黄芪、丹参、泽兰以行气活血利水，取自于"气行则水行""血行水自利"之意，标本兼治。待腹水消退后，注重肝脏的体阴用阳，把握温阳药易伤肝阴，选用血肉有情之品，如龟甲、鳖甲、牡蛎、阿胶等，改善肝脏微循环，防止肝损伤。

血吸虫性肝硬化

一、脾虚水停

邓铁涛医案
（治病务必求本探源，切记一味疏肝利水）

梁某，男，47岁。

1968年7月患者经几个医院诊断为血吸虫肝硬化，病已垂危，家人为之准备后事，邀诊时病员卧床不起，诊其见面色苍白无华，气逆多痰，说话有气无力，纳呆，腹大如鼓，静脉怒张，肝区痛夜甚，四肢消瘦，足背微肿，唇淡，舌瘦嫩，苔白厚，脉细弱。

处方一：高丽参（炖服）9g，陈皮15g，以健运脾阳。

处方二：

太子参12g	云苓9g	白术12g	何首乌15g
菟丝子12g	丹参12g	楮实子9g	谷芽24g
芜荑9g	雷丸12g	甘草5g	

两方同日先后服，服药后第2天，精神稍好，肝区痛减，能自己起床小坐，尿量增加，舌苔有些斑剥，下生起新苔。

继服上方2天，第4天后一方高丽参改为吉林参9g，陈皮改为10g；第8天开始改为隔天一服，继续服4剂，以后停服。二方从第4剂开始去丹参、谷芽，加当归、威灵仙各12g。

服药20剂后，腹水已消失，能步行25分钟来卫生院就诊，但粪便检查，肝吸虫卵未减少，证明上方驱虫药无效，病得好转全在于健脾，加减为方再服20

多剂，已能参加较轻的农活，精神胃口均佳，数月后能从顺德骑自行车来广州，自觉精神体力均佳。但由于肝吸虫未能驱除，不幸于 1969 年 6 月，旧病复发，不治亡故。

（《中国百年百名中医临床家丛书·国医大师卷·邓铁涛》）

【诠解】　鼓胀因病因及证候不同，有气鼓、血鼓、水鼓、虫鼓、食鼓等区分，本案属"虫鼓"，又称"蛊胀"，或简称"蛊"。本案病至脾胃衰弱，元气将竭阶段，虽腹大如鼓，足背肿胀，治疗上并无利水、理气等克伐之品，而以健运中焦脾胃为主，所谓"有胃气则生"。此中深意，值得思考。

二、气滞水停

周仲瑛医案

（理气逐水法，急则治标案）

马某某，男，成人。患血吸虫病肝硬化腹水年余，症见腹大如鼓，上腹部膨胀尤甚，胀甚而痛，尿少，大便质干量少，舌苔根腻质紫、尖红有裂纹，脉细滑。

中医诊断：鼓胀。

中医辨证：湿热蕴结，气机壅滞。

治法：观其体气未虚，饮食尚可，诊脉细滑有力，乃予理气逐水之法。

处方：

牵牛子 15g	煨甘遂 4.5g	大戟 4.5g	广木香 4.5g
沉香 1.5g	槟榔 12g	炒莱菔子 9g	马鞭草 30g
陈葫芦瓢 30g	半枝莲 15g	车前子（包）12g	

药后腹部膨胀疼痛渐减，大便仍干，尿量明显增多，腹大减小，服至 10 剂后，上方去半枝莲，改甘遂、大戟各 6g，加芫花 4.5g，商陆根 6g，再投数剂，胀宽水消，取得近期疗效。

（《周仲瑛教授鼓胀临证医案心法》）

【诠解】　这是周老早年经治的一例验案。案中症见腹大如鼓，胀甚而痛，舌质紫、脉滑，表明气滞、水湿、血瘀指征俱备；而大便干结、舌红有裂纹、脉细似属阴虚、瘀热之象。周老在脉案中分析："观其体气未虚，饮食尚可，诊脉细滑有力"，综合考虑，患者虽虚实并见，但正气未虚、饮食尚可，邪实为主，故当治气、治水为主，可以攻逐为先。其中，牵牛子、甘遂、大戟峻下逐水，木香、沉香、槟榔、炒莱菔子行气导滞，气行则水行，行气以利水；马鞭草、陈葫芦瓢、半枝莲、车前子等以利水消肿为主，兼有清热解毒、活血散瘀之功，邪去则正安。二诊见攻逐并无不良反应出现，又加芫花、商陆根，且甘遂、大戟药量略有加重，药后鼓胀即消，取得治标之目的。《素问·六元正纪大论》曾告诫："大积大聚，其可犯也，衰其大半而止"，故鼓胀逐水法的应用在于把握时机，中病即可，不可滥用。

原发性肝癌

第一节 鼓 胀

气虚血瘀

李济仁医案

（正虚瘀结毒盛，蟾蜍斑蝥攻癌）

秦某，男，54 岁，教师，1980 年 10 月 20 日初诊。

病史：患者嗜酒 30 余年，既往曾有肝功能异常史，于 1980 年 8 月 20 日突觉右上腹部疼痛，经当地医生治疗后疼痛缓解。而后每隔数日发作一次，伴神疲乏力。后到某地区医院就诊为肝脓肿。经抗炎等对症治疗无效，而来我院就诊。查 A 型超声波示：肝波始于第 5 肋间，剑突下 6cm，密集微小波，丛状波，波型迟钝，出波衰减。同日血甲胎蛋白（＋）；又于 9 月 12 日在本院做肝扫描示：肝图像欠佳，肝影增大，肝左叶肿大，肝内放射性分布欠均匀，肝左叶下部放射性较稀疏，脾脏显影轻度肿大。诊断为原发性肝癌。后曾用活血、清热解毒、健脾等中药及氟尿嘧啶静脉注射治疗后症情一度稳定。近因肝脏进行性肿大，病情进展，遂来先生处求治。

症见：患者唇面晦暗，全身水肿，腹部膨隆，青筋暴露，肝脏明显突起如盆，触之表面凹凸不平，右叶伸至脐旁，质硬而有压痛。全身皮膜及巩膜未见黄染，无蜘蛛痣和肝掌，全身淋巴结不肿大。自觉神疲乏力，纳差，右上腹时痛，舌质紫暗，苔薄白，脉沉涩。乃癌毒内袭，气滞血瘀，结为癥积。治以活血化瘀，解毒抗癌，散结止痛。

处方一：

黄芪 10g	党参 10g	白术 10g	雷丸 10g
红花 10g	枳实 10g	白芍 10g	牛膝 10g
当归 15g	桃仁 10g	三棱 10g	莪术 10g

痛剧加罂粟壳 9g，便秘加生大黄 9g。水煎服，每日 1 剂。疼痛缓解后隔日 1 剂。

处方二：斑蝥烧鸡蛋。取鲜鸡蛋 1 只，打开一小孔，另取斑蝥虫 3 只，去头足及翅，放入蛋内，一层砂纸封包，再裹以湿泥，置灶火中煨熟。去虫吃蛋，每天 1 只。

处方三：取癞蛤蟆 1 只，去头及内脏，剥皮，煮熟汤肉并吃。每天 1 只。肝痛剧时，取蛤蟆皮敷贴痛处。

服用上方 2 个月余，肝痛消失，浮肿消退，食欲大增。

改以逍遥散及六味地黄汤交替内服。1 年后复诊，肝缩小至肋下 3cm，无任何不适感，食欲旺，精神佳，能下地劳动。本案治疗存活 3 年又 5 个月后，因患者自行停药，迨至 1983 年 3 月，突然复发而死亡。

（《李济仁临证医案存真》）

【诠解】 原发性肝癌属中医学的癥瘕积聚、肥气、息贲、脾积、痞气、黄疸、肝积、癖黄等证范畴，其病机为正气虚弱，肝气郁结，气滞血瘀，水湿痰凝，热毒结聚。病性属正虚邪实，治宜攻补兼施，以补为主，以攻为辅。但亦应根据不同病程的不同表现，具体辨治，不可拘泥。故李中梓言积证治法"初者受攻，中者且攻且补，末者受补"，此之谓也。

本案属中医血鼓证，其病因复杂，总属正虚瘀结。治疗上应多方考虑，既要活血化瘀，逐秽解毒，又要固元扶正，顾护正气。

李老以破瘀通络、消胀除积为基本治则，毒药治癌，以毒攻毒，匠心独运。斑蝥辛寒有大毒，所含斑蝥素有抗癌作用，能攻毒散结，活血祛瘀；以鸡蛋配之，可缓其毒性，免伤胃气。蟾蜍（癞蛤蟆）甘辛凉，有毒，有解毒止痛、利尿消肿作用，生皮贴敷，可缓解肝区疼痛。本案以三棱、莪术破血逐瘀，桃仁、红花、牛膝活血化瘀，黄芪、当归、白芍补血活血，党参、白术、枳实健脾消胀，全方攻邪注意扶助正气，破瘀以防耗血动血，又以毒药攻癌，后期以疏肝健脾、滋补肝肾之丸剂调补，急则治标实，缓则补正虚，其治疗思路值得借鉴。

刘志明医案

（补脾为治鼓之本，活血是利水关键）

谢某，男，42 岁，自由职业，2000 年 5 月 10 日初诊。

主诉：腹胀、纳呆、腹水 2 个月。患者自感腹胀，腹部渐渐增大如鼓，乏力，懒言，不欲食，口、鼻经常出血 2 个多月，住北京某医院，检查发现有乙型肝炎病毒大三阳，诊断为慢性重型肝炎、肝硬化、腹水。治疗过程中腹水反复出现，自动出院。转诊中医治疗。有吸烟、饮酒史。

现症：患者腹胀，腹水，腿肿，行动不便，口、鼻出血，尿少便溏。面色晦暗，两目周围暗黑，肝臭味极强，舌质绛，有瘀斑，苔黄褐，脉弦滑。实验室检查血小板计数 30×10^9/L，血红蛋白 70g/L，肝脏功能差，丙氨酸氨基转移酶、谷氨酰转肽酶、碱性磷酸酶均异常，球蛋白增高 40%，原发性癌症指标，甲胎蛋白定量高达 1985ng/L，B 超检查示肝略缩小，门静脉增宽，脾脏增大（5.6cm），腹水。

西医诊断：慢性重型进行性肝炎，肝硬化，腹水，肝癌。

中医诊断：鼓胀，积聚。

中医辨证：肝血不足，脾阳不振，瘀血内停，蕴而化湿，郁久生热。

治法：益气健脾，化湿利水，清热解毒，祛瘀生新。

处方：

炙黄芪 30g	党参 15g	苍术 20g	白术 20g
猪苓 20g	茯苓 20g	车前子 30g	当归 12g
白芍 20g	泽兰 15g	抽葫芦 10g	紫草 10g
半枝莲 30g	半边莲 30g	龙葵 12g	益母草 30g
丹参 30g	三七粉（冲）9g	全蝎粉（冲）6g	香附 12g
生姜 3 片	大枣 5 枚		

水煎服，每日 1 剂。

配以几丁聚醣，每日 6g。半枝莲，水煎代茶饮，每日 1 剂。

二诊：6 月 12 日，患者服药 1 个半月后精神、乏力疲倦好转，腹水渐少，服中药2周后鼻出血停止，B超检查腹水消失，纳食增加，睡安，舌质胖暗，瘀斑，苔黄，脉弦细。复查甲胎蛋白定量下降至79ng/L，但未恢复正常。为了进一步加强效果，在益气健脾基础上加养肝血、软坚散结、活血化瘀之品。

处方：

炙黄芪60g	党参15g	苍术20g	白术20g
猪苓20g	茯苓20g	三七粉（冲）9g	当归12g
白芍20g	泽兰15g	紫草10g	全蝎粉（冲）5g
半枝莲30g	半边莲30g	龙葵12g	香附12g
炙鳖甲15g	炙龟甲15g	三棱10g	莪术6g
夏枯草12g	垂盆草30g	陈皮6g	大枣5枚

水煎服，每日1剂。

三诊：7月12日，患者连服上药4周，感觉精神恢复，乏力懒言消失，腹水未再反复，暗黑面色逐渐转色，纳香睡安，舌黄暗红，脉弦细。复查甲胎蛋白为57 ng/L，丙氨酸氨基转移酶、天门冬氨酸氨基转移酶均恢复正常范围，血小板上升达（45～50）×10^9/升。患者发病已久，久病多虚，经2个月治疗后腹水完全消失，血象及血小板、血红蛋白有所回升。古人云，肝肾同源，为了加强药效，巩固治疗结果，增加补肾以养肝血。

处方：

炙黄芪60g	太子参30g	当归12g	赤芍20g
白芍20g	黄精30g	枸杞子30g	女贞子30g
苍术20g	白术20g	炙鳖甲15g	炙龟甲15g
半边莲30g	陈皮20g	益母草30g	丹参30g
三棱10g	莪术6g	全虫粉（冲）5g	三七粉（冲）9g
龙葵12g	夏枯草12g	猪苓20g	茯苓20g

水煎服，每日1剂。

四诊：8月8日，患者病情平稳，稍有腹胀，下肢微肿，余无不适，晦暗面色已大部恢复，舌质暗，苔白黄，脉弦细。检查血红蛋白已达90g/L，血小板升至50×10^9/L，甲胎蛋白定量为10ng/L。效不更方，仍以攻补兼施，连服30剂。水煎服，每日1剂。

五诊：10月10日，舌质暗，苔白，患者脉仍弦，复查甲胎蛋白定量为5ng/L，肝功能已恢复正常，一般情况好，惟有小三阳仍然存在。建议服上药巩固治疗。2001年12月13日，追访患者病情平稳，已赴外地工作。

（《中国中医研究院广安门医院专家医案精选》）

【诠解】　本案治疗将近半年，攻补兼施治则贯穿始终，在不同阶段各有侧重。第一个月，以健脾利水，消除腹水为主。第二个月，在扶正补气养血的同时，加强活血软坚，散结解毒，使甲胎蛋白明显下降，血小板及血红蛋白均有所提高。第三个月，在病情稳定之时，更加重补肝健脾滋肾等扶正之品，达到扶正祛邪之目的。龚廷贤《寿世保元》认为鼓胀乃"内伤不足"之症，治疗应本《内经》"塞因塞用"之旨，以参、芪、术健脾。至于病胀日久，脾胃虚弱，虽有大小便不利，亦属气虚不运，血虚失养，"当大补气血为主""慎不可用下药也"。纵观此案，黄芪补血汤、四君子汤方义贯穿始终，补脾气以助生血，健脾运改善纳差，又可使气血化生有源；"血不利则为水"泽兰、益母草活血利水，三七粉及虫类药活血通络、祛瘀生新，另有半枝莲、龙葵等清热解毒抗癌，久病及肾，肝肾精血同源，恢复期增加龟甲、鳖甲等血肉有情之品以补肾养肝血。鼓胀病本虚标实，其治之本在脾，土旺则四脏皆安。

第二节　胁　痛

一、湿热蕴结

周仲瑛医案

（清化湿热寓补于攻，调和肝脾治肝为要）

惠某，男，60岁，1997年1月19日初诊。

病史：既往病毒性肝炎病史10余年，一直自觉肝区隐痛发胀，厌食油腻。1996年7月MRI等检查确诊为"肝癌"，查甲胎蛋白432μg/L，谷丙转氨酶30U/L，谷草转氨酶20U/L，碱性磷酸酶64U/L，谷氨酰转酞酶205U/L，白蛋白42g/L，球蛋白36g/L，MRI报告示"肝左前叶及肝内见1.5cm及1.0cm类圆形占位",行介入化疗。

辨治经过：1997 年 1 月 19 日~2 月 28 日，介入治疗后，患者肝区仍隐痛发胀，胃脘痞塞，恶心，食纳不馨，口苦有异味，疲劳，下肢浮肿，大便不实，日 1 行，腹胀矢气为舒，面部晦暗，鼻准、面颊、颈部有赤丝血缕，苔浊罩黄，质紫，脉濡弱兼滑，拟诊为肝经热毒湿浊瘀结、脾运不健证，治以清化肝经湿热瘀毒，健脾助运。

处方：

醋柴胡 5g	赤芍 10g	川厚朴 10g	炒黄芩 10g
川楝子 10g	煨草果 3g	大腹皮 10g	石打穿 20g
莪术 10g	法半夏 10g	广郁金 10g	青皮 6g
陈皮 6g	预知子 10g	砂仁(后下)3g	晚蚕沙(包)10g

1997 年 4 月 10 日~1997 年 10 月 4 日：服上药 40 日后复查肝功正常，甲胎蛋白降至 57.51μg/L，癌胚抗原（CEA）22.48μg/L，肝区仍有不适，但胁痛缓解，胃脘痞塞、恶心等症消失，食纳尚可，苔浊腻，色黄，有黏沫，质暗紫，脉濡滑。证属湿热浊瘀互结，肝脾不调。以清化肝经湿热瘀毒，调和肝脾。

处方：

法半夏 10g	土鳖虫 10g	青皮 6g	陈皮 6g
厚朴 10g	穿山甲 10g	九香虫 5g	煨草果 5g
石打穿 25g	莪术 10g	山慈菇 10g	白花蛇舌草 25g
川楝子 12g	龙葵 20g		

患者路途较远，求诊不便，要求给药半年。

1997 年 10 月 1 日复查 B 超，提示"肝脏肿块缩小，胆囊有多发性结石"，查肝功基本正常，谷氨酰转酞酶 128U/L，甲胎蛋白已下降至正常范围（<25μg/L），总胆红素 23.2μmol/L，乙肝标志示"小三阳"，疲劳或饮食不当后肝区时有疼痛，食纳偶有不佳，大便日 1 行。稍易疲劳，面色转润，鼻准、面颊、颈部有赤丝血缕消淡，苔虽化难消，质暗紫，脉濡滑。治宗原法，清化湿热瘀毒，疏肝利胆，健脾和胃。

处方：

柴胡 10g	炒黄芩 10g	川厚朴 10g	煨草果 6g

石打穿 25g	白花蛇舌草 25g	预知子 10g	片姜黄 10g
炮山甲（先）10g	土鳖虫 10g	莪术 10g	山慈菇 10g
白毛夏枯草 20g	槟榔 10g	马鞭草 15g	炙鸡内金 10g
田基黄 20g			

继续服药以期巩固疗效，药后半年患者已正常上班工作，无明显不适。

（《周仲瑛临证医案精选》）

【诠解】　周老认为，肝癌病位主要责之于肝，涉及脾胃，其多由情志抑郁，外感六淫，饮食不节，或病后体弱，或黄疸、疟疾等病经久不愈，使脏腑功能失调，气机不畅，湿浊热毒久蕴，瘀阻脉络，湿热瘀毒之邪隐伏于血分，胶着肝体，迁延日久变生癌毒，发为积聚癥瘕，并累及肝之疏泄，脾之健运，形成虚实夹杂之证候，但以"湿热瘀毒"之邪实为主，湿热瘀毒互结贯穿于整个肝癌病程的始终。因此，清化肝经湿热瘀毒，调和肝脾，为肝癌治疗的根本大法。

本案患者胁肋胀痛，面部晦滞，鼻准、面颊、颈部有赤丝血缕为湿热瘀毒蕴结，影响肝胆疏泄功能，气血失畅外郁体表之征；肝病日久横逆乘脾犯胃可见脘腹痞塞，恶心，食纳不馨，辨证属肝经热毒湿浊瘀结，脾运不健。周老治疗以清化肝经湿热瘀毒，调和肝脾为基本法则，醋柴胡、炒黄芩、法半夏、炙鸡内金、川楝子、煨草果、砂仁、大腹皮、川厚朴、青皮、陈皮等药疏利肝胆、健脾理气、芳化湿浊而走气分，广郁金、赤芍、片姜黄、预知子、白花蛇舌草、炮山甲、土鳖虫、莪术、山慈菇、白毛夏枯草、石打穿、马鞭草、田基黄凉血活血化瘀、清化肝毒瘀滞、通络散结消肿而入血分。其中土鳖虫、山慈菇、白毛夏枯草、石打穿等尚有消除癌毒之功效。处方用药虽多，但组方严谨，以攻为主，寓补于攻；气血同治，以血为主，肝脾同调，治肝为要；病症结合，着眼于证。

二、营亏血虚

胡安邦医案

（营弱夹热肝络虚，白虎桂枝新加汤）

周某某，男，41 岁。

患者患肝癌，1 周来蒸蒸发热汗出，午时更甚，大汗淋漓，汗后恶风，但体温不高，口渴。2 天前又增肝区剧痛，有灼热感，以致精神萎靡，纳食不香。苔薄黄，脉弦细数。此属营虚于内，热盛于里。

处方：白虎合新加汤。

生石膏 60g	知母 18g	白芍 30g	淮小麦 12g
党参 9g	桂枝 6g	炙甘草 6g	生姜 3 片

1 剂后肝区痛瘥，汗减寐安，食欲增进，仍守原方。到 8 月 15 日六诊，痛已缓解月余。

（《名医经典医案导读》）

【诠解】 新加汤又名桂枝新加汤，《伤寒论》云："发汗后，身疼痛，脉沉迟者，桂枝加芍药、生姜、人参汤主之。"作用有"益不足之血，散未尽之邪，温补其营卫"。本例肝区疼痛发生在大汗之后，系"营虚于内"，以致肝失所养而发生"血虚络痛"，与新加汤的机制相通。但本例"脉弦细数"，与新加汤证之"脉沉迟"不一。《伤寒论》又云："伤寒六七日不解，热结在里，表里俱热，时时恶风，大渴，白虎加人参汤主之。"故将两方并而用之。重用白芍，一是配合桂枝调和营卫，解肌通痹；二是配合石膏、知母的清润，养肝舒络以止痛。胡老精于辨证，善用经方，非一见癌症即投于化瘀解毒之剂，药简力专，虽一剂即有效。

第三节 癥 瘕

一、气滞血瘀

李济仁医案

（邪实正虚攻补兼施，健脾活血解毒抗癌）

赵某，男，23 岁，工人。

初诊：1984 年 10 月 2 日。患者于 1981 年 5 月始觉脘腹不适，上腹部经常疼痛。自服复方氢氧化铝后缓解。而后形体消瘦，疼痛延至右肋，且右肋及剑突下可扪及一巨块，按之坚硬疼痛。1984年9月出现全身黄疸，腹水。遂在南京市某肿瘤医院做放射性核素肝扫描示：肝占位性病变；甲胎蛋白试验阳性；诊断为肝癌。邀李老先生诊治。患者面色晦暗，形体消瘦，肌肤枯槁，中脘癥块隆起，大如覆盘，坚硬不移，按之痛剧，腹大如鼓，中下腹按之荡漾，身目皆黄，每日食量150g，小溲短黄，尿量480ml/24h，大便时结时溏，舌苔白厚，质暗，脉涩滞。

中医辨证：气机不畅，血瘀积聚，脾不健运，土不制水，发为癥黄。

治法：行气消瘀，软坚散结，健脾利水，解毒抗癌。

处方：

茵陈30g	白花蛇舌草30g	半枝莲30g	半边莲30g
醋鳖甲30g	茯苓25g	丹参25g	白术15g
北条参15g	昆布15g	海藻15g	当归12g
白芍12g	泽泻12g	活蝼蛄12g	枳实12g
土鳖虫9g	三棱9g	莪术9g	鸡内金9g

水煎服，每日1剂。

二诊：服上方10剂后，纳食增加，脘腹胀痛较前减轻，精神略振，舌脉同前。继服上方。

三诊：上方共服30剂后，脘腹癥块明显缩小，凹凸不平征象难以扪及，食欲增，纳食由每日150g增加600g，腹水消退，诸症显好。然气滞瘀结，痼疾难拔，邪实正虚。续以上方加黄芪30g，绞股蓝20g，以扶正祛邪。

四诊：按原意继续辨治1年余，临床症状消失，肿块明显缩小。1985年底在南京某肿瘤医院复查放射性核素肝扫描示：肝硬化；甲胎蛋白试验阴性。1986年5月起恢复工作。存活5年后，1989年7月，因患感冒，自服复方阿司匹林、非那根糖浆后于夜间暴亡。

（《李济仁临证医案存真》）

【诠解】 本案肝癌，腹部癥块巨大，坚硬不移，气机运行不畅，血瘀积聚中焦，瘀毒内陷肝脏脉络，肝积乃成；癥积影响脾胃运化功能，健运失职，土不制水，水饮停聚，形成水鼓。瘀毒内攻，水热逼蒸，因而出现黄疸。喻昌在《医门法律·胀病论》中所述："凡有癥瘕、积块、痞块，即是胀病之根，日积月累，腹大如箕，腹大如瓮，是名单腹胀。"可见，络瘀痰阻，癥瘕痞块亦是鼓胀形成因素之一。《诸病源候论》曰："气水饮停滞，结聚成癖；因热气相搏，则郁蒸不散，故胁下满痛而发黄，名曰癖黄。"其所描述黄疸之机制，与本例颇为合拍，病势迭驱险途，邪实正虚，乃攻补兼施而奏效。

蝼蛄俗名土狗，味咸性寒，无毒，入胃、膀胱二经。《本经》称其"除恶疮"；梁·陶弘景说它"能下大小便"。元·朱丹溪云："蝼蛄治水甚效，但其性急，虚人戒之。"李老在此方中用活蝼蛄配泽泻，亦是取其利水消胀治腹水之功。

二、湿热瘀阻

赵冠英医案

（湿热毒瘀成积证，扶脾养正自始终）

李某，男，47 岁，干部。1997 年 8 月 7 日初诊。

患者今年春季无诱因出现右上腹部胀满隐痛，不伴恶心呕吐及厌食，时感乏力劳累时疼痛加重。近 1 个月来，皮肤发黄，逐渐加重，伴食欲不振，恶心腹胀；近 20 天来，巩膜发黄，皮肤瘙痒，口苦口黏。既往于 1972 年患乙型肝炎。经我院 B 超、CT 均显示肝脏右叶巨块状实质性占位病变，甲胎蛋白 > 1250ng/ml，诊断为原发性肝癌。西医给予经皮肝动脉栓塞治疗后，患者自觉腹胀、发热，右上腹闷痛不适，仍口苦纳差，要求中医诊治。患者精神不振，皮肤发黄，白睛橘黄，口臭，自诉口苦口黏，干渴欲饮，大便秘结。查其舌质暗红、苔黄腻，脉弦滑。

中医诊断：癥瘕。

中医辨证：湿热蕴毒，气血瘀结。

治法：清解湿毒，行气活血，佐以益气健脾。

处方：

柴胡 15g	黄芩 15g	茵陈 15g	广郁金 15g
赤白芍各 15g	党参 15g	白术 15g	茯苓 15g
猪苓 15g	乌药 15g	白花蛇舌草 20g	草河车 10g
八月札 10g	莪术 10g	槟榔 8g	酒大黄 6g

每日 1 剂，水煎服。

二诊：服药 6 剂，腹胀减轻，纳食增加，大便通畅。

三诊：再服 6 剂，腹胀缓解，疼痛减轻，口干口苦消失，上方去槟榔，加川楝子 10g，坚持服药。

随访：1998 年 12 月，患者仍病情稳定，继续服药。

（《全国名老中医医案医话医论精选·赵冠英验案精选》）

【诠解】 肝癌的发生多因外感湿热疫毒之邪，久居肝脏，蕴结成瘀，阻滞经络，聚瘀结块，不通则痛；肝失疏泄，气机不畅，久病及脾，脾失健运，胃失和降，则纳差食少，腹胀便秘；湿毒阻滞，疏泄不利，胆汁外溢，则皮肤面目俱黄，湿毒浸淫，可致瘙痒。口臭、口苦、口黏、口渴，舌红、苔黄腻，脉弦滑皆为湿毒内盛之象。综观脉症，当属湿热蕴毒，气血瘀结之证。

在本案诊治中，赵老用小柴胡汤、茵陈蒿汤、四君子汤合方化裁，清肝利胆，除湿解毒，健脾扶正。加草河车、白花蛇舌草解毒抗癌，乌药、八月札、槟榔、白芍理气和血，莪术、郁金、赤芍活血祛瘀。祛邪实而不忘扶脾养正，可谓理清证准，法当药精，故能取得佳效。

肝 性 脑 病

痰湿蒙窍

关幼波医案
(气血虚，痰湿蒙窍；清肝热，化浊宁心)

刘某，男，37岁，门诊日期：1975年5月。

病史：患者因肝硬化于1972年行脾切除术，手术经过良好。术后逐渐发现失眠，甚至通宵不寐，严重时连续十几昼夜不得安睡，渐至夜间发作性舌謇，上唇麻木，两臂不能抬高，每次历时十几分钟，以后曾出现无意识动作，以及说胡话，白天则头晕头痛，记忆力极差，缺乏思考能力，急躁易怒，鼻衄，视物不清，大便干硬难解。经各种中西药物治疗，并用针灸、理疗、水针、耳针等措施达两年多，仍不能控制。1975年5月30日来我院门诊，当时症见：右手及面部发麻，午后双上肢不能高抬，失眠，夜间盗汗，有时发作性意识模糊，平时口鼻干燥，大便3~4天1行。查血：谷丙转氨酶180U/L，血氨105μmol/L。舌苔黄，脉沉弦。

西医诊断：慢性肝昏迷。

中医辨证：气血两虚，肝胆余热未清，湿痰蒙窍。

治法：调补气血，芳化痰湿，清肝开窍。

方药：

生芪15g	当归10g	赤芍15g	白芍15g
何首乌藤30g	茵陈15g	藿香10g	佩兰10g
杏仁10g	橘红10g	郁金10g	远志10g

菖蒲 10g   川连 4.5g   琥珀粉（分冲）1.2g

羚羊角粉（分冲）0.6g

治疗经过：以上方为主，后因睡眠不实而加用枣仁 15g，百合 12g，合欢皮 12g，共服药百剂左右，睡眠渐渐好转，头痛头晕，急躁易怒等症基本消失，视物清楚，记忆力和思考力有所恢复，舌苔薄白，脉转沉滑，肝功能化验：谷丙转氨酶正常，血氨 82μmol/L，继而降至 58.7μmol/L，追访半年未再发作。

（《关幼波临床经验选》）

【诠解】 肝昏迷多责于痰湿蒙窍，多以肝肾阴虚为本虚，或以湿浊瘀毒为标实。本案患病既久，肝脾运化失司，痰湿内生，又经脾切除，气血大伤。气虚则肢麻不举，阴虚血亏则少寐盗汗，口鼻干燥，大便难行，其上唇麻木，为人中穴的气血虚少之故。而人中穴位居统一全身阴阳的任督脉交会之处，说明全身气血皆虚。"肝得血则能视"，血虚不能养肝，则视物模糊。烦急易怒、头痛、脉弦、苔黄，均属肝胆余热未清之故，复因痰随火升蒙闭清窍，故时发迷糊。关老辨证本例为慢性肝昏迷，认为与气血不足，脑窍失养有关，从调养气血入手，以治其本；清肝宁心，化痰开窍治其标，标本兼顾。方中生芪、当归、白芍、枣仁、百合补气血，养心阴，佩兰有省头草之称，与藿香、菖蒲、郁金、远志、川连、橘红、杏仁等同用，芳香化浊，除痰解毒，清心开窍，配合羚羊角粉、琥珀清肝热，安神化瘀，使之阴血渐充，痰热涤除，则夜寐始安，肝功能改善，发作性迷糊得以制止。

周仲瑛医案

（急症期化湿浊开窍醒神，恢复期行气血温阳利水）

司马某，男。46 岁，1997 年 10 月 5 日初诊。

病史：患者乙肝病史 7 年，继发肝左叶小肝癌、肝硬化、脾大。1997 年 8 月 29 日 B 超提示"左叶小肝癌，肝硬化、脾大"，1997 年 8 月 31 日 CT 确证"左叶小肝癌，肝硬化、脾大"，遂于 1997 年 9 月 4 日入江苏省人民医院行肝左外叶肝癌切除术，术中见肿块位于肝脏外叶，大小约 1.5cm×1.0cm，肿瘤组织完整切除，术后采用保肝、抗感染、预防肝性脑病等治疗措施。1997 年 9 月 15 日复查肝脏 B 超提示"肝硬化，大量腹水；左侧胸腔少量积液；右侧胸膈积液"，给予利尿、补钾、支持疗法、补充白蛋白等药物治疗，患者胸腔积液、腹水体征减轻。1997 年 9 月 6 日病理报告示"肝细胞性肝癌，高-中度分化，大小约 0.7cm×0.5cm×0.5cm，切缘未见癌残留，周围肝组织为结节性肝硬化"，出院后长期服用螺内酯 20mg/d，双氢克尿噻 25mg/d。因心动过速，烦躁不寐去省人民医院急诊，拟诊为"肝硬化，肝腹水，肝性脑病"，给予保肝、镇静药物治疗，效果不著，病情逐步加重，1997 年 10 月 5 日由救护车送至门诊。

辨治经过：1997 年 10 月 5 日～1997 年 11 月 6 日，初诊时患者意识不清，神思不爽，答非所问，时时错语，烦躁不眠，面色黯滞，两目无神，口中有烂苹果味，有扑翼样震颤，尿少（日 800ml 左右），舌苔灰黄腻，舌质暗红，口唇发紫，脉细数无力。此乃湿浊瘀毒内蕴，心神受扰，神明失主之证，急以清化湿浊瘀毒，开窍通闭，醒神回苏为要，病情重笃，防止内陷。

处方：

川黄连 5g	丹参 15g	广郁金 10g	石菖蒲 10g
法半夏 10g	炙远志 6g	猪苓 15g	茯苓 15g
泽兰 10g	泽泻 15g	藿香 10g	茵陈 12g
龙骨 20g	牡蛎 20g	熟枣仁 15g	橘皮 6g
莲子心 4g	太子参 12g		

水煎服，每日 1 剂。

另用沉香粉、琥珀粉各 0.45g；犀黄丸 6g，口服每日 3 次，并停服所有西药。药进 4 剂复诊，神志已正常，语言应对清楚，问及初诊时的情况茫然不知，烦躁亦平，夜能入眠，口干，食纳尚平，尿量偏少，汗多，苔薄黄，质红偏暗，脉细数无力转为细滑。药证合拍，效如桴鼓，治守原意，上方去石菖蒲，改太子参 15g，加大麦冬 12g，山栀子 6g。

1997 年 11 月 7 日～1997 年 12 月，肝癌术后出现肝性昏迷症状，经治已消失，近 3 天脘腹胀满不适，但食纳尚可，尿量尚可（日 1200ml 左右），腹水征（+），怕冷，左下肢为著，大便正常，面色转灰，口干饮水不多，苔薄质暗脉细，下肢略有浮肿。此为湿浊瘀毒渐化，心神得主而脾肝两伤未复，疏泄健运失司，湿瘀气滞水停之征。转从温阳利水，行气活血治疗。

处方：

制附片3g	炙桂枝6g	苍术10g	白术10g
猪苓20g	茯苓20g	泽兰10g	泽泻15g
青皮6g	陈皮6g	川厚朴6g	大腹皮10g
砂仁（后下）3g	炙蟾皮3g	生黄芪12g	天仙藤12g

另：琥珀粉0.6g，沉香0.3g，蟋蟀粉0.6g，每日2次，吞服。

经上方1个月调治后腹水消退，腹胀不著，尿量增多，每日2000ml左右，大便成形，精神语言表达正常，目前能独自来门诊求医，但仍感疲劳乏力，手足清冷，上腹痞满不舒，入晚尤甚，舌苔淡黄薄腻，舌质淡暗，舌体稍胖，脉细涩。病情深笃，治非一日之功，药已对证，宜谨守病机，原法巩固，上方改黄芪20g，加荜澄茄6g。

【诠解】 肝性脑病，又称肝昏迷，可呈急性、慢性或进行性发作。中医可归属于"神昏""昏愦""昏蒙""谵妄""暴不知人""厥逆""肝厥""闭证""脱证"等范畴。周老认为，本病病位在肝与脑，与脾胃关系密切。其病因多由于各种肝病迁延不愈，"湿热瘀毒"胶着，肝脏疏泄功能失常，清气不升，浊气不降，肠胃等腑气不通，湿热瘀毒之邪上犯神明而发为本病。肝病日久及脾，导致脾之运化功能失调，肝脾两脏俱虚，本病病情危笃，多属邪实正虚之证。

徐志华分析此案治疗特点，认为治疗上始终把握急则治标、缓则治本的原则。肝昏迷"闭证"期，发病日久，病情危重，针对此阶段急症期的症状特点，在重视清化湿热瘀毒、芳香开窍醒神方药的使用，同时兼护脾胃的运化，首次处方以黄连、丹参、广郁金、莲子心、炙远志清心开窍；石菖蒲、法半夏、藿香、橘皮、沉香粉、琥珀粉芳香辟秽化浊开窍；猪苓、茯苓、泽兰、泽泻、茵陈利水渗湿，使湿浊瘀毒从小便而出；龙骨、牡蛎重镇安神，熟枣仁养心安神，太子参益气养阴护正，且丹参、泽兰尚有活血之功，诸药合用使湿浊可化，瘀毒能去，心神得主，神机复用，因辨证准确，用药精当，患者服用4剂后即效如桴鼓，神机复用。在清心开窍解除神昏等急症转入恢复期治疗之后，周老不泥前法，根据病情特点辨证为湿浊瘀毒渐化，心神得主而肝脾两伤未复，疏泄健运失司，湿瘀气滞水停，转从温阳利水、行气活血兼以解毒施治，用附子、桂枝温补脾肾；苍术、白术、猪苓、茯苓、泽兰、泽泻、蟋蟀粉、天仙藤健脾燥湿，利水消肿；青皮、陈皮、厚朴、大腹皮、砂仁行气消胀除满，芳香醒脾；炙蟾皮解毒利水；生黄芪益气健脾，利水消肿。全方通过温阳化气助蒸化、健脾燥湿助健运、淡渗分利助消肿、芳香行气助除满而达到标本同治之目的。

邢锡波医案

（清心化痰开窍法，逐邪解毒促醒方）

冯某，男，41 岁，工人，1968 年 3 月 12 日入院。

患者于 1 个月前身倦乏力，脘闷纳呆，10 余日后发现尿色深黄，仍坚持工作，后因症状日益加重而就医。检查巩膜、皮肤均呈黄染，肝大肋缘下 1.5cm，有明显压痛及叩击痛。血常规正常，尿三胆（＋），肝功能：胆红素 114.5μmol/L，谷丙转氨酶 400U/L，麝香草酚浊度试验 12U，总蛋白 74g/L，白蛋白 41g/L，球蛋白 33g/L，诊断为急性病毒性肝炎。1 天后黄疸加深，体温突然增高（39℃），并出现腹胀及腹水，肝触及不满意。经全科会诊，考虑为重症肝炎急性肝坏死，治疗除加大葡萄糖输液用量，继续使用保肝药及抗生素外，并加入双氢克尿噻及螺内酯以利尿消水。3 月 2 日复查肝功能较前恶化，胆红素 259.9μmol/L，谷丙转氨酶 480U/L，麝香草酚浊度试验 3.6U，白蛋白:球蛋白为 1.7:3.3。依上法用药治疗 1 周，病情未见好转。4 月 1 日患甚神志模糊，次日清晨呈昏迷状态，4 月 2 日请中医会诊。当时患者体位不能自转，神昏鼻鼾，痰鸣气促，周身皮肤呈橘红色，两眼巩膜黄染尤甚，瞳孔散大，对光反射消失，腹部膨隆，有腹水征，小便短赤，大便 4 日未行，舌质紫暗，苔黄腻，脉弦大而数。

辨证：湿热毒邪蕴结中焦，熏蒸肝胆，内陷心包。

治疗：清心化痰，芳香透络，开窍醒神。

速投局方至宝丹二粒顿服。次日患者神志清醒，自述腹部胀满难忍，故在应用中药清肝解毒，泻热逐水之剂的同时，配合西药双氢克尿噻和螺内酯。

板蓝根 18g	出慈菇 18g	茵陈 15g	丹皮 15g
大腹皮 15g	泽泻 15g	丹参 15g	地肤子 12g
栀子 12g	紫芽大戟 10g	三棱 10g	大黄 10g
牵牛子 6g	青黛 3g	犀角粉（水牛角粉代）3g	

| 玳瑁 3g | 朱砂 1g | 冰片 0.15g | 麝香 0.15g |

后 6 味同研冲服。

连服 3 剂，体温正常，尿量显著增加，大便畅快，腹水大减，黄疸渐退，精神转佳，饮食增加。舌质紫暗已变淡，脉象弦细。遂将上方略作变动：紫芽大戟、牵牛子与大黄均减为 3g，停用双氢克尿噻、螺内酯。散剂用量稍作增减：青黛 12g，犀角粉（水牛角粉）3g，玳瑁 3g，冰片 0.15g，朱砂 0.15g，麝香 0.1g（冲服）。

连服 5 剂，黄疸消退，腹水消失，精神饮食均佳，已能下床活动。改用健脾和胃、疏肝化瘀法，以巩固疗效，恢复肝功能。

处方：

茯苓 12g	炒白术 10g	生山药 10g	大腹皮 10g
三棱 10g	丹参 10g	丹皮 10g	佩兰 10g
枳壳 10g	木香 10g	姜黄 6g	

加服 1 个月，复查肝功能：麝香草酚浊度试验 7U，谷丙转氨酶 10U/L，总蛋白68g/L，白蛋白∶球蛋白为 3.6∶3.2。建议带药回家休养，1968 年底恢复工作，1969 年 7 月追访，一般情况良好，肝功能完全正常。

（《古今名医临证金鉴·黄疸胁痛鼓胀卷》）

【诠解】 本案辨证属湿热毒邪蕴结中焦，熏蒸肝胆，内陷心包，致使湿热困脾，胆汁外溢，热毒内陷而成。鉴于病情危重，险象已露，治疗必须把握时机，辨明脉证，分清主次，及时投药。其治疗分 3 个步骤。昏迷时，首选大剂清心开窍醒神之品，以迅速消除神志症状，缩短昏迷时间，控制病情发展，以醒神为当务之急。神清之后，治疗重心在清除毒邪，减轻症状，恢复肝功能方面。故速投清肝利胆、解毒化瘀、攻逐水邪之剂。然虑及病情险恶，猛攻峻泻的甘遂未敢轻试，选用了大戟、牵牛子、大黄、泽泻、地肤子泻热逐水，通利二便；并以山慈菇、板蓝根、栀子清热解毒；以茵陈利湿退黄；丹皮、丹参清热凉血，活血化瘀通络；散剂凉肝解毒清脑。汤散合用，并行不悖，相得益彰，取效迅速，使毒热清，水邪去，肝络通，肝脏得荣，功能自然徐徐而复。

恢复期的治疗，本着扶正祛邪的原则，采用健脾和胃、疏肝化瘀之剂，取其标本兼顾，补中有通。此时大邪已去，正气已虚，不须重兵猛攻，病在此阶段，肝功能尚未完全恢复，故不得停药过早；即使诸症悉除，亦应坚持治疗，待肝功能连续复查 3 个月无异常，方可停药。

吕承全医案

（肝脾两衰感毒邪，邪毒有异治不同）

訾某，男，54 岁。1961 年 4 月 20 日初诊。

患者患肝硬化 6 年余，并因门静脉高压症于 1960 年曾做脾切除治疗。患者因失眠，自服安眠药 30 余日，出现神志昏迷，发热，腹水、黄疸渐起，无尿，病情危重，入医院救治。症见患者神志不清，面色黧黑，无黄疸，胸部皮肤有蜘蛛痣，小便失禁，检查：体温 36.3℃，脉搏 70 次/分，呼吸 18 次/分，血压 120/80mmHg，心肺听诊未发现病理性改变，肝在右肋缘下可触及，质硬中等，脾已切除，叩诊腹部胀满，无移动性浊音，脉沉弦，舌质红，舌苔厚腻。肝功能：黄疸指数 10U，麝香草酚浊度试验 50U，硫酸锌浊度试验 42U，天门冬氨酸氨基转氨酶 101U/L，总蛋白 63.3g/L，白蛋白 32.6g/L，二氧化碳结合力 14.52mmol/L。

西医诊断：肝硬化，肝昏迷。

中医诊断：鼓胀。

中医辨证：肝脾两衰，复感毒邪，肝失疏泄，浊毒内蕴，上扰神明。

治法：清热凉血解毒，祛邪安正。

处方：自拟凉血解毒汤。

生地黄 30g	生白芍 30g	牡丹皮 9g	栀子 9g
黄连 9g	黄柏 9g	金银花 30g	蒲公英 30g
大黄 9g			

水煎后鼻饲治疗。

配合西药葡萄糖注射液加维生素 C、谷氨酸钠等静脉滴注治疗 4 日。

服上药后，神志转清，脉细弦，舌质红，苔黄。后以健脾补肾，化气行水法治疗。以自拟温阳保肝汤加味。

处方：

制附片 10g	干姜 9g	白术 15g	党参 15g

| 车前子 30g | 茯苓 30g | 泽泻 15g | 半夏 10g |
| 大枣 6 枚 | 当归 10g | 白术 15g | 肉桂（冲服）8g |

每日 1 剂，水煎服。

服上药后，患者守上法治疗 3 月余，腹水消退，病情稳定出院。

1962 年 9 月 11 日，患者于 1 天前因食水饺，夜间出现恶心呕吐、腹痛腹泻，继之出现昏迷，病情危重，第二次急入医院救治。症见患者神志不清，面色黧黑，无黄疸，胸部皮肤有蜘蛛痣，小便未解。检查：体温 36.6℃，脉搏 72 次/分，呼吸 16 次/分，血压 120/80mmHg，心肺听诊未发现病理性改变，肝在右肋缘下可触及，质硬中等，脾已切除。叩诊腹部胀满，无移动性浊音，脉沉弦，舌质红，舌苔厚腻。肝功能：黄疸指数 14U，麝香草酚浊度试验 36U，硫酸锌浊度试验 22U，天门冬氨酸氨基转移酶 41U/L，总蛋白 64.1g/L，白蛋白 33.5g/L，二氧化碳结合力 16.4mmol/L。

西医诊断：肝硬化，肝昏迷。

中医诊断：鼓胀。

中医辨证：肝脾两虚，运化力弱，食伤脾胃，升降失调，浊邪上犯于脑。

治法：清热导滞，醒脑安神。

处方：解毒承气汤。

大黄 15g	枳实 9g	厚朴 9g	黄连 6g
黄芩 9g	栀子 9g	白芍 30g	生地黄 30g
蒲公英 30g	陈皮 9g	半夏 9g	甘草 9g

水煎后鼻饲治疗，以清其肠胃。

服 3 剂后患者神志始清醒。证属肝脾两虚，运化力弱，改拟香砂六君子汤加减：党参、炒白术各 15g，茯苓 30g，陈皮、半夏、砂仁、白豆蔻、厚朴各 9g，炒麦芽 15g，大腹皮 9g，白芍 15g，水煎服。调治月余而安。

该患者脾切除后存活 10 年，先后发生 6 次肝昏迷，其中 5 次均用上法加减救治成功，第 6 次终因并发心力衰竭而病故。

（《吕承全学术经验精粹》）

【诠解】　该患者第一次肝昏迷系因失眠服安眠药所致，是肝脏功能低下，不能代谢，药物蓄积中毒所致。治疗宜急则治其标，祛邪安正，用清热凉血解毒法。主要用鼻饲法进药。方用自拟凉血解毒汤。方中生地黄凉血清热，除血瘀；白芍酸甘化阴，柔肝止痛；黄连、黄柏、牡丹皮、栀子、金银花、蒲公英清热解毒；大黄清里泻热排毒。其中重用白芍治疗肝昏迷效果较好。毒邪祛，则神自清。该患者第二次肝昏迷为消化不良所致，因消化力弱，又进食不易消化食物，而致食物中毒。治疗宜用解毒承气汤以清其肠胃，内热清除后，邪祛则正安，神志自然清醒。

酒精性肝病

一、湿热蕴结

连建伟医案

（肝胆枢机不利，湿热内蕴夹瘀）

孙某，男，30 岁。

患者左关脉弦，苔黄腻边青紫。酒家湿热伤肝，更兼情怀悒郁，右胁疼痛，晨起干呕。治拟丹栀逍遥散出入。

处方：

柴胡 5g	当归 10g	赤芍 10g	炒白芍 10g
炒白术 10g	茯苓 15g	甘草 3g	焦山楂 12g
焦神曲 12g	牡丹皮 10g	丹参 30g	郁金 12g
制香附 6g	竹茹 12g	炙鳖甲 15g	炮穿山甲 10g

14 剂，日 1 剂，水煎服。

（2005 年《山东中医药大学学报》）

【诠解】 分析本案症状、舌脉，患者素好饮酒，湿热内蕴，附加情志不畅，肝气郁结，气郁日久化火伤阴，克伐脾土。肝失疏泄，气机郁滞，则右胁疼痛；肝郁化热，胃火上逆，则干呕；左关脉弦，苔黄腻边青紫，说明肝胆枢机不利，湿热内蕴夹瘀。治以疏肝健脾，清热养阴，以丹栀逍遥散加减。

本方之用白芍，实寓深意：①白芍配甘草，酸甘化阴以护肝体，和血止痛。②白芍配赤芍，赤芍偏于清热凉血，行血散瘀；白芍偏于养血益阴，柔肝止痛。一散一敛，一泻一补，尤宜血虚夹瘀有热者③白芍伍柴胡，白芍和营止痛，柔肝缓急，柴胡疏肝解郁，合而补散兼施，肝郁得解而无耗血伤阴之弊。④白芍伍当归，白芍养血敛阴，当归补血活血，一动一静，养血而理血。⑤白芍伍白术，白芍抑木，白术扶土，合则抑木扶土和肝脾。以上白芍与甘草、赤芍、柴胡、当归、白术之间的广泛联系，生动地体现了连老对处方有序化、程度最大化的追求。

肖俊逸医案

（阳盛实证大胆导下，过用补益敛邪伤正）

龙某某，男，48 岁。

初诊：1959 年 9 月 26 日。

主诉：因患肝硬化腹水由外地医院转来本院。腹胀如鼓，腹壁光亮坚硬，脚肿如斗一月。西医诊为肝硬化腹水。请中医会诊。

诊查：巩膜微黄，小便深黄，大便涩少色黑，一日七八次，渴甚，平日嗜酒，脉弦数。

中医诊断：鼓胀。

中医辨证：阳盛肝热。

处方：八正散合四苓汤加牵牛子末。

处方：

大黄 20g	滑石 12g	萹蓄 12g	木通 9g
瞿麦 4g	车前仁 12g	茯苓 12g	泽泻 12g
猪苓 12g	白术 12g	甘草 4.5g	
牵牛子末 12g（一次空腹吞下）		栀子 9g	

药尽 6 剂，腹较轻松，大便日约 10 次，量不多。服药至 9 剂，小便转长，腹虽大已不觉胀，大便越泻精神越爽，渴甚。服药至 12 剂加元参、生地各 20g，腹部逐渐消软。但大便一日 6～7 次。因此每日加服牵牛子末 12g（并原有的共24g，分 2 次吞服），再药服 6 剂，每日泻近 20 次，量多，但不觉头昏，而且每泻一次精神又觉爽快些。照原方又服药 6 剂，至此，小便多而长，大便一日 17～18次，腹水已完全消失。患者自诉无不适，神爽食增，遂去牵牛子，减大黄为 9g，

当归、白芍各12g。服上方药8剂后，恢复如常而出院。

（《中国现代名中医医案精粹》）

【诠解】本案系阳盛实热证。湿热酒毒，弥漫三焦充盈内腑，病势嚣张，非大肆攻下不能挫折病势。八正散清热利尿，通腑泄浊，重用大黄、牵牛子，导湿热之邪从二便而出；四苓汤泄热利湿，治疗小便不利，水湿泄泻。本案所用牵牛子、大黄为攻泻峻剂，临床中不可轻率使用。治病宜照顾正气，正气不存纵有妙方，亦难挽救；但邪盛之证，当以祛邪为急，邪去则正复，正如张子和所说："陈莝去则胃肠洁，癥瘕尽而营卫昌"。据此，若仅仅照顾正气，而忽于祛邪，则可能反而戕害正气，病亦难除也。

二、脾虚湿阻

印会河医案

（脾虚为本水湿阻，肝郁血瘀鼓胀成）

潘某，男，46岁。

患者以腹胀腹水3个月为主诉求治于印老。自述3个月前开始发现腹胀大、腹水，在某医学院住院2个月余，经化验、B超、磁共振等检查确诊为"酒精性肝硬化并腹水"，西药予护肝、利尿、支持、营养等治疗，病情稍有好转而出院。就诊时仍腹胀大，腹水（中等量），纳差，口干苦，大便干结，小便短少，睡眠差。

既往史：否认病毒性肝炎、血吸虫病史。平素嗜酒成性，每日200～300ml，酒龄20余年。

检查：慢性肝病面容，面色晦暗，颈胸部有数枚蜘蛛痣，腹隆起，腹水征（＋＋），肝肋下2cm，质中硬，脾触及。舌质暗，苔白厚腻，脉细。

西医诊断：酒精性肝硬化并腹水。

中医诊断：鼓胀。

辨证：脾虚湿阻，肝郁血瘀。

治法：健脾利水，疏肝活血。

处方：

炒白术 15g	猪苓 15g	草果 15g	丹参 15g
生牡蛎 15g	茯苓 20g	焦三仙各 20g	白茅根 30g

楂曲 30g

随证加减 2 个月余，腹水消失，肝功能复查已恢复正常。

（2000 年《中西医结合杂志》）

【诠解】 酒乃大热大毒之品，为湿邪之最，长期嗜酒必损伤肝脾。肝喜条达而恶抑郁，主疏泄，嗜酒伤肝则疏泄失职，必致肝郁气滞。气为血帅，气行则血行，肝郁气滞血行不畅，使脉络瘀阻而形成积聚，表现为肝脾肿大，质地变硬。嗜酒伤脾，脾虚不运水湿，水湿内停，腹部逐渐胀大而形成鼓胀。因此，印老认为酒精性肝硬化腹水的病机，主要在于肝脾二脏。证属本虚标实，虚在脾，实在肝，实在气滞血瘀、水停腹中，虚在脾气不足、运化乏力，亦即"见肝之病，知肝传脾，当先实脾"之意。印老根据肝脾为主，本虚标实之特点，采用胃苓汤为主方加减治疗酒精性肝硬化腹水，均可取效。两胁胀痛加延胡索、郁金；面色晦暗，舌有瘀点，蜘蛛痣，肝掌者加丹参、赤芍；肝脾肿大者加鳖甲、生牡蛎；鼻衄齿衄肌衄者加藕节、阿胶；黄疸者加茵陈；合并乙型肝炎者加虎杖、败酱草、蚤休等；腹水明显者加牵牛子末，晨间冲服。虽有瘀滞之象，多以活血凉血、软坚散结之剂，而不用莪、棱活血破血之品。

脂 肪 肝

一、脾虚湿盛

赵冠英医案

（形盛体弱脾气虚，健脾祛湿四君子）

王某，男，19岁，学生。1999年2月11日初诊。

患者自幼肥胖，喜食肥甘，体重明显高于同龄儿童。去年查体发现谷氨酰转肽酶升高，包括此后二次复查分别为 48 U/L、60 U/L、72 U/L，血浆蛋白、胆红素等均正常，B超示肝脏实质弥漫性损伤，诊断脂肪肝。虽经饮食控制及运动，并服降脂灵等药，效果不显，请求中医治疗。见患者体形肥胖，面色红白，多汗少动，舌淡红、苔薄白，脉弦滑。

西医诊断：肥胖症、肝胀。

中医辨证：气虚湿盛，肝气不利。

治法：益气健脾，疏肝祛湿。

处方：四君子汤合小柴胡汤加减。

柴胡 10g	黄芩 15g	党参 15g	白术 15g
茯苓 15g	枳壳 15g	蒲公英 15g	决明子 15g
茵陈 15g	丹参 15g	五味子 8g	赤芍药 20g

每日1剂，水煎服。

二诊：上方连进28剂，复查谷氨酰转肽酶降到 42 U/L，体力、精神均增加，舌脉同前。上方加生山楂 10g，何首乌 15g，继服。

三诊：上方再进30剂，复查谷氨酰转肽酶为 31 U/L，嘱其照方再服1个月。

四诊：体力正常，活动增加，出汗减少，体重下降 8kg，谷氨酰转肽酶恢复正常。

（《全国名老中医医案医话医论精选·赵冠英验案精选》）

【诠解】《灵枢·胀论》曰："肝胀者，胁下满而痛引小腹。"临床上脂肪肝患者大多无特殊症状，重者可感胁肋胀闷隐痛。本案根据其体形肥胖而诊断为肥胖症。"肥人多痰湿"，痰湿之产生则多因饮食失节，损伤脾胃，运化失职，湿聚痰生；而脾胃失健，元气乃虚，故其人虽肥壮而气少，可表现为虚弱汗出，故治疗肥胖症常需用补气之法，以四君子汤为主。该例患者不仅肥胖，且出现肝功异常，表明肝受其损，属土郁木壅，脾病及肝，故治疗需兼顾疏利肝胆，以小柴胡汤加减。方中决明子、生山楂、何首乌经均有降脂作用。

二、肝脾不和

周仲瑛医案

（湿热毒痰瘀互结，清解化通降并举）

赵某，男，35 岁，2002 年 7 月 13 日初诊。

患者既往有脂肪肝病史、家族性糖尿病史。正值夏季，感口干，喜凉饮。右胁部时作胀满隐痛，汗多，色黄，烦躁，手心灼热，尿黄，大便偏干，日行 1 次。1 个月内体重减轻 5kg，纳食不香，体倦乏力，周身困重。苔黄厚腻质暗，脉弦滑数，B 超示肝内脂肪浸润，胆囊壁粗糙。生化示：谷丙转氨酶 78U/L。三酰甘油 5.09mmol/L，血糖 7.8mmol/L。属湿热毒瘀互结，肝脾不调。

处方：

醋柴胡 5g	赤芍 10g	牡丹皮 12g	丹参 12g
制香附 10g	枳壳 10g	虎杖 12g	夏枯草 10g
垂盆草 30g	苦参 10g	炒黄柏 10g	广郁金 10g
生山楂肉 10g	茯苓 15g	决明子 15g	泽兰 10g
泽泻 10g	天花粉 15g	知母 8g	

二诊：2002 年 7 月 27 日。药后症状有缓解，口干减轻，右胁部胀痛不甚，

315 |

出汗量有所减少，大便正常，纳食欠香，苔黄腻质暗红，脉弦滑。原方加藿香、佩兰各12g，炙鸡内金10g。

三诊：2002年9月2日。上方服用1个月余，症状基本缓解，但近来前列腺炎发作，尿程延长，小便有分叉，目时糊，苔薄腻质暗脉弦滑数。7月13方加炮山甲（先煎）6g，石韦12g，枸杞子10g。

四诊：2002年10月17日。复查：谷丙转氨酶41U/L，三酰甘油2.09mmol/L，血糖5.8mmol/L。B超示轻度脂肪肝。主诉肝区无不适，口不干，无黄汗，尿稍浑，手心不热，烦躁消失，大便正常，自觉良好，苔薄腻质暗，脉弦滑。处方7月13日去垂盆草、苦参，加石菖蒲15g，海藻10g。治疗有效，守原法继进。

（《中国百年百名中医临床家丛书·国医大师卷·周仲瑛》）

【诠解】　脂肪肝的现代中医临床命名为"肝癖（痞）"，古籍中少有提及。经对现代文献中对脂肪肝中医病名的分析，"胁痛""积聚""癥瘕""肥气"为现代医家多数认可的脂肪肝中医古代病名。脂肪肝与外感湿热疫毒、饮食不节、情志不舒、先天体质及久病正虚关系密切。如外感湿热疫毒之邪，由表入里，或直中于里，致使肝胆湿热，滞久难除，肝胆疏泄失司，气机不利，痰浊内生，瘀血内阻，胆汁不循常道；若过食肥甘醇酒，酿生湿热，滋生痰浊，痹阻经络，湿热痰浊瘀互相搏结，聚滞为积；情志不舒，肝失条达，疏泄不利，气机郁结日久气滞血瘀痰阻，肝络阻塞。禀赋不足，病后或久病体虚，形体肥胖，气虚痰湿内盛，病患易于感受湿热疫毒及饮食、情志因素的影响。简而言之，脂肪肝的病机关键在湿热毒瘀壅盛，气滞痰瘀互结，以标实为主。病位在肝，与胆、脾相关。

治疗脂肪肝应重在疏泄肝胆，清利湿热，解毒化瘀，理气祛痰通络。对于治疗高脂血症中所使用的海藻、昆布、法半夏、荷叶、山楂、丹参等化痰祛瘀降脂泄浊药，因病理因素"痰瘀"的共同性，治脂肪肝时亦可使用，但疏泄、清利、解毒之法则是治疗的关键。故常使用疏肝理气、活血化瘀且入肝胆经的柴胡、制香附、枳壳、桔梗、青皮、川芎、牡丹皮、赤芍、广郁金等药；亦多配合清热解毒、化湿泄浊、通下降脂法，选用茵陈、虎杖、黄连、黄芩、黄柏、龙胆草、苦参、山栀子、泽泻、茯苓、田基黄、垂盆草、平地木、石菖蒲、厚朴、苍术、大黄、决明子等品。本案例的治疗，貌似"零乱"，实则布兵有章可循，条理清晰，能取得良好疗效亦在预期之中。

张瑞霞医案

（四逆散调和肝脾，泽明楂降脂泄浊）

李某，男，65岁。2008年10月8日初诊，以"右胁不适1年余"为主诉。

初诊：患者1年来觉右胁不适，疲乏无力，口干、口苦、口黏。至某医院求治，B超检查示：脂肪肝（中度）。口服"血脂康"，病情基本平稳。近日饮酒后患者感到脘腹痞闷，呕恶厌油腻，口干口黏，身困肢重，遂来求治。

刻下症：脘腹痞闷，呕恶，厌油腻，口干口黏，身困肢重，右胁不适，大便干结。查体：血压150/90mmHg，营养过剩，形体肥胖。B超复查示：脂肪肝（中度）。肝功：谷草转氨酶66U/L，谷丙转氨酶59U/L。血脂：三酰甘油4.3mmol/L，总胆固醇2.8mmol/L。舌质红，苔白厚腻，脉弦。

辨证分析：患者表现为右胁不适，故属中医"胁痛"范畴。本病病位在肝，痰湿瘀是导致脂肪肝的病机。因肝失疏泄，脾失健运，湿热内蕴，痰浊郁结，瘀血阻滞，而最终形成湿痰瘀阻互结，痹阻肝脏脉络而形成脂肪肝。本病病位在肝，与肝、胆、脾、胃均有关。究其病机，多为湿阻、痰凝、气滞、血瘀、食积、热蕴等，致肝胆失于条达，气血运行不畅。

处方：四逆散加味。

柴胡10g	白芍15g	枳壳10g	金钱草10g
蒲公英15g	薄荷5g	陈皮10g	白扁豆30g
黄柏15g	茯苓10g	甘草5g	苡仁30g
连翘10g	密蒙花10g	厚朴10g	生麦芽10g

7剂，水煎服，日1剂。

二诊：右胁不适感消失，口干口黏好转，饮食增加，舌质红，苔白厚腻，脉弦。续用四逆散合生山楂、草决明、丹参、泽泻以降脂。

处方：

柴胡10g	白芍15g	枳壳10g	金钱草10g
蒲公英15g	薄荷5g	陈皮10g	白扁豆30g
黄芩15g	茯苓10g	甘草5g	苡仁30g
连翘10g	丹参20g	厚朴10g	生麦芽10g

泽泻 10g　　　　　草决明 30g　　　　生山楂 30g

14 剂，水煎服，日 1 剂。

三诊：症状明显改善。在四逆散或柴平饮的基础上，加生山楂、草决明、丹参以消脂，共计 3 个月余后，脂肪肝消失，肝功能正常，血脂正常。

（《名老中医张瑞霞典型医案选编》）

【诠解】　脂肪肝是肝脏代谢性疾病，近年来随着生活水平的提高，临床患者大幅度增加。主要见于营养过剩之肥胖、酗酒者，而其他原因，如肝炎、药物性、营养缺乏性等相对较少。本病病位在肝，痰湿瘀是导致脂肪肝的病机，因肝失疏泄，脾失健运，湿热蕴结，痰浊内生，瘀血阻滞而最终形成湿痰瘀阻互结，痹阻肝脏脉络而形成脂肪肝。本病病位在肝，与肝、胆、脾、胃、肾均有关。究其病机，多为湿阻、痰凝、气滞、血瘀、食积、热蕴等，致肝胆失于条达，气血运行不畅。

张老治疗脂肪肝体型肥胖者，病因强调痰与湿，而合并肝炎者强调瘀与虚。临床应仔细审证，才能有效地治疗。现代药理研究显示，泽泻、山楂、决明子、生大黄、枸杞子具有降脂消脂作用。对于肥胖性脂肪肝，以饮食控制加体育锻炼为主，配合药物治疗。其他原因引起的脂肪肝，重点纠正原发病，消除病因，配合饮食治疗和必要的运动锻炼。

本案以四逆散疏肝调脾，金钱草、公英、芩、柏、连翘清利湿热，陈皮、扁豆、茯苓、苡仁健脾利湿，厚朴燥湿化痰、下气除满，泽泻、草决明消痰降脂，山楂、丹参活血化瘀、消食导滞，薄荷、生麦芽、甘草疏肝行气、健脾和胃，共奏疏肝调脾、清热利湿、化瘀泄浊之功效，治疗轻、中度脂肪肝标实本不虚者疗效较好。

药物性肝损伤

气虚血瘀

关幼波医案

（阴虚阳微重益气，毒郁热伏必化瘀）

王某，男，46岁，初诊日期：1973年3月18日。

患者于1971年7月2日因高热寒战，诊为"疟疾"，大量服用伯氨奎宁及氯化奎宁治疗。于10月17日查尿三胆阳性，查血谷丙转氨酶205U/L，麝香草酚浊度试验18U，曾疑诊为急性黄疸型肝炎。12月1日来京，经某医院门诊检查：肝在右肋下6cm，剑突下8cm，质偏硬、表面光滑。化验：血红蛋白100g/L，白细胞5.2×10^9/L，血小板94×10^9/L，血沉69mm/第1小时，黄疸指数12U，谷丙转氨酶495U/L，麝香草酚浊度试验29U，麝香草酚浊絮状试验（＋＋＋），白蛋白26g/L，球蛋白44g/L；肝扫描结果：肝增大，脾脏显影。门诊印象：奎宁中毒性肝炎，肝硬化。收住院治疗，曾用中西药及冻干人血白蛋白等多种方法治疗2个多月，至1972年2月出院时肝功能仍未恢复正常，麝香草酚浊度试验27U。后在门诊调治，1973年3月初复查肝功能：谷丙转氨酶520U/L，麝香草酚浊度试验20U，麝香草酚浊絮状试验（＋＋＋）。

患者自发病以来达1年半，肝功能持续异常，面色黧黑，身倦腰酸，失眠多梦，心烦急躁，手脚心热，口苦齿臭，时常衄血不止，小溲黄短，朱砂掌明显。3月18日来我院门诊。舌苔白，舌质绛，脉弦。

西医诊断：早期肝硬化。

中医诊断：积证。

中医辨证：阴虚血热，气虚血滞。

治法：益气养阴，凉血活血。

处方：

生芪 24g	生地 15g	白芍 15g	丹参 24g
藕节 12g	红花 15g	泽兰 15g	草河车 15g
木瓜 12g	阿胶 9g	郁金 12g	王不留行 12g
槐花炭 12g	羚羊角粉（分冲）0.6g		

治疗经过：此方共有 14 剂，复查肝功能明显好转，谷丙转氨酶 142U/L，麝香草酚浊度试验 6.5U，麝香草酚浊絮状试验（－）。坚持用上法调治，效不更方，共达半年余，至 1973 年 4 月复查：谷丙转氨酶正常，麝香草酚浊度试验 10U，麝香草酚浊絮状试验（－），白蛋白 46g/L，球蛋白 32g/L。

（《古今名医临证金鉴·黄疸胁痛鼓胀卷》）

【诠解】　此案属阴虚血热，气虚血滞。治疗原则：益气养阴，凉血活血。阴液亏损，虚热内生，故见手足心热，口干咽燥，口苦齿臭，尿短赤，大便干。阴虚火动，热阻血络则见肝掌、蜘蛛痣；热伤血络，则衄血。药毒损肝即久，伤气耗血，气虚血滞，血虚失养，肝络瘀滞，积证乃成。此案药性平和，养阴无过于滋腻之剂，养血兼活血之功，活血无破血之虞，补气与行气兼顾，冲服羚羊角粉凉血散血清热，草河车苦寒清热解毒，依据气血（阴）之间互相依存关系，扶助正气，凉血活血，渐至病愈。

冯世纶医案

（六经辨证治癥瘕，执简驭繁去顽疾）

魏某，男，72 岁，已退休。

一诊：2004 年 9 月 14 日。发现肝脾肿大 3 年。患者于 20 世纪 60 年代时曾患有胆囊炎、灰指甲，69 年因灰指甲吃灰黄霉素而损伤肝功，2001 年仍因灰指甲严重而服用斯匹仁诺几个月，虽然灰指甲好转，但出现肝功异常，血小板下降，诊断为药物性肝炎，肝脾综合征，经西医治疗无效。就诊前的西医检查结果：血常规：白细胞 4.6×10^9/L，红细胞 3.93×10^{12}/L，血小板 59×10^9/L；

B 超示：脂肪肝，肝大，脾大（肝肋间厚 156mm，脾肋间厚 70mm）；肝功：谷草转氨酶 45U/L，总蛋白 8.4 g/L，谷胺酰转氨酶 76U/L，总胆汁酸 37μmol/L；现症见：乏力，早起口干，常胸闷，矢气多，苔白根腻，脉弦细。

辨证论治：胸闷为少阳；口干为阳明；乏力兼合太阴。

处方：小柴胡加石膏汤加味。

柴胡 12g	黄芩 10g	清半夏 15g	党参 10g
枳实 10g	陈皮 30g	生姜 12g	大枣 4 枚
炙甘草 6g	茵陈 15g	丹参 15g	天花粉 12g
鳖甲 10g	五味子 10g	生石膏 45g	

7 剂。

二诊：2004 年 9 月 21 日。胸闷不明显，仍乏力，矢气多。上方去生石膏，加陈皮 30g，7 剂。另：大黄䗪虫丸 3g，日 1 次。

三诊：2004 年 10 月 8 日。矢气减，大便如常。一诊方中加陈皮 30g，苍术 15g，14 剂。

四诊：2004 年 10 月 22 日。胸闷不明显，腹胀背痒，走路久则乏力，早起不口干。见乏力、口和等太阴虚证为主，以《外台》茯苓饮合养血祛瘀软坚之品治疗。

清半夏 10g	党参 10g	枳壳 10g	陈皮 30g
苍术 10g	茯苓 12g	白芍 10g	桃仁 10g
当归 10g	川芎 6g	茵陈 15g	丹参 15g
鳖甲 10g	五味子 10g		

7 剂。

之后每见口干、苦，肝功见转氨酶升高，以一诊方加减；每见腹胀，乏力，口不干苦，则以四诊方加减。至 2005 年 4 月后，因常见口苦、下肢乏力，苔白腻，脉弦细，证属血虚水盛、寒热错杂之厥阴病，故后期基本以柴胡桂枝干姜汤合当归芍药散为主治疗。如此前后治疗约 1 年，腹胀、纳呆、乏力已基本消失，精神好转。2005 年 7 月复查 B 超示：①肝弥漫性病变（肝内光点增粗不均）；②脾大、脾门静脉增宽（肝肋间厚 110mm，脾肋间厚 50mm）。症状改善，肝脾缩小，予停药观察。

[《冯世伦老师医案（精选）》]

【诠解】　本病三经合病，有时表现为少阳阳明合病，有时又以太阴为主，后期又以厥阴为主，并不是按六经传变规律发展的，故据病情偏重以用药，一诊时患者为少阳阳明合病，用小柴胡汤加减。小柴胡汤去易致中满之人参，加大剂陈皮疏肝理气，枳实散痞消积，和解半表半里之邪，缓解胸胁胀满、频转矢气之症；大剂石膏清阳明热邪。四诊时以太阴证为主，用《外台》茯苓饮加减以化水饮，后期以厥阴证为主，又以柴胡桂枝干姜汤合当归芍药散为主治疗。本案从治疗过程中可见，活血养血、祛瘀软坚之品始终使用，此即谓"病初在经，久则入络"，经近1年治疗，症状缓解，肝脾得缩，治疗有效。

　　一般而言，疾病的传变是因津液的衰减而由表→半表半里→里传变的，病有少阳传阳明者，而绝无阳明传少阳者，故曰阳明病"无所复归"。从本例可看出，冯老治病首辨六经，确保了大方向的正确，进一步则辨方证，随证加减变化，则有形之积亦得以消除。

淤胆型肝炎

湿遏瘀阻

乔仰先医案

（清肝利胆祛湿热，凉血解毒通瘀滞）

颜某，男，31岁。1988年3月31日初诊。

患者因患"淤胆型肝炎"在某院住院治疗，但黄疸持续不退而来求治。自诉肝区胀痛，食欲尚可，但喜食冷，食后觉腹胀，口干苦，寐差，肤痒，汗出不畅，大便量少不爽、质薄色黄、表面如油，小便深黄。诊查：两目深黄，肝大肋下二指，质软、按之作痛，苔糙厚，脉弦数。查血：总胆红素 567.72μmol/L。

西医诊断：淤胆型肝炎。

中医诊断：黄疸。

辨证：肝胆湿热，瘀阻血脉。

治法：清肝利胆，解毒祛瘀。

处方：

茵陈 15g	龙胆草 15g	赤芍 15g	白芍 15g
凌霄花 15g	车前子（包）15g	大黄 5g	柴胡 5g
枳实 5g	炒栀子 6g	黄芩 6g	

服药21剂，其中大黄增至8g，凌霄花增至18g。于4月23日复查总胆红素为 188.1μmol/L。1分钟胆红素为 51.3μmol/L。肝区胀痛、皮肤瘙痒好转，但口干，疲乏，动则气急手抖，小便渐清，大便每日1次，虽软已成形。药已中的，守法再进。原方加生熟薏苡仁各 30g，大黄用至 9g。另以生晒参、西洋参各

1.5g，煎汤代茶饮服。又服 14 剂，诸症均改善，复查总胆红素已降至 97.47μmol/L，1 分钟胆红素降至 20.52μmol/L。以上方加减续进，其中大黄用至 12g，7 月 21 日复查，实验室指标均正常。随访半年未复发。

(1995 年《浙江中医杂志》)

【诠解】 乔老认为，黄疸之发病，多与湿、毒、瘀、虚四大病理环节相关，其中湿邪与黄疸的发病关系尤为密切，正如《金匮要略·黄疸病脉证并治》所云："黄家所得，从湿得之。"湿与热相搏，或郁于肝胆，或困于脾胃，也可与寒相合，使湿从寒化而成寒湿困脾。本案属湿热熏蒸肝胆，肝胆枢机不利，瘀血阻滞肝络之证，治宜清利肝胆，解毒祛瘀为法。待湿热渐退之后，续以益气扶正之品调理善后。本案方以茵陈蒿汤合龙胆泻肝汤加减，其中凌霄花有凉血祛瘀作用。

章真如医案

(寒湿阻遏阴黄证，调气理血祛湿邪)

刘某，男，25 岁，工人。1991 年 3 月 5 日初诊。

患者身目黄染，皮肤瘙痒49 日。1 月 20 日初起似感冒，身热，纳呆，胸闷，四肢乏力。去市某医院门诊，检查肝功能：丙氨酸氨基转移酶145U/L，黄疸指数 30U，总胆红素 68.53μmol/L，直接胆红素 25.9μmol/L，诊断为急性黄疸型肝炎，住院治疗。3 日后身黄加深，40 多日中黄疸指数在 30~85U，全身皮肤瘙痒难忍。B 型抗原超声波：肝胆形态无异常，脾脏稍大。病毒性肝炎系列血清指标检查均阴性，临床考虑为淤胆型肝炎。给予护肝退黄等中西药治疗，然身黄不减，反逐日加深，故前来本院诊治。诊见精神尚可，面色晦暗，身目黄染如烟熏，遍身皮肤可见抓痕，头昏，皮肤瘙痒，右胁隐痛，腹胀纳少，便溏如酱色，尿黄如浓茶，舌质淡红，苔薄白，脉弦细。

西医诊断：淤胆型肝炎。

中医诊断：黄疸（阴黄）。

辨证：肝经寒郁内阻，胆液外溢肌肤。

治法：疏肝温通，化瘀退黄。

处方：茵陈术附汤加味。

茵陈 30g	白术 10g	附片 8g	栀子 10g
虎杖 30g	当归 10g	白芍 10g	茯苓 10g
柴胡 10g	丹参 10g	红花 8g	桃仁 6g

水煎服，5 剂。

二诊：服药后身黄见退，头昏、腹胀减轻，食欲有好转，便溏、肤痒、尿黄同前，舌暗红，苔薄黄。再拟疏肝利湿法，方选茵陈五苓散化裁。

处方：

茵陈 40g	白术 15g	茯苓 15g	猪苓 10g
泽泻 10g	桂枝 8g	金钱草 30g	栀子 10g
丹参 10g	红花 8g	柴胡 10g	鸡内金 10g
藿香 10g	山楂 10g		

水煎服，5 剂。

三诊：患者服药 5 剂，精神好转，身黄明显减轻，肤痒渐止，复查肝功能：丙氨酸氨基转移酶 126U/L，黄疸指数 16U，纳食尚可，但头昏时作，大便溏薄，尿色黄，脉弦细，舌质淡，苔白。治宜益气扶脾，温中化湿。再选茵陈术附汤加味。

处方：

茵陈 40g	白术 15g	附片 10g	黄芪 15g
虎杖 30g	红花 10g	桃仁 10g	栀子 15g
郁金 10g	川楝子 10g	茯苓皮 15g	熟大黄 8g

水煎服，5 剂。

四诊：服药后，病情稳定，服药后自觉精神尚好，头昏见减，嘱继服上方10 剂。

五诊：服药后，目黄已退，纳食如常，溲清痒止，但午后感腹胀，大便时溏，治宜疏肝理脾，益气化湿。

处方：

柴胡 8g	茵陈 30g	附片 8g	黄芪 20g
茯苓 15g	白术 15g	山药 20g	薏苡仁 30g

茯苓皮 15g   当归 10g   白芍 10g   栀子 10g

虎杖 15g   鸡内金 10g   山楂 10g

水煎服，10 剂。

嘱其若便溏未止，可继续服上方 10 剂。近期追访，该患者服上方 30 剂，腹胀消失，大便转正常，体力逐渐恢复。

（《中医临床家章真如》）

【诠解】《临证指南医案·疸》云："阴黄之作，湿从寒化，脾阳不能化湿，胆液为湿所阻，渍于脾，浸淫肌肉，溢于皮肤，色如熏黄。"湿为阴邪，黏滞缠绵，本案黄疸持续 7 周以上，投药繁多，不见缓解，只以为其病情深重，不易速效。章老认为，病程缠绵日久，考虑气之郁滞不畅、虚羸不足、逆乱妄行，与邪互结，疾难速除。必须调其气机，疏其气血，令其调达，而致和平。气畅则津行，湿得化，黄自退。故首方拟疏肝温通，化瘀退黄，服药 5 剂，即身黄见退。《明医指掌·黄疸篇》曰："瘀血黄者，大便黑，小便利，抵当汤、桃仁承气汤，量人虚实，下尽黑则愈。"是谓祛瘀生新，而黄自退。本案亦见便黑如酱，乃营阴受损之征，故在前四诊利湿之中先后佐以柴胡、郁金、黄芪、川楝子等入气血之品，取其入血以通瘀，入气以解郁，利湿与调气理血并用，诸法兼备，则黄疸自退。五诊时患腹胀、便溏，为湿邪滞留之象，故重用益气化湿、疏导之品，补中健脾，调理善后，亦正如《类证治裁·黄疸》云："若络脉瘀热发黄，疸久不愈则补脾。"由本案可见，章老善于调气祛邪，病初疏肝以调气，既久理血以调气，善后补中以调气，期间深意，细细揣测。

原发性胆汁性肝硬化

肝郁脾虚

盛国荣医案

（湿热蕴久伤肝阴，养阴利湿宜兼顾）

陈某，女，36岁，农民。

患者于1970年7月21日因食欲不振，胸闷嗳气，10日后面目发黄，渐及全身，大便灰白色而稀，住某医院诊为：急性黄疸型传染性肝炎，经住院治疗，各种症状消失而出院。于1972年8月初，自觉头晕，疲乏无力，纳呆，中脘隐隐胀痛，失眠多梦，大便溏，小便黄，经治疗十余日，出现黄疸。肝功能：黄疸指数60U，总胆红素80μmol/L，丙氨酸氨基转移酶240U/L，碱性磷酸酶10U/L，总蛋白64g/L，其中，白蛋白34g/L，球蛋白30g/L，硫酸锌浊度试验16U。肝肿于右肋下3cm，质硬，超声波检查呈现"密集微小波"，伴见"复波"。体型消瘦，神疲懒言，少睡多梦，面色黧黑萎黄，双目全身发黄，呈现深绿色，脘腹胀满，右肋下隐隐作痛，纳减，腹部及下肢轻度浮肿，按之下陷，口虽干而不喜多饮，月经不规则，经常推迟，量少血色淡，生育三胎，舌尖红，苔白腻略干，脉弦细。

西医诊断：胆汁性肝硬化。

中医诊断：黄疸。

辨证：肝郁气滞，郁结酿成湿热。

治法：柔肝疏郁兼清湿热。

处方：滋水清肝饮加减。

怀山药 18g	山茱萸 9g	丹参 18g	带皮茯苓 30g
泽泻 9g	当归 6g	黄芪 15g	茵陈 18g
佛手柑 9g	车前子 10g	白术 15g	北柴胡 9g
鳖甲 18g			

水煎服。

以上方为主，加减治疗 1 个月后，黄疸消退，腹部及下肢浮肿已愈，肝区疼痛轻，胃纳转佳，但消瘦与神疲未见好转，继用一贯煎加减，并配合下方：西洋参 1g，鸡内金 1.5g，田三七 2g，共研细末，分 3 次于饭后服，继续服药 3 个月后，肝功能检查正常，患者体质逐渐恢复。

（《盛国荣医案选》）

【诠解】 患者曾有急性黄疸型肝炎病史，治疗不彻底或病情反复，久之转为慢性肝炎或肝硬化。一般而言，黄疸初起湿热居多，其病理与肝胆、脾胃湿热熏蒸有关。由于病久多虚，气阴不足，肝失所养，导致肋下隐隐而痛，头晕乏力，懒言少寐，口干不欲饮；肝郁失疏，气滞不行，肝病及脾，肝脾失调，而饮食减少，胃脘胀满，大便溏；木郁克土，脾不化湿，气滞湿阻，湿热内生，肝络瘀滞，致正虚邪实，面黯少华，身目深黄，经行错后。治宜标本兼治以养肝阴兼清湿热法。本案以气滞、血瘀、水湿偏盛为标实，气阴不足为本虚，用黄芪、佛手、柴胡等扶正理气，用丹参、当归、山茱萸、鳖甲养阴活血，用带皮茯苓、茵陈、泽泻、车前子、白术渗湿利水，标本兼治。继以柔肝疏郁的一贯煎加减，补气养阴的西洋参，活血祛瘀的田三七，消食理脾的鸡内金，消补兼施，故能取效。

常占杰医案

（脾虚血弱瘙痒症，加味黄芪四君子）

张某某，女，46 岁，泾阳县人，2010 年 9 月 8 日就诊。

主诉：身反复瘙痒，纳差，乏力 2 年余。患者因皮肤反复瘙痒，间断乏力，纳差，脘腹不舒，睡眠差，大小便正常，先后在多家医院皮肤科、消化内科门诊治疗，诸症时好时坏，经别人介绍就诊陕西中医学院附属医院肝病科。查乙肝五项、丙肝抗体为阴性，AMA（＋），ANA（－），肝功能：谷丙转氨酶38U/L，谷草转氨酶40U/L，谷氨酰转肽酶50U/L，碱性磷酸酶152U/L，总胆红素20.1μmol/L，其中，结合胆红素6.8μmol/L，间接胆红素13.3μmol/L，葡萄糖5.1mmol/L，血尿常规正常，腹部B超显示胆囊壁毛糙，肝光点增粗，肝左叶增大，脾大，不排除早期肝硬化。查体：神清，皮肤巩膜无黄染，皮肤伴片状抓痕、色暗，心肺未见异常。患者平素身体尚可，情志不舒，小便可，大便溏，舌质淡，苔白腻，脉弦细。该患者无烟酒嗜好，否认肝炎家族病史及其他家族病史。临床诊断：原发性胆汁性肝硬化。给予熊去氧胆酸胶囊250mg，2次/天，口服。

中医辨证：肝失疏泄，气郁血虚。

治法：疏肝理气，益气健脾，养血活血。

处方：黄芪四君子汤合柴胡疏肝散加减。

黄芪30g	党参15g	炒白术20g	云苓15g
炒山药20g	柴胡12g	赤芍15g	白芍15g
枳壳10g	当归10g	鸡血藤15g	刺蒺藜15g
甘草8g			

14剂，1剂/日，水煎服，复诊随症加减。

经治疗1个月后瘙痒、乏力消退，纳食增加，其余症状缓解，小便畅，大便调。

（《现代中医药》）

【诠解】 原发性胆汁性肝硬化多见于中年女性，早期多无明显临床症状，就诊多因皮肤、双目或小便发黄，以皮肤瘙痒为主诉者多就诊于皮肤科，从而疏忽了本病的早期诊断。常占杰教授认为该病临床表现不论是早期瘙痒，乏力，还是中晚期黄疸或鼓胀，其形成机制与肝胆枢机不利，肝失疏泄，胆汁排泄失于常道，外溢肌肤有关。涉及脏腑除与肝胆有关外，与中焦脾胃关系密切。"瘙痒"的病机为血虚藏风，皮肤失于濡养，风性善行而数变，故肌肤瘙痒居无定处。血虚之因责于脾胃虚弱，健运失权，不能化生气血，补气亦可生血；"乏力"之症究其原因为气血亏虚，同样责之于脾胃，治疗采用疏肝健脾为主，灵活运用辨证施治，西医给以熊去氧胆酸胶囊口服。

化脓性胆管炎

湿热交蒸

李济仁医案

（茵陈退黄量著效专，托里排毒黄芪白芷）

鲍某，男，51 岁，工人。

初诊：1979 年 4 月 3 日。患者反复发作性右上腹痛 5 年。1978 年 5 月，突然右上腹阵发性绞痛，伴有寒战高热（体温：39.2℃），恶心，呕吐，全身黄疸（黄疸指数 120U），某医院拟诊为"阻塞性黄疸，急性结石性胆总管炎"急诊入院，行胆囊切除术及胆总管探查，术中在胆总管取出黄豆样大小结石 3 枚。但 1978 年 11 月又急性发作，保守治疗无效，再次急诊手术。见胆总管纤维化，直径仅 0.4cm，内有大量脓液外涌，取出瓜子样大小结石 1 枚。术后诊断为化脓性胆管炎，再次给予"T"形管引流，仍有大量脓性液体，黄疸未消。1979 年 3 月做"T"形管碘油造影，胆管结石可疑。患者 1 年来共住院 5 次，治疗无效，遂来就诊。患者身目黄如橘色，发热口渴，上腹疼痛，不思饮食，大便秘结，小便黄赤，脓液臭秽。脉象洪大，舌质红，苔黄腻。

中医诊断：黄疸。

辨证：湿热交阻，热蕴化脓。

治法：清热燥湿，利胆退黄，排脓消肿。

处方：

绵茵陈 60g	苍术 12g	白术 12g	厚朴 12g
青皮 12g	陈皮 12g	猪苓 12g	茯苓 12g

栀子 9g　　　　　黄柏 9g　　　　　滑石(后下)9g　　　生大黄(后下)9g

香白芷 9g

二诊：服 5 剂后，大便通，小便利，遂去大黄。

三诊：继服 5 剂，脉象乃平，舌苔稍化，黄疸渐退，食欲始增。

四诊：上方加生黄芪 20g，服 20 剂，以托毒排液，服后"T"形管引流胆汁清晰，无脓性液体。

五诊：又服 10 剂后，拔除"T"形管，黄疸消退，诸症基本消失。随访 6 个月未复发，现已恢复工作。

(《李济仁临证医案存真》)

【诠解】　中医学无化脓性胆管炎病名，可归属"黄疸""胆胀""痛证"范畴。胆为中精之府，储输胆汁，其功能以通降下行为顺，逆之则肝胆气滞，胸胁胀痛。湿热壅阻，胆汁排泄不畅，不通则痛，湿热熏蒸，胆汁溢于肌肤，发为阳黄，病程日久，则气血阻滞，湿热不散则化为脓，胆汁凝结则为砂石。

此例湿热壅塞胆道，郁而发黄，积而成脓，凝而为石，故以茵陈、栀子、猪苓、茯苓、滑石、大黄清热利湿，退黄排石；苍术、白术、厚朴、黄柏、青皮、陈皮燥湿浊，除胀止痛。黄芪益气固正，托毒排脓。白芷，味辛，性温，《药性论》说它："治心腹血刺痛"；《别录》载："疗风邪久渴，呕吐，两胁满"，为治痈疽疮疡常用之品，取其消痈排脓之功。方选白芷，取其除湿辟秽、活血排脓功效。据李老体会，黄芪与白芷同用，对各种痛证具有较好的排脓作用，取其托里排毒之效。此例即在大剂清利湿热和燥湿之剂中，加入黄芪、白芷而奏效。

胆 囊 炎

第一节 胁 痛

湿邪阻滞

朱良春医案

（柴胡桂姜胆草汤，苦寒辛温并治方）

张某，女，56 岁。右胁下胀痛不适，时发时止已 5 年，伴疼痛向右后肩背放射，恶心纳呆，厌食油腻，常因情志抑郁或食油腻之品而使病情加重或复发。曾多次住院。均诊为胆囊炎并胆道感染，遍用各种利胆抗炎止痛西药，均初用有效，继用乏效。此次复发胁下痛胀，阵发加剧，大便偏溏，呕恶时作，往来寒热，四肢厥冷，周身皮肤已有黄染，舌淡苔白腻，脉沉弦。

中医辨证：寒湿内阻，土壅木郁。

处方：

茵陈 30g	金钱草 30g	柴胡 10g	桂枝 10g
干姜 10g	瓜蒌仁 18g	生牡蛎 30g	龙胆草 6g
生甘草 6g			

治疗经过："柴胡桂姜胆草汤"原方 2 剂，剂量如上，加嚼服生吴茱萸，1 剂即痛胀大减，再剂痛胀除，诸症均平，惟黄疸如前。续服 7 剂，黄疸消失。再投"慢胆除根散"（邱志济经验方）：当归 30g，生白芍 60g，柴胡 15g，郁金 30g，茯苓、白术各 60g，吴茱萸 15g，制香附 30g，薄荷 10g，炒栀子、生甘草各 15g，共打粉（1 个月量），每日量 11g，分 2 次饭前服。嘱守服 6 个月，B 超复

查未见异常，随访 5 年无复发。

（《朱良春精方治验实录》）

【诠解】 本案患病既久，脾阳素虚，寒湿内阻，故病情时发时至、便溏、呕恶、肢厥、舌淡苔白腻，脉沉弦；因饮食、情志复感外邪，肝郁脾虚，土壅木郁化火，则胁下痛胀、阵发加剧、往来寒热。其脾阳不振，寒湿内阻为本，肝郁化热为标，治疗上苦寒清热与辛温散寒并举，并茵陈、金钱草，桂枝、干姜、吴茱萸共奏清热解毒、温中燥湿之功。

金钱草具有清热解毒、散瘀消肿、利湿退黄之功效，可用于热淋、砂淋、尿涩作痛、黄疸尿赤、痈肿疔疮、毒蛇咬伤、肝胆结石、尿路结石等症，与茵陈、栀子合用，用于湿热黄疸；与海金沙、鸡内金等同用，用于石淋等。桂枝、干姜、吴茱萸有温胃散寒、祛除寒湿作用；柴胡、龙胆草入少阳胆经，疏肝利胆，清热燥湿；嚼服生吴茱萸以防龙胆草苦寒败胃；生牡蛎软坚散结，解毒、抗炎、促进结石排出；瓜蒌仁《圣惠方》记载"瓜蒌仁治酒癖，痰吐不止，两胁胀痛，气喘上奔，不下饮食"，有解毒、退黄疸作用。诸药组方，共同发挥散寒除湿、疏肝利胆作用，则寒热止、黄疸退、胁痛减轻、纳食及二便得以改善。之后以丸剂调和，渐消缓散，诸症悉除。

沈绍功医案

（疏肝利胆清湿热，二经并病大柴胡）

李男，32 岁，2003 年 7 月 4 日（夏至）初诊。

病史：右上腹疼痛反复发作 1 年余，因饮酒及进食油腻之品复发 1 天就诊。

现症见：右上腹持续性钝痛，腹胀呃逆，恶心呕吐，小便黄赤，大便秘结。

检查：舌质红，苔黄腻，脉滑数。体温 38.5℃，右上腹肌紧张，墨菲征（ + ），血白细胞 13.7×10^9 L，B 超示：胆囊壁水肿、毛糙增厚。

辨证：患者右上腹疼痛、腹胀，为肝胆气机郁滞之象；呃逆、恶心、呕吐，为肝失疏泄，脾胃升降失常之征；小便黄赤，大便秘结，以及舌质红，苔黄腻，脉滑数为湿热壅盛的临床表现。其病位在肝胆。证属湿热郁滞，升降失司。

西医诊断：慢性胆囊炎急性发作。

中医诊断：胁痛。

中医辨证：肝胆湿热，气机郁滞。

治法：疏理肝胆，清利湿热。

处方：以《伤寒论》大柴胡汤加减。

柴胡 10g	黄芩 10g	生白芍 10g	枳壳 10g
云苓 10g	陈皮 10g	石菖蒲 10g	郁金 10g
川楝子 10g	元胡 10g	莱菔子 10g	草决明 30g
藿香 10g	蒲公英 10g	连翘 10g	金钱草 15g
丹参 30g	茵陈（后下）15g		

结果：上方每日 1 剂，水煎分 2 次服。治疗 3 天后腹痛腹胀、恶心呕吐、大便秘结等症状明显缓解，体温恢复正常；7 天后症状、急性发作体征消失，复查血常规正常，B 超示：胆囊水肿消除，毛糙增厚减轻。再服 7 剂，嘱其复发时仍服上方，未来复诊。

（《全国名老中医医案医话医论精选·沈绍功验案精选》）

【诠解】《伤寒论》大柴胡汤证为少阳与阳明合病，症见往来寒热、胸胁苦满、大便秘结等，为少阳与阳明热郁所致。此案病位在肝胆，除少阳与阳明热郁之象外，又兼湿邪壅盛，故治宜疏理肝胆气机，清利肝胆湿热，在大柴胡汤基础上加用祛湿之品。

沈师用药有如下特点：一是燥湿不用半夏，防其伤阴，用云苓、陈皮渗湿，兼能疏理气机；二是祛肝胆湿热用金钱草、茵陈、藿香，又能和中；三是升清降浊，柴胡、石菖蒲升清，草决明、莱菔子及金钱草等降浊通便，通中有润。

赵冠英医案

（小柴胡汤少阳证，随症加减治顽疾）

周某，女，64 岁，退休会计。1998 年 9 月 10 日初诊。

患者自 1995 年始出现右上腹部疼痛，反复发作，与进食油腻食物有关，常伴恶心、呕吐，偶有发热，曾两次因慢性胆囊炎急性发作住院，经静脉滴注环丙沙星和甲硝唑治疗缓解，平时间断服用消炎利胆片、琥乙红霉素（利君沙）等药，症状可控制。近 2 个月来因两次感冒，咽痛乏力，精神疲倦，迁延不愈，右上腹部疼痛发作也明显增多，右上腹部胀满不舒，疼痛加重，伴纳差食少，口苦便干，查谷丙转氨酶正常，B 超示：肝脏无异常，肝内外胆管无扩张，胆囊壁增厚、粗糙，胰腺无异常。查其舌淡红、苔薄黄，脉弦细。

中医诊断：胁痛。

中医辨证：少阳小柴胡汤证。

治法：疏利肝胆，和解少阳。

处方：小柴胡汤合金铃子散加减。

柴胡 12g	黄芩 15g	党参 15g	茯苓 15g
郁金 15g	茵陈 15g	清半夏 10g	鸡内金 10g
川楝子 10g	元胡 10g	金钱草 20g	炙甘草 6g

每日 1 剂，水煎服。

二诊：服药 6 剂，疼痛减轻，体力改善，精神好转，口苦缓解，仍大便干燥，舌脉同前，上方加草决明 15g，继服 12 剂。

三诊：疼痛明显减少，纳食改善，大便通畅，咽痛也有好转，但右上腹部仍时有胀满不舒，舌淡红、苔薄白，脉弦。上方加枳壳 12g，白芍 15g，继服12 剂。

四诊：疼痛胀满均缓解，精神体力均恢复，纳食好，大便畅，继服上方 6 剂巩固疗效。

（《全国名老中医医案医话医论精选·赵冠英验案精选》）

【诠解】 患者口苦咽痛、精神疲倦、不欲食，此为少阳经证候。少阳经与胆相通，胆经受邪，枢机不利，失其升发条达之性，火郁不发，故时有发热；少阳居于半表半里，胆为奇恒之腑，不藏不泻，邪气不出，故迁延不愈；胆为清净之府，受邪而失其疏利，故右上腹部疼痛，胀满不舒；疏泄失职，升降失司，故有恶心纳差，大便干燥。舌淡红、苔薄黄，脉弦细亦为少阳郁热，胆经不利之证。

赵老认为小柴胡汤具有和解表里、疏调三焦之功能，可使气机畅通，脏腑协调，故在临证中不但根据《伤寒论》用小柴胡汤主治各种少阳病证候或其变证、兼症，而且灵活运用于各种瘀证属少阳不和、三焦不畅的疾病，如胆囊炎等。赵老常说，用经方贵在准确活用，在纷杂的症状中要善于把握主症，有是证而用是方，还要随证变通，莫要拘执古方，一成不变。本案即在小柴胡汤基础上加清热利胆的金钱草、茵陈、郁金、茯苓，柔肝理气止痛的川楝子、元胡、枳壳、白芍药，又佐以消食和胃的鸡内金以助肝胆疏泄之力，活用经方，灵活变化，巧妙配伍，故能奏效。

刘启庭医案

（湿热蕴毒正气虚，效法托里排毒汤）

徐某，女，43岁，工人。1993年5月21日初诊。

患者3个月前因情志抑郁，复加劳累引右上腹疼痛，恶心欲吐，不思饮食，进食油腻之品症状加重，全身疲乏无力。查体右上腹压痛，墨菲征阳性，舌质暗红，苔薄黄，脉沉弦。B超示：胆囊8.1cm×3.7cm，壁厚0.6cm，毛糙，囊内模糊。曾到多家医院查治，服用抗菌消炎西药，清热解毒中药汤剂，效果不显，遂来我院查治。

中医辨证：正气不足，无力托毒外出。

处方：托里排毒汤。

黄芪30g	白术15g	茵陈15g	柴胡15g
大黄6g	蒲公英30g	炮山甲6g	苦参15g
甘草10g	赤芍12g	龙胆草12g	

水煎服，日1剂，分2次服。服用10剂，右上腹痛消失，余症状减轻。治疗2个疗程，诸症皆失，B超检查正常。随访1年未复发。

（《刘启庭医学经验荟萃》）

【诠解】　慢性胆囊炎属中医胁痛、胆胀、肝胀范畴，临床上常反复发作。刘老认为是慢性胆囊炎，十二指肠引流有脓细胞，说明内有毒邪。但由于病患日久，脾胃受损，正气不足，无力托毒外出，且多虚多瘀，炎症表现多不明显，此时单纯用清热解毒利湿之剂或抗生素治疗疗效不明显。因此，主张按阴疽治疗，创立托里排毒汤以应用。其中黄芪味甘性温，具有升发之性，不仅温补脾胃，升举清阳，还能鼓舞正气以托毒外出，正如《珍珠囊补遗药性赋》说其能"排脓止痛，活血生血，内托阴疽，为疮家圣药"。白术健脾燥湿；柴胡疏肝解郁，理气止痛；茵陈、蒲公英、苦参解毒利湿，有抗菌消炎之效；大黄、炮山甲活血通经，祛瘀止痛；甘草解毒调和诸药。诸药合用，共奏益气托里、解毒祛瘀之功。《验方新编》托里排毒汤组成：银花、当归、生黄芪、花粉、连翘、黄芩、赤芍、大黄、牡蛎、生甘草、枳壳、皂刺；主要用于治疗红肿痛毒。

第二节 黄 疸

湿热蕴结

李济仁医案

（湿热蕴结气机不利，清热利湿通腑导滞）

张某，女，40岁，农民。

初诊：1988年5月6日。患者面目肌肤一身尽黄，色滞面垢已有月余。头胀胸闷，右胁掣痛，高热不退，夜来烦躁，大便秘结，溲短色赤，化验检查血常规示白细胞总数1.3×10^9/L，中性粒细胞0.8，尿胆红素阳性。B超检查为胆囊炎。舌质红，苔黄腻，脉弦而数。

中医诊断：黄疸。

中医辨证：湿热。

治法：清热祛湿，通腑利湿。

处方：

绵茵陈30g	虎杖20g	板蓝根20g	大黄10g
川楝子15g	白芍25g	焦栀子10g	青黛（包）10g
炒枳壳10g	甘草10g	车前子（包）15g	

复诊：药进4剂，面黄见淡，胁痛减轻，热退，惟纳谷欠馨，守上方去青黛，加广郁金12g，佛手片9g，以疏肝和胃。

三诊：右胁掣痛去其七八，饮食大增，胸闷觉舒，惟小溲仍黄。积蕴之邪，湿从下泄，而络隧之滞未撤，再从原意进退。去炒枳壳，加白茯苓15g，木通

9g，绵茵陈增至50g。

四诊：胁痛已愈，溲便亦渐正常，惟胃纳不香，夜寐不酣。积伏之邪已撤，但余邪尚存，肝脾未和，当再分清，佐以和中。

处方：

绵茵陈30g	白茅根20g	车前子（包）10g	新会皮12g
蒲公英15g	薏苡仁15g	炒枳壳10g	焦三仙各15g
川楝子12g	炙甘草9g		

五诊：胃纳已增，夜寐不实，一身无力。邪去体乏，当调摄之。上方加当归12g，丹参15g，继服10剂。邪去正安，随访1年未见复发。

（《李济仁临证医案存真》）

【诠解】 胆囊炎属于中医之"黄疸""胁痛"范畴。本患者面目肌黄，伴高热不退，烦躁不安，苔黄，脉弦，当属阳黄无疑。其基本病机是湿热阻滞，气机不畅，肝胆疏泄不利。因此治当清热祛湿、通腑利胆，方中重用茵陈，因该药既能清热祛湿，且利胆退黄之功颇佳。大黄亦为通腑利胆清热之良药，既能泄热通便，又能凉血解毒。《本草新编》谓其"破癥结，散坚聚，止疼痛，败痈疽热毒，消肿胀，俱各如神"。此案湿热阻滞，热处湿中，以茵陈为君药，辅以大黄泻热、通腑、利湿，但须知大黄苦寒，易伤耗胃气，治疗应该中病即止，不可妄大其功。

张镜人医案

（湿热熏蒸胆液泄，清化湿热茵陈蒿）

徐某，男，62岁，1981年1月16日初诊。

主诉：身黄、目黄2月余。

病史：患者以往无肝胆病史，近2个月来，右上腹略感胀满，继之面目及全身肌肤黄染，日渐加深，溲赤如红茶，皮肤瘙痒，大便呈绿色，无发热，外科确诊为阻塞性黄疸，从常州来沪就诊。舌苔黄腻，质暗红，脉弦。检查：中上腹及右上腹略有压痛，未及肿块，面目及全身肌肤黄染，小溲黄赤。肝功能检查：谷丙转氨酶86U/L，碱性磷酸酶132U/L，SB蛋白7.2mg。

西医诊断：黄疸待查（阻塞性黄疸）。

中医诊断：黄疸。

辨证：肝胆湿热蕴结。

治法：清化湿热，利胆退黄。

处方：

绵茵陈（后下）30g	山栀9g	炒黄芩9g	柴胡9g
金钱草30g	广郁金9g	鸡骨草15g	赤苓9g
猪苓9g	制香附9g	香谷芽12g	青宁丸（包）9g
赤芍9g			

随访：服7剂后，大便日行2~3次，黄疸未见加深，右上腹胀满渐减，舌苔黄腻较化。1月30日复诊时，肌肤及巩膜黄染明显消退，皮肤瘙痒轻减，小溲色淡，大便日行2次，色已转黄。复查肝功能，谷丙转氨酶45U/L，碱性磷酸酶40U/L，SB蛋白3.3mg。肝扫描已排除恶性病变，因病情好转，回当地继续治疗。

（《中国百年百名中医临床家丛书·国医大师卷·张镜人》）

【诠解】 患者面目肌肤黄染，证属"黄疸"。《景岳全书·黄疸》曰："盖胆伤则胆气败而胆液泄，故为此证。"谓之"胆黄"，明确了黄疸的发病与胆汁外泄相关。此证乃肝胆瘀热夹湿交阻，木郁而不达，肝胆互为表里，胆依附于肝，胆液不循常道，泛溢于肌肤所致。治疗以茵陈蒿汤加味，清化湿热，疏利肝胆。茵陈、山栀合金钱草、鸡骨草倍增利胆退黄之功；青宁丸清热利湿，通利二便，下而不猛，配赤芍泻血分瘀热，猪苓淡渗利湿，使湿热从二便分利，肝胆郁热渐清，小溲由黄赤转清长，胆汁得循道而不外泄，则肌肤黄染、皮肤瘙痒自然消退，治疗半个月，虽黄疸尚未退尽，从病情及实验室检查分析，病已愈大半。

胆 结 石

湿热郁阻

刘渡舟医案

（清湿热疏肝利胆，自拟柴胡排石汤）

姜某，男，36 岁。1992 年 2 月 15 日初诊。

患者右胁痛有半年之久，近 1 个月加重，疼痛如针刺，连及右侧肩背。身有微热、小便深黄、大便溏。B 超检查提示："肝胆管泥沙样结石"。舌苔白腻，脉弦。

中医辨证：肝胆湿热郁结，疏泄不利。

治法：疏肝利胆，清热利湿。

处方：自拟"柴胡排石汤"。

柴胡 18g	黄芩 10g	大金钱草 30g	虎杖 16g
海金沙 10g	鸡内金 10g	川楝子 10g	延胡索 10g
鱼腥草 15g	片姜黄 10g	茵陈 15g	白芍 16g
刘寄奴 10g			

服药 7 剂，症状明显减轻。续服至 1 个半月后，B 超检查结石已除。

（《刘渡舟验案精选》）

【诠解】 胁痛多责之于肝胆。因肝在胁下，胆附于肝，其经脉布于两胁。因此，肝胆有病，往往反映到胁胁部位而发生疼痛。如《灵枢·五邪》说："邪在肝，则两胁中痛"；《灵枢·胀论》云："胆胀者，胁下痛胀，口中苦，善太息。"胆结石一证，往往以胁痛为其主要表现。综观本证，乃是湿热蕴结成石，肝胆疏泄不利为患。在治疗上，一方面要清利湿热以排石，另一方面当疏利肝胆气机而解其郁。柴胡排石汤是在小柴胡汤的基础上加减而成，具有疏利肝胆、清利湿热、消石止痛的功效。

焦树德医案

（疏肝散结燮枢汤，利湿排石选三金）

患者，男，60岁，喀麦隆国驻华大使，初诊日期：1985年10月10日。

15年以来，患者经常出现右胁部隐痛不适，夜寐欠佳，噩梦纷纭，无恶心，无呕吐，无厌油腻食物，饮食及二便均正常。本次就诊前4年，曾于法国做B超检查后诊断为"黄疸型肝炎"。早已治愈。望诊：发育良好，营养佳，腹部平坦。舌质正常，舌苔白，根部微黄。腹软，肝脾不大，脉象右手沉弦滑有力，左手沉滑略细。B型超声波检查示：肝右叶内可见一个0.5cm的强光团，后部有声影，B超诊断：肝内小结石，余未见明显异常。

辨证：肝经湿热蕴结。

治法：疏利肝胆，清利湿热佐以化石。

处方：用自拟燮枢汤加减。

柴胡10g	黄芩10g	炒川楝子12g	茯苓30g
片姜黄10g	皂刺6g	泽泻20g	猪苓20g
鸡内金12g	郁金10g	生明矾2g	金钱草30g
海金沙(布包)15g	珍珠母(先煎)30g	车前子(布包)12g	土茯苓30g

7剂。

二诊：1985年10月17日。右胁隐痛减轻，舌苔尚白，根部已不黄，脉象沉滑略弦。于10月10日方内去生明矾，加王不留行10g；泽泻改为25g。14剂，水煎服。

三～八诊：1985年10月31日～1986年4月17日。服10月17日方之汤药20剂后，胁部隐痛即消失，饮食、大便均正常，睡眠好，小便有时浑浊。即主要以10月17日方去珍珠母；加焦四仙、红花、白蒺藜；改金钱草为40g、海金沙为25g进行治疗。下肢出现酸痛时，曾加用过威灵仙、牛膝等。

九诊：1986 年 4 月 24 日。患者自我感觉良好，舌苔薄白，脉象和缓。1986年 4 月 18 日做 B 超复查，提示：肝内回声均匀，未见明显强回声。肝胆未见异常，肝内结石已消失。为巩固疗效，处方如下：

柴胡 12g	黄芩 10g	炒川楝子 12g	茯苓 30g
炒鸡内金 12g	泽泻 20g	半夏 10g	厚朴 9g
远志 10g	枳实 10g	金钱草 30g	藿香 10g
红花 10g	焦四仙各 10g	土茯苓 30g	

14 剂，隔日水煎服 1 剂，服完即停药。

1986 年 12 月在法国做 B 超检查，提示：肝内结石已不见。

（《焦树德学术思想临床经验综论》）

【诠解】　焦老依据《灵枢·经脉》：肝之脉"布胁肋"，胆之脉"循胁里""过季胁"，结合患者右胁隐痛达 15 年之久，知病在肝胆。肝郁日久入络，血络不通而致右胁隐痛，固定不移。肝郁化热，肝火燎心，故夜眠难安、多梦。脉见滑象，弦象见右手，知兼有湿邪不化。湿热蕴结，久滞不散，灼湿成痰，渐结为石。湿热结石滞留脏内是为实邪，故脉象按之滑而有力。所以治法是在疏利肝胆的同时，又加清热利湿、消痰化石之品。药方选用焦老自拟的"燮枢汤"的大部分药（柴胡、黄芩、炒川楝子、片姜黄、泽泻、皂刺。后来又加用了原方中的白蒺藜、红花、焦四仙），疏肝调气，活瘀散结，又加白金丸（郁金、白矾）消痰燥湿，除积滞。以茯苓、猪苓、车前子配柴胡、黄芩而清利肝胆湿热，更以鸡内金、海金沙、金钱草，利湿涤石。其中尤其是鸡内金，能化铁、砖、瓷、石等异物，善于消食化积，俗称"化石丹"。而且又能增强中焦消化功能。焦老常用此药加入适应证汤药中使用，以治疗肝胆结石，每收良效。堪称治疗肝胆结石之良药。再借皂刺、片姜黄消瘀消散之力，金钱草、海金沙利湿化石，使湿热之邪有下利之势，结石自可随之消化下行，而被消除。加珍珠母则使之育心潜神以安眠，兼顾其兼症。肝胆湿热，久蕴则有化毒之虑，故用土茯苓清热利湿解毒。从整个治疗方药来看，虽然以治肝为主，但也同时治心、治胃、治脾，甚至还与肾、膀胱有一定联系。总之，并不是专治肝，更不是专化结石，而是运用辨证论治的指导思想来组方选药，取得了理想的效果。

朱良春医案

（内服外贴治结石，疏清通利排石汤）

任某，女，年逾甲子，8 年前，经 B 超确诊为多发性胆结石，右胁疼痛 8 年未断。进脂肪肥甘即剧作，常有低热，舌淡红，白腻苔。脉弦小稍数，多方求治未瘥，证属湿热蕴阻，肝胆失利，求诊时乃正发作右胁剧痛，痛引右肩背，先用"速效止痛散"（川楝子粉、生吴茱萸各 30g，生吴茱萸打粉即用，久置无效，此乃笔者验方屡用屡效，胆石或胆囊炎均效，借此公之于世）醋调外敷右胁下，片刻，即痛胀均消。再投"疏清通利排石汤"30 剂，1 个月后 B 超复查，结石消失，追访 3 年无复发。

（《朱良春杂病廉验特色发挥》）

【诠解】 胆石症的临床表现，多以右胁痛为主，引及右肩背。清·程国彭治胁痛以重视气机升降为其特点。朱老制方深谙此说，肝气从左而升，必赖肺气之肃降；而肺气从右而降，亦必赖肝气之升发，两者升降相因，脾胃居其中乃气机升降之枢纽，共同维持着人体生命活动的动态平衡。程国彭指出："伤寒胁痛，属少阳经受邪，用小柴胡汤，杂证胁痛，左为肝气不和，用柴胡疏肝散，七情郁结，用逍遥散，若兼肝火、痰饮、食积、瘀血，随证加药，右为肝移邪于肺，用推气散，凡治实证胁痛，左用枳壳、右用郁金，皆为理气之剂。然亦有虚寒作痛，得温则散，按之则痛止，又宜温补。不可拘执也。"程国彭深入浅出地阐明了胁痛的病因病机，痛变部位，治法方药，使后世学者颇多启发。朱老仿仲景大柴胡汤之意，结合程国彭之说，对久病体弱寒热夹杂，气机升降失常的胆石患者自拟"疏清通利排石汤"。此方乃师大柴胡汤之意，而不泥大柴胡汤之药，方中柴胡、郁金疏肝以解郁，从现代药理分析得知，郁金含挥发油，有促进胆汁分泌的排泄作用，并使胆囊收缩，有确切的利胆作用，且挥发油还可配合促助芒硝、内金溶解结石，故用于胆结石甚为合拍。程国彭虽言实证胁痛右用郁金，其实郁金用于虚实夹杂之胆石症，即使剂量稍大，亦不损正气，实乃治胆结石最宜之品。

附：

（1）疏清通利排石汤：

组成：柴胡、九香虫各6g，徐长卿、延胡索、郁金、青蒿各15g，蒲公英、石见穿各30g，冬葵子、赤芍、鸡内金各10g，芒硝（分冲）4g。

用法：1日1剂，水煎服。

功用：疏清通利，排石定痛。

主治：胆石症。症见右胁痛为主，引及右肩背。

方义：方中蒲公英、石见穿、赤芍、青蒿取其清肝利胆、化痰行瘀、透泄郁火、清退低热之用；冬葵子滑利、滑以去着，通窍利浊，排毒消炎；九香虫配柴胡、郁金、延胡索理气止痛，上通下达，激活气机升降，使结石易于排出；徐长卿能调整脾胃功能，镇痛，消炎，尤对脘胁部的胀痛，配合郁金、延胡索，效验甚著，更妙在以芒硝代大黄，更合久病体弱，胃气大虚，或年老患者之治，此即所谓取大柴胡汤之意也。疏清通利集于一炉，故疗效显著。

（2）推气散：来源于《重订严氏济生方》

组成：枳壳（去瓤，麸炒）、桂心（去粗皮，不见火）、片姜黄（洗）各15g，甘草（炙）9g。

用法：上为细末。每服6g，加生姜、大枣，煎汤调服，或热酒调服亦可，不拘时候。

主治：右胁疼痛，胀满不食。

赵冠英医案

（大柴胡汤证悉具，金钱草利胆排石）

陈某，男，56岁，干部。1998年1月7日初诊。

患者自1995年始，反复右上腹部隐痛，胀闷不适，有时加重，多与进食油腻有关，不伴恶心呕吐和黄疸，经超声波检查发现胆囊增大，壁增厚，胆囊内有泥沙样结石。近2个月来，症状加重，呈持续性隐痛，并因进食而疼痛加重，伴纳差腹胀，口苦恶心，大便干燥，数日一行。西医治疗无效，故请求中医诊治。查其舌苔、苔薄黄微腻，脉弦细。

中医诊断：胁痛。

辨证：湿热内蕴，肝胆郁结，脾胃失和。

治法：疏肝利胆，健脾和胃。

处方：大柴胡汤合四君子汤加减：

柴胡 10g	清半夏 10g	鸡内金 10g	川楝子 10g
元胡 10g	生三仙各 10g	黄芩 15g	白芍药 15g
党参 15g	白术 15g	茯苓 15g	郁金 15g
金钱草 30g	枳实 12g	酒大黄 6g	甘草 6g

每日 1 剂，水煎服。

二诊：服药 6 剂，大便每日 2 次，胁痛腹胀减轻，恶心缓解，纳食稍好，舌脉同前。效不更方，上方继服 12 剂。

三诊：腹胀缓解，胁痛发作减少，程度明显减轻，口苦消失，食欲改善，纳食增加，舌淡红、苔薄白，脉弦。上方连续服用共达 80 余天，症状全部消失，复查 B 超见胆囊缩小，结石消失，胆囊壁仍偏厚。

（《全国名老中医医案医话医论精选·赵冠英验案精选》）

【诠解】 肝为将军之官，胆为清净之府，属木同主疏泄；脾为仓廪之官，胃为水谷之海，属土，共主升降。胆结石属于中医"胁痛"范畴，其发病机制多由于饮食不节，湿热内生，浸润肝胆，导致肝胆疏泄不利，湿热蕴结成石，进而阻滞气机，不通则痛。其病位在肝胆，但与脾胃关系甚为密切。一方面，饮食不节，脾胃运化失常，湿热内生，可导致本病发生；另一方面，肝胆疏泄不利，气机不畅，升降失常，反过来影响脾胃的运化和通降。所以治疗此病既要从肝胆入手，又要注意健脾和胃，通过疏利肝胆和调节脾胃达到祛邪外出，恢复升降的目的。大柴胡汤和解少阳，内泻热结，用于邪热内结少阳阳明之合病，现代常用于治疗急性胰腺炎、急性胆囊炎、胆石症、胃及十二指肠溃疡等属少阳阳明合病者。本案大柴胡证典型，并以四君子汤健脾和胃，金钱草、郁金利胆排石，坚持服用近三月，终至病愈。

郭谦亨医案

（邪滞胆腑湿热阻，主以通泄助脾运）

胡某，男，49 岁，工人。

患者因间歇性右上腹隐痛伴皮肤发黄 2 个月，于 1984 年 1 月 6 日入院。经多方检查，确认为原发性胆管结石、萎缩性胆囊炎。行胆道取石术，术后 2 周黄疸不退，谷丙转氨酶 400U/L 以上，用西药治疗效果不明显。中医会诊：患者切口已拆线，愈合良好，轻度胁痛，皮肤巩膜黄染，纳呆泛恶，精神疲惫，脉弦缓，舌质红，舌苔黄腻。

中医辨证：脾胃肝胆湿热交阻。

治法：疏肝利胆，健脾助运。

处方：

茵陈 15g	金钱草 15g	生大黄 9g	炒枳壳 15g
郁金 15g	苍术 9g	白术 9g	厚朴 6g
焦米仁 15g	姜半夏 9g	虎杖 15g	大枣 7 枚

服药 2 周后复查肝功能，黄疸指数 4U，总胆红素 6.8μmol/L，谷丙转氨酶 100U/L。随证调治 1 个月，肝能完全恢复正常，症状消失，治愈出院。门诊随访 1 年无复发。

(《古今名医临证金鉴·黄疸胁痛鼓胀卷》)

【诠解】　本方以茵陈、苍白术、厚朴、焦米仁、姜半夏清利肝胆湿热；以枳壳、郁金、虎杖理气解郁；金钱草协同茵陈有增强清胆利湿的作用；大黄软坚通下，荡涤热浊；大枣调和药性，兼顾脾胃，以助术后康复。诸药协同，可收清热利湿、疏肝利胆、健脾助运的功效。

胆囊炎、胆结石

一、湿热蕴结

张镜人医案

（清热化湿泄浊，利胆通络排石）

陆某，女，56岁，1985年7月29日初诊。

主诉：右上腹胀满疼痛。近来右上腹胀满疼痛，牵掣不舒，口苦，曾在外院检查，诊断为"胆囊炎，胆石症"。舌苔根部薄黄腻，脉细。

西医诊断：胆囊炎，胆石症。

中医诊断：胁痛。

辨证：肝胆湿热壅结。

治法：疏泄肝胆，清化湿热。

处方：

软柴胡6g	炒黄芩9g	广郁金9g	炙延胡9g
川楝子9g	八月札15g	青皮6g	陈皮6g
炒枳壳6g	赤芍9g	白芍9g	水炙甘草3g
制香附9g	连翘9g	炙鸡金6g	金钱草30g
海金沙（包）9g	香谷芽12g		

14剂。

随访：服药2周症状消失自行停药。1986年7月再次胁痛发作，仍予上方，药后症状又较快缓解。1987年5月又一次症状加重，再服上方，症状消失后，嘱服用成药金胆片、保和片巩固治疗。

（《张镜人医案》）

【诠解】 胆囊炎、胆石症为胆腑蕴热，枢机不利，治疗目前大同小异。大同者病机认识一致，治疗原则类同。小异者用药习惯各有所长。实践体会除常用的三金（金钱草、郁金、鸡内金）外，海金沙亦是利胆排石良药。方中配合应用常能取得更好疗效。

沈绍功医案

（湿热瘀邪阻胆络，加味茵陈四逆散）

何某，40 岁，2002 年 4 月 2 日初诊（春分）。

病史：右上腹阵发性疼痛半年，加重伴发热 1 周。在某医院做 B 超，诊断为胆结石合并化脓性胆囊炎，住院经消炎、止痛、支持等治疗，症状未见明显减轻，因惧怕手术，故自行出院，前来求治。

刻下症：右上腹疼痛，痛时难忍，牵掣背部，恶心欲呕，厌食油腻，时有发热，大便干燥。既往曾做阑尾炎及肠梗阻手术三次。

检查：舌黯红，苔黄腻，脉弦滑。B 超示：泥沙状结石及化脓性胆囊炎，结石最大者 0.8cm。墨菲征阳性。体温 37.3~38.0℃。

辨证：右上腹疼痛，舌黯红，苔黄腻，脉弦滑，系湿热壅滞、腑气不通之象；胃失和降，胃气上逆，则恶心欲呕，厌食油腻；湿热蕴结，热灼津液，故时有发热，大便干燥。其病位在中焦，证属湿热壅滞，胆气失和。

西医诊断：胆结石合并化脓性胆囊炎。

中医诊断：腹痛。

辨证：湿热瘀阻，胆络不利。

治法：清热利胆，化瘀止痛。

处方：沈师经验方"茵陈四逆散"加减。

茵陈 15g（后下）	柴胡 10g	生白芍 10g	枳壳 10g
云苓 10g	陈皮 10g	石菖蒲 10g	郁金 10g
丹参 30g	川楝子 10g	元胡 10g	草决明 30g
车前草 30g	连翘 10g	金钱草 15g	

结果：上方每日 1 剂，水煎分 2 次服。连服 7 剂后，腹痛减轻，发热已退，仍感口黏，舌苔黄腻。气滞减轻，痰浊仍在，故上方去柴胡，加生牡蛎、生龙

骨、海蛤壳、海藻软坚散结，祛除痰浊；舌质黯红加赤芍、三七粉、红花活血化瘀；纳差加焦三仙、生内金消食和胃。加减治疗 3 个月后，B 超示：胆囊显影不清，未见明显结石。患者腹痛消失，食欲转佳，自觉乏力，舌黯淡，苔薄白，脉沉细。此乃实邪已去，正虚出现，故改服杞菊地黄胶囊每日 2 次，每次 5 粒，香砂养胃丸每日 3 次，每次 6g。巩固治疗 2 月，胆绞痛未曾发作，随诊半年，患者无明显不舒，复查 B 超示未见结石阴影。

（《全国名老中医医案医话医论精选·沈绍功验案精选》）

【诠解】《景岳全书·心腹痛》云："痛有虚实，凡三焦痛证惟食滞、寒滞、气滞者最多，其中因虫、因火、因痰、因血者，皆能作痛。大暴痛者，多由前三证。"本案患者舌苔黄腻，腹痛暴作，此乃气滞与湿热交织，治疗以清热利湿、通腑泄热为主，正如《金匮要略·腹满寒疝宿食病》云："病者腹满，按之不痛为虚，痛者为实，可下之。舌黄未下者，下之黄自去。"故选用茵陈四逆散为主方，茵陈清利湿邪为主药，因其活性成分为挥发油，要后下存性；肝主疏泄，故用四逆散疏肝理气，因方中生甘草滋腻，不利痰浊祛除而去之；生白芍合金铃子散疏肝理气止痛，行气之品有助于祛除阻滞之湿；清利湿邪辅以生牡蛎、生龙骨、海蛤壳、海藻。舌黯红，苔黄腻，此为痰瘀互结证，用石菖蒲、郁金祛痰化瘀，透窍和中；赤芍、三七粉、红花活血化瘀，通络止痛，利于痰湿之化。焦三仙、生内金消食和胃，调畅中焦气机。全方共奏祛痰清热、化湿和胃、行气和血、疏利二便之功，痰瘀同治，病邪乃除。

二、水湿内盛

张耀卿医案

（阳黄不用苦寒剂，温运脾肾黄自退）

俞某，女，65 岁。主诉右上腹疼痛伴眼白发黄 4 天。4 天来，右上腹持续性疼痛，阵发性加剧，兼有眼白发黄、食欲减退、恶心、腹胀、便秘等，经西医对症治疗及中药清利湿热，均未获效。以往有多次类似发作史，体检：巩膜及皮肤明显发黄，面部及下肢凹陷性水肿，肝肋下触及，有轻微压痛，血压 173/105mmHg。血常规：白细胞 11×10^9/L；中性粒细胞 0.94，硫酸锌浊度试验 16U/L，谷丙转氨酶 364U/L。

西医诊断：慢性胆囊炎急性发作，胆石症，阻塞性黄疸，慢性肾炎，高血压。

中医诊断：黄疸，胁痛，浮肿。

辨证论治：肝胆之气郁结不畅，脾肾之阳不振，水湿凝结中焦，遂使胸脘痞闷，不思纳谷，腹中时有胀痛，上至中脘，旁及右胁，忽来忽去，时轻时剧，面目皮肤色黄，肢体浮肿，苔薄白，根厚腻，脉沉细。

治法：温运脾肾，疏泄肝胆，畅通气机。

处方：

肉桂心 2g	鹿角霜 9g	鹿角片 9g	紫苏梗 9g
姜半夏 4.5g	陈广皮 4.5g	云茯苓 12g	云茯神 12g
炒六曲 12g	金钱草 12g	炒川连 1g	

服药 7 剂，果获效果。继之随症加减，连续十二诊，诸症消失，肝功能恢复正常，尿蛋白消失，血压降至 142/82mmHg。随访 1 年，无反复发作。

（《古今名医临证金鉴·黄疸胁痛鼓胀卷》）

【诠解】　黄疸一证以湿热为主要因素，古今治黄疸常用茵陈为主药。"黄家所得，从湿得之"，张老认为黄疸乃湿热或寒湿之邪为患，使胆汁蕴滞不循常道，外溢于肌肤，下渗于前后二阴；治湿邪要化湿、利湿、燥湿，并有湿邪非温不化之论，故在治疗中紧紧抓住温能通阳，能使滞者畅，蕴者通，虽不能直接退黄，却能明显加强其他利湿退黄药之功能。它不但能用于寒湿之阴黄，也能用于湿热之阳黄。对现代医学之急性黄疸型肝炎、胆汁淤滞型肝炎，以及其他原因引起的黄疸顽固症，每能获得满意效果。一能起反佐作用，热证用温药，二能起宣通气机而达到退黄的作用。

本例是属阳黄水湿内盛之证，临床不用茵陈、山栀等苦寒之剂，而用肉桂、鹿角等温热之品以调养脾肾，使脾肾之阳得复，则水湿自退。方中川连 1g，并非用其苦寒清热，而是取其微苦能健胃之意，因川连小量能平肝健胃，大量则泻火伤胃，且川连与肉桂同用，可奏交通心肾之功。本案不用茵陈、山栀而黄疸自退，不用车前、泽泻而肿胀亦消，不用大剂滋补而肾气能复。可见从温调脾肾施治，乃是抓住了病机之根本关键。

胆道蛔虫病

气机阻滞

李济仁医案
（虫阻胁肋气机不利，安蛔驱虫行气止痛）

杨某，男，40 岁。

初诊：1984 年 5 月 17 日。脘胁阵发性剧痛，乍痛乍止，痛作手足厥冷，汗出呕恶。收住病房。诊为"胆道蛔虫病"。西药治疗 1 天，无效，病家请求中医治疗，舌质淡红，苔黄厚腻，脉象弦滑。

中医诊断：胁痛。

辨证：虫阻气机型。

治法：安蛔驱虫，行气缓痛。

处方：

乌梅 30g	广木香 9g	鹤虱 15g	使君子 15g
细辛 6g	南瓜子 20g	槟榔 15g	炒枳壳 15g
枳实 15g			

二诊：2 剂药后，痛失，神爽，惟脘痞纳差，舌质暗红，苔黄微腻，拟理气和中之剂。

处方：

梅花 9g	乌药 12g	广木香 9g	川厚朴 12g
制香附 12g	槟榔 15g	使君子 15g	砂仁（后下）6g
焦三仙各 15g			

调服而愈。

（《李济仁临证医案存真》）

【诠解】　蛔虫有"闻酸则静、遇辛则伏、得苦则下"之特性，故施治常投以酸苦辛之品；根据张景岳"肠中寒，胃中热则虫动"之理论，治疗上又常采用清上温下，寒热并用法；本病病在肝胆，从属少阳，故治疗又常从肝胆二经论治，从疏肝理气止痛入手；对于有热象合并黄疸者，则需加用清热利胆之品。总之，本病治疗以"安蛔驱虫、清上温下、疏肝理气、清热利胆"为总治则。

本案为"蛔厥"重症，乃虫扰动致阴阳之气不相顺接，手足厥冷，大汗出，甚则痛剧致神昏。虫居胆道，常因窜动或纠结成团，而使胆道气机运行受阻，致嗳逆恶心，呕吐苦水，不通则痛，肝胆之气火横逆犯胃，使胃失和降，发为诸症。方中重用乌梅安蛔止痛，研究表明，乌梅对蛔虫具有兴奋和刺激蛔虫后退的作用；有轻度收缩胆囊的作用，能促进胆汁分泌。再佐以鹤虱、使君子、南瓜子驱虫；细辛味辛，蛔虫"得辛则伏"，其麻醉作用也可有力地制伏蛔虫，所含细辛挥发油还有解热、镇痛、抗炎作用；又加木香、乌药等行气缓痛，从而取效迅捷。

张伯臾医案

（胆蛔症邪阻少阳，小柴胡和解枢机）

魏某，女，55 岁。

一诊：1976 年 6 月 30 日。发热恶寒朝轻暮重，体温 39℃，头痛，有汗不解，中脘偏右时时发作剧痛，烦闷，呕吐痰涎，便溏，脉弦小数，苔薄黄，大便找到蛔虫卵。少阳证悉具，蛔虫内扰，拟小柴胡汤合化虫丸，复方图治。

柴胡 9g	炒黄芩 9g	制半夏 9g	使君子 12g
芜荑 9g	当归 12g	雷丸 12g	陈鹤虱 9g
苦楝根皮 30g	炒川椒 4.5g	槟榔 15g	乌梅肉 9g

3 剂。

二诊：1976 年 7 月 3 日。进和解驱虫之剂，体温退清，泻下蛔虫 6 条，中脘及右胁痛得止，纳食稍增，头晕胸闷，脉小滑，苔白。肝胆气郁未舒，脾胃运化未复，再拟调理脾胃，理气化湿。

鲜藿香 9g	苏梗 9g	川朴 4.5g	茯苓 9g
白蒺藜 9g	砂仁（后下）2.4g	青皮 6g	佛手 6g
炒谷芽 12g	炒麦芽 12g		

7剂。

（《张伯臾医案》）

【诠解】《金匮要略》曰："蛔虫之为病，令人吐涎，心痛发作有时。"与本例痛状相似，此处"心痛"非谓真心痛，指腹部疼痛。腹痛时作时止，口吐清水，乃蛔虫病之特点。本案疼痛部位"中脘偏右"，为胆道蛔虫症，属祖国医学"蛔厥腹痛"之范畴。治疗蛔虫病，本当用杀虫止痛之品，同时又见寒热往来、心烦喜呕等少阳病证，故法用小柴胡汤和解少阳，驱虫安蛔，得下蛔虫后疼痛顿失，寒热退清，再经调理肝脾、恢复脾运而收功。

多发性肝囊肿

痰浊瘀滞

赵冠英医案

（痰浊瘀滞肝囊肿，加味桂枝茯苓丸）

焦某，女，56岁。1997年8月16日初诊。

患者上腹部反复胀痛6年，加重伴纳减，不能平卧3个月。6年来渐感上腹部饱胀，隐痛，但进食、工作、睡眠等未受明显影响。疼痛加重时曾在单位门诊部就诊，先后就诊于北京多家中医院，服过多种中西药物，症状有时减轻。近3个月来，上腹胀痛加重，进食不畅，并伴有嗳气、腹胀、恶心呕吐，食饮减少，自己可在上腹部摸到包块，睡眠时不能平卧，体位改变时疼痛症状加剧。查体：肝肋下2指、剑突下3指，质硬，可触及大小不等圆形结节，触压痛。查血糖、肝肾功正常，血常规：血红蛋白90g/L，红细胞3.27×10^{12}/L，白细胞6.4×10^{9}/L；B超示：左右肝叶多发囊肿，最大囊肿直径8cm。西医诊断：多发性肝囊肿。我院肝胆外科诊为多囊肿疼痛、囊肿明显增大合并感染，拟用抗感染，对症、支持治疗并行囊肿穿刺抽液。1周后症状未减，建议手术治疗，患者及亲属不同意手术，要求中医治疗，遂邀请赵老会诊。诊见患者形体消瘦，面色无华，舌质淡暗，舌苔白腻，脉弦。

赵老认为，患者曾服过的中药处方，大多为疏肝和胃、行气止痛之剂，似与病症相符，但疗效不明显。若不改变思路，再投上方则重蹈覆辙。根据脉症综合考虑，诊为癥瘕，证属痰浊瘀滞，法当痰瘀同治。

处方：

桂枝10g	丹皮10g	桃仁10g	半夏10g

生三仙各 10g	黄芪 15g	茯苓 15g	枳壳 15g
赤芍 15g	白芍 15g	丹参 15g	生苡仁 20g
生甘草 6g			

二诊：口服上方 6 剂后，上腹胀痛明显减轻，已能平卧，解除了 3 个月来不能入睡之苦。药已中病，嘱患者继续服药。

三诊：又服 12 剂，疼痛基本缓解。但偶有上腹饱胀，喘气，每餐可进少量饮食。精神转佳，生活可自理。B 超复查：肝最大囊肿已缩小至 6cm，患者及家属喜形于色，信心增强，要求继续中药治疗。

四诊：又以上方出入，服药 3 个月，患者体质增强。进食基本恢复正常。上腹部无饱胀及疼痛，体位随意改变无痛感。体检：肝脏肋下未触及，剑突下 2 指，质硬，可触数个小结节，无触痛。再服上方 1 个半月，B 超复查：囊肿最大直径 0.8~0.9cm 症状全部消失，壮如平人。

随访 1 年未复发。

(《全国名老中医医案医话医论精选·赵冠英验案精选》)

【诠解】　多发性肝囊肿患者一般无自觉症状，每于体检时可发现。个别患者可因囊肿过大压迫周围器官才有症状，属中医的"癥瘕""积聚"范畴。西医多采用手术治疗，药物治疗效果不明显。

赵老认为本案发病的关键是囊肿增大，内积痰浊，因此借《金匮要略》桂枝茯苓丸治疗癥瘕的经验，结合病症，涤痰化瘀。方中桂枝茯苓丸活血化瘀，缓癥消积。配半夏、枳壳、生苡仁健脾化痰；生山楂开胃进食并能化瘀；丹参养血活血，黄芪补中益气，增强涤痰化瘀之功。诸药合用，痰瘀同治，从而改善了气血阻滞、痰湿凝结状态，使囊肿缩小，诸症得以缓解。

桂枝茯苓丸是活血化瘀的名方，《金匮要略·第二十篇·二条》叙述比较简略："妇人素有癥病，经断未及三月，而得漏下不止，胎动在脐上者。"后世大多用桂枝茯苓丸下死胎、消癥瘕、止漏下，范围大多局限在妇产科。但纵观临床，现桂枝茯苓丸的应用范围大大得以拓展，呼吸科、心血管科、神经内科、皮肤科、男科、外科均有应用的机会。赵老治疗此类患者，重点抓住：一是颜面暗红，或两目暗黑，舌质多暗紫；二是局部压痛；三是皮肤干燥、少华，另辟蹊径，从痰瘀论治而获效，值得借鉴。